"博学而笃志，切 而近思。"

（《论语》）

博晓古今，可立一家之说；
学贯中西，或成经国之才。

王文健，男，1947生，博士生导师，全国和上海市名中医，全国优秀科技工作者。现任复旦大学中西医结合研究所所长，上海市中医药研究院中西医结合临床研究所所长，复旦大学上海医学院中西医结合系主任。

1970年毕业于上海第二医学院，后在甘肃省西医离职学习中医班和甘肃省新医药学研究所学习和工作，在一批中医前辈指导下，潜心钻研岐黄医术。1978年进入上海医科大学，师从姜春华、沈自尹教授攻读中西医结合临床专业硕士和博士学位。几十年来，在中医基础理论的现代研究和中西医结合临床研究领域做了大量工作。自20世纪70年代起，协助沈自尹院士开展中医肾本质的理论和临床应用研究，对中医肾阳虚证的神经内分泌免疫功能改变进行了许多探索，为研究团队取得开创性成果作了重要贡献。自90年代起，积极开展中西医结合防治代谢综合征及其各种慢性并发症的研究，在充分利用现代医学诊断和治疗优势的基础上，积极发挥中医药"无病防病，有病防变"的特色，采用中西医结合方法明显提高了代谢综合征各因子疾病的疗效，减轻了代谢源性心血管病危险因子的危害，并和研究团队一起，对中西医结合的思路和方法进行了富有成效的探索，在代谢综合征的中西医结合研究中，创新性地提出了中医"脾虚不化"的病机理论，完善了中医"聚证"证治理论，并率先提出了"同病类证"的中西医病证结合观点，获得国内外学者的好评。

目前在学术团体的任职有：中国中西医结合学会副会长，中国中西医结合学会虚证与老年病专业委员会主任委员，上海市中西医结合学会会长等；并任《神经病学与神经康复学杂志》社长，《中西医结合学报》等杂志副主编，《中华内分泌代谢病杂志》等杂志编委。培养硕士、博士、博士后30余名，发表论文80余篇，主编或参编专著4部、教材4部；曾先后承担国家攻关项目等各类研究课题20余项，获得国家科学技术奖二等奖1项，省部级以上科学技术进步奖8项。

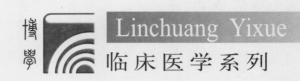

临床医学系列

中医药学（第二版）

● 主　　编　王文健

　副主编　王兴娟　蔡定芳　董竞成

　编写人员（以姓氏笔画为序）

　　　　　王文健　王兴娟　吴　熠　吴克永

　　　　　陈　瑜　陈　震　邵　雷　范立伟

　　　　　俞　健　贾丽娜　董竞成　傅晓东

　　　　　蔡定芳

复旦大学出版社

内容提要

　　本教材是根据医学院校《中医药学》的授课时数和医学院校学生的特点而撰写的。教材的编写目的：①在有限的时间内让学生对中医药知识有概括的了解；②传授一些在临床上能学以致用的内容；③为部分有志于中西医结合探索的学生打下初步的中医理论基础。

　　根据上述原则，本教材对属于基础理论部分的内容，如阴阳五行、四诊八纲、病因病机、脏腑经络、辨证论治等做了全面、系统的介绍，而对临床各科的治疗则选择一些代表病种作介绍。在介绍基础理论时，针对医学院校学生的具体情况，对中西医学理论体系的特点进行了一些对照分析，以帮助学生加深对中医学内容的理解；在介绍临床疾病的治疗时，增加了"中西医结合思考"的内容，根据目前已掌握的进展情况，分析在某一具体疾病治疗中中西医各自的优势所在，让学生有一个客观的了解。在方药篇中，增加了常用中成药的内容，以便更好地指导学生在临床上合理应用中成药。

目　录

中医理论基础篇

中药与方剂篇

中医临床篇

针 灸 篇

推　拿　篇

绪　论

　　中国医药学是中华民族优秀文化遗产的重要组成部分,为中华民族的繁衍昌盛作出了重要贡献。长期以来,中医药学受到了国内广大人民群众的欢迎,并且逐渐为世界各国人民所了解和关注。

一、中医药学的悠久历史

　　与任何学科一样,中医药学是在实践中产生和发展的。从神农尝百草这种对中草药进行最原始的鉴别和药效学研究,发展到今天的中医药学;从砭石压迫局部止痛和用树皮、草根烘烤患病部位治疗发展到今天的针灸医学,体现了我国人民反复实践、不断总结的智慧。

　　4 000多年前的甲骨文中就有许多有关疾病和卫生知识的记载。在2 000多年前的春秋战国时代,就诞生了《黄帝内经》这样一部著名的医学专著,书中对人和自然的关系、人体内部脏腑的相互关系以及人体的生理、解剖、病理、诊断、治疗、养生等内容都作了概括性论述,初步形成了中医药理论体系的框架,至今对临床实践仍然起着重要的指导作用。汉代华佗发明了麻沸散,成为世界上最早应用麻醉药进行手术治疗。东汉末年张仲景撰写的《伤寒杂病论》,是最早的临证医学专著,内容涉及许多内伤和外感杂病,书中收录了375首方剂,大多数被奉为经典而沿用至今,其中许多方剂还在日本制成颗粒剂被广泛应用。除张仲景外,中国历史上曾出现过许多著名的医学家,诞生了大量的医学专著。如晋代葛洪,著有《肘后备急方》;唐代孙思邈,著有《千金方》、《千金翼方》等;宋代钱仲阳,著有《小儿药证直诀》。至金元时期,出现了刘河间、张子和、朱丹溪和李东垣四大名家,各抒己见,呈现一派繁荣的学术景象。明清时期,随着疾病谱的改变,发展了温病学派,吴又可提出时疫的病因源于一种"戾气"的致病物质,这与今天传染病的病原学说非常接近。

　　随着西方医学的传入,中国社会出现了中西医并存的局面。至20世纪初,一些学者试图吸收中西医药的长处,提出了中西医汇通的观点。至20世纪50年代,毛泽东亲自倡导西医学习中医,并希望出现几位高明的理论家,此后逐步形成了中西医结合这一门学科。几十年来,中西医结合事业稳步发展,为中医药事业的现代化和国际化作出了积极的贡献。

二、中医药学的丰富内容

　　中医药学具有完整的理论体系,内容非常丰富。早在宋元时期,中医就分设专科,当时治病分为大方脉、杂医、小方脉、妇产、正骨、眼科、咽喉、针灸、风科、金疮、口齿等。中医的治疗手段多种多样,除方药、针灸外,还有火罐、刮痧、水罐、熨法、水疗、浴法、蜡疗、泥疗、导引、推拿、气功、割治、捏脊等。

　　中医除了重视临床医学外,还十分重视预防医学,其防病思想很有特色。一是重视心理健康，认为"恬淡虚无，真气存之，精神内守，病安从来"。二是提倡锻炼健身，汉代华佗在总结前人导引的基础上创立了五禽戏，后人又不断演变，发展出了太极拳、气功等健身方法。三是最早将免疫接种用于预防，约在公元11世纪，即开始用人痘接种法来预防天花，到16世纪，诞生了《种痘新书》这部专著。四是强调在治疗中要有预见性，提出上工治未病，对已病者则要防传变。

在药物方面，秦汉时代编成的《神农本草经》就载有植物、动物、矿物药365种。唐代的《新修本草》是世界上第一部由国家颁发的药典。至16世纪，伟大的药物学家李时珍编撰了著名的《本草纲目》，全书52卷，192万字，共载药物1 892种，图1 000余幅，收录方剂11 096首；更为可贵的是作者对药物作了科学的分类。这部巨著自诞生以来，已被翻译成10余种文字，流传世界各国。方剂学是中医药学的重要组成部分。不同的单味药物，以不同的剂量，按君、臣、佐、使的原则配伍组合，由此产生了不同的药理、药效作用。方剂是中医理论在治疗学上的直接体现，对中药复方的分析和研究是探索中医理论奥秘和推动中医药学现代化的重要途径。

三、中医药学的基本特点

中医药学有两个最基本的特点，即整体观念和辨证论治。

整体观念认为人体是以五脏为中心，通过经络，把六腑、五官、九窍、四肢、百骸等全身组织器官有机地联系在一起，构成一个表里相连、上下沟通、协调共济、井然有序的统一整体，并通过精、气、血、津液等的作用，共同维持人体的生命活动。整体观念还体现在将人与自然界及周围环境同样视为一个整体，所谓"人与天地相应也"。若自然环境反常，"非其时而有其气"，人就容易得病。在临床上，不管涉及多系统的病变，还是局部病变，中医都从病人整体的表现进行辨证后再作治疗。

辨证论治是中医的又一特点。"证"是中医诊断的基本单元，如同"病"在西医中作为基本的诊断单元一样。"证"是综合了产生病变的各方面的因素和条件，甚至包括当时的气候等外环境情况，再结合患者个体的表现对病变性质作出判断。辨清了"证"，中医治疗就有了依据。辨证论治和整体观念是密切不可分离的。即使是一个局部的病变，中医都要结合全身情况进行辨析。"论治"则是在辨证的基础上确立相应的治则治法，直至列出具体的方药。辨证论治始终从个体整体变化的角度来分析，其得出的结论能更确切地反映病变的本质，更有利于对证治疗。如同样患感冒，中医可以辨出风寒感冒、风热感冒、湿温感冒等不同证型，不同的证型有不同的治法，针对性更强，疗效更好。

四、进一步发展中医药学

随着工业革命的兴起，以现代科学技术为支撑的西方医学得到了快速的发展，中医药学的进步则相对缓慢，但在现实生活中，中医仍以其独特的疗效深受群众的欢迎。即使在国内一些大城市，也有超过1/7的患者在中医门急诊就医；至于同时应用中西药物治疗的患者，则比例更高。由于社会的老龄化，疾病谱的改变，养生康复医学的发展以及全世界崇尚天然药物的潮流，给中医药学的发展带来了极好的机遇。

中医药学在构筑其理论体系时，大量采用了取象比类的方法。由于理论体系和思维方法的特殊性，使中医药学与现代科学之间不容易沟通和融合，中医药学难以直接吸收现代科学的新理论、新技术来充实和丰富自身。中医学中的许多概念,如阴阳、五行、脏腑、气血等,具有不确定性,即作为研究的客体没有非常明确的内涵和外延,这给深入研究带来了困难。中医的主要治疗手段是天然药物,特别是植物药,其成分复杂,要分析、测定其中的有效成分及进行质量控制有一定的难度,至于阐明复方中不同成分配伍的原理更是一项十分艰巨的工作。传统的中药剂型亦亟待改革。此外,中医药学强调辨证论治,其疗效取决于方药是否与病人的"证"对应,因此对于方药疗效的考核应该以"证"为基础,需要建立符合中医理论体系特点的疗效考核标准。

近年来随着现代科学的进展,中医药学的研究手段日趋丰富。对中医药学中的一系列概念,不但在整体、器官和细胞水平,而且已深入到分子,包括基因水平来探讨它们的生物学本质;对中医的疗效,遵照循证医学的原则,采用随机、对照、双盲、多中心的方法进行详细的临床研究;对中药则从药材原料直至工业化生产的各个环节都实行严格的质量控制。中医药学的现代化已走上了良性发展的轨道。

五、学习中医药学的意义和方法

中医药学是中国特色医疗卫生事业的重要组成部分,学习中医药学是了解中国传统和中国文化的重要途径,是为群众防病治病,满足人民对医疗工作需求所必须掌握的本领。中医药学之所以历经几千年而长盛不衰,就在于其独到的疗效,然而我们对于中医药学的理论和实践的认识还很不够。加快中医药学的现代化进程,不但对中医药学自身的发展至关重要,而且对丰富和充实现代生命科学也有重要促进作用。对中医药学我们不但要学习和继承,更要发展和创新。学习和继承是前提,只有学好,才能实现发展和创新的目标。

习惯于从具体的形态、功能来了解生命活动和疾病过程的医学院学生,刚接触中医学时,会因一些抽象的概念而觉得无所适从,产生畏难情绪。其实,中医学和西医学都是医学,其研究或者说服务对象都是人,目的都是为了维护人类的健康。学习中医学最重要的是加强实践,在医疗实践中你会体会到中医学并不抽象。中医、西医的临床实践都要经过诊断和治疗两道步骤。我们可以通过将中、西医学对照和比较来理解和学习中医学。中西医学之间的差异可以视为是对人体病变的认识、分析、判断及对策所编制的两套不同的软件系统,我们希望通过长期的艰苦努力,在这两大系统之间建立起兼容性高的大容量接口,在生命科学的层面将中医药学发展到一个新的阶段。

（王文健）

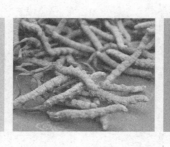

中医理论基础篇

第一章

阴 阳 五 行

阴阳和五行学说源于中国古代哲学,是古人用以认识世界的宇宙观和方法论,对中医药学的形成和发展具有重要影响,是中医理论体系的哲学基础和说理工具。借助阴阳和五行学说,中医在认识手段非常局限的情况下对人体复杂的生命活动有了最基本的了解。

第一节 阴 阳

阴阳的最初涵义是指日光的向背,向日为阳,背日为阴,后来引申为用以说明事物的正反两个方面或两者的对立统一关系。2 000 年前的《黄帝内经》指出:"阴阳者,天地之道也,万物之纲纪,变化之父母,生杀之本始,神明之府也。"说明一切事物的发生、发展、消长、存亡,都遵循阴阳变化的规律,人体的生理活动与疾病的发生、发展同样如此,因此认识和掌握阴阳变化规律对于揭示人类生命奥秘非常重要。阴阳作为事物的属性是相对的,如水对于火而言属阴,但地面之水经日晒蒸腾,变为上升之水气则属阳,若遇高空寒流水气凝聚成雨水降至地面,其性又恢复属阴。阴阳的相对性还体现在事物的可分性,阴阳之中可再分阴阳,如昼为阳,夜为阴;白昼之中上午为阳中之阳,下午为阳中之阴;黑夜之中前半夜为阴中之阴,后半夜为阴中之阳(图1-1)。

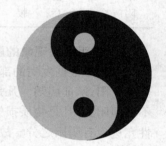

图 1-1 阴阳示意图

一、阴阳学说的基本内容

1. 阴阳的对立性

阴阳对立是指阴阳双方互相制约,互相斗争。阴阳双方互相制约,维持着动态平衡。阴阳任何一方太过,会引起另一方的不足;一方的不足,也会引起另一方的太过,造成阴阳失衡,这种失衡超过一定限度,就发生疾病。故《素问》说:"阴胜则阳病,阳胜则阴病。"阴阳之间的这种互相对立和制约的关系也可利用来治疗疾病,就如《类经附翼》所说:"动极者镇之以静,阴亢者胜之以阳。"对热病用寒凉药物治疗,对寒证用温热药物治疗就是用药物的阴阳属性来纠正人体的阴阳偏差。

2. 阴阳的统一性

阴阳的统一性是指阴阳互相依存和在一定条件下阴阳的互相转化。

阴阳任何一方都不能脱离另一方而单独存在,所谓"孤阴不生,独阳不长"。这种关系称为"阴阳互根"。例如气属阳,血属阴,气为血之帅,血为气之母,两者相互为用。在临床因血虚需要补血(阴)时,考虑到阴阳互根,最好同时补气(阳),以补气更好地促进补血。

阴阳在一定条件下可以互相转化,转化过程中此消彼长就是阴阳消长。如机体的各种功能活动(阳),需要消耗一定的营养物质(阴),这是阴消阳长的过程;而各种营养物质(阴)的新陈代谢,需要依赖脏腑的功能活动(阳),这是阳消阴长的过程。在正常情况下,阴阳双方应是长而不偏盛,消而不偏衰。倘若超过了阴阳消长这一限度,则会出现阴阳某一方偏盛或偏衰的病理状态。

二、阴阳学说在中医药学中的应用

1. 说明人体部位和生理活动的属性

中医用阴阳学说来解释人体生理现象的属性。阳有卫护体表的功能,阴有保守内部精气的作用。在人体部位,体表皮毛、肌肉、筋骨为阳,体内脏腑为阴;脏腑之中以五脏主藏精气为阴,六腑主司消化传导为阳。若从物质和功能上分,血为阴,气为阳;体为阴,用为阳。前已述及阴阳无限可分,故不论结构或功能其本身属性如何,都可以进一步分为阴阳。如五脏为阴,但五脏之中,居于上部的心、肺为阳,居于下部的肝、肾为阴;每一脏还可分出阴阳,如心有心阴、心阳,肾有肾阴、肾阳(表1-1)。

表1-1　人体部位和生命现象的阴阳属性

阳	外	前	背	上	表	腑	气	实	光亮	活动	上升	兴奋	亢进
阴	内	后	腹	下	里	脏	血	虚	晦暗	沉静	下降	抑制	衰退

2. 说明病理现象的属性

中医可根据发病的部位和性质来确定各种病理现象的阴阳属性:表证属阳,里证属阴;热证属阳,寒证属阴。凡是功能衰弱,出现少气懒言、怕冷、疲倦、不耐劳动等症状多为阳的不足即阳虚;凡是物质损失,出现贫血、萎黄、遗精、消瘦等症状多为阴的不足即阴虚。病理性亢进也有阴阳之分。故对病理状态的阴阳辨证有4个基本证型,即阴虚、阳虚、阴盛和阳盛。阳胜则热,故阳盛的症状为发热、口渴、大便干、小便黄等;阴胜则寒,故阴盛的症状为怕冷,四肢不温甚至战栗,小便清长,大便溏薄。一般而言,亢进的、兴奋的、有热性倾向的病理状态都属阳证;衰弱的、抑制的、有寒性倾向的病理状态都属阴证。

3. 用于诊断,说明病变的属性

人的疾病千变万化,症状错综复杂,但是归纳起来,不外乎阴阳两个方面。《黄帝内经》说:"善诊者察色按脉,先别阴阳。"正确的诊断,首先要分清阴与阳,才能提纲挈领,抓住疾病的本质。如中医望诊中的舌象判断,见舌苔黄燥质红者为阳,舌苔白润质淡者为阴;切诊中的脉象判断,以脉象浮、数、滑者为阳,脉象沉、迟、涩者为阴,一般来说阴脉多见于阴证,阳脉多见于阳证。中医八纲辨证中阴阳二纲统领其他六纲,表、热、实证归属阳证范畴;里、寒、虚证归属阴证范畴(表1-2)。

表1-2　常见证候的阴阳属性

阳	发热	口渴	便秘	尿短赤	黄痰	舌红	苔黄	脉浮、数、滑
阴	畏寒	不渴	溏泄	尿清长	白痰	舌淡	苔白	脉沉、迟、涩

4. 用于确定治则和治法

辨别阴阳主要是为了确定治疗原则,定出治疗方案。如对因阳热太过而阴液耗损者,则以寒凉治其阳热;对阴寒太盛而阳气不足者,则以温热治其阴寒,这就是"寒者热之,热者寒之"的原则。反之,若阳虚不能制阴而成阴盛者,则需益阳以消阴;阴虚不能潜阳而成阳亢者,则需补阴以潜阳。通过有余者泻,不足者补的治疗,使其从阴阳偏盛偏衰回归至相对平衡协调的正常生理状态。

5. 用于辨析药物的属性

中药有四气、五味、升降沉浮等性能,这些性能也能用阴阳进行分类。以四气来说,寒、凉属阴,温、热属阳;以五味来说,辛、甘为阳,酸、苦、咸为阴。至于升降沉浮,则升、浮为阳,沉、降为阴。临证用药时,必须注意证之阴阳与药之阴阳的关系。一般是阴证用阳药,阳证用阴药,但临床证型往往是阴阳错综复杂的,再加上还要考虑治疗中的阴阳互根,以及用药的君、臣、佐、使的搭配,故用药也是阴阳互用,但方中的主药及用药的重点必须遵循上述基本规律。

第二节 五 行

五行学说认为,宇宙间一切事物都是由木、火、土、金、水五种物质的运行与变化所构成。《尚书大传》说:"水火者,百姓之所饮食也;金木者,百姓之所兴生也;土者,万物之所资生,是为人用。"以后人们把这五种物质的属性加以抽象推演,认为万物都可以归入这五种物质所代表的五类属性,称之为"五行"。这五类物质处于不断的运动、变化之中,具有相互资生、相互制约的关系。中国古代用五行学说来说明物质的属性分类和运行特点,在医学领域则借助五行来阐述人体各系统之间以及人与外环境之间的联系,指导疾病的预防和治疗。

一、五行学说的基本内容

1. 五行属性分类

古人认为五行是构成世界物质的基本要素,各种事物都可以采用"取象比类"的方法,按照其自身的性质、形态与作用分别归类于木、火、土、金、水五行之中。这种归纳事物的方法,是按其特点抽象地概括出不同事物的特性,已超越木、火、土、金、水的范畴。例如,木的特点是生发、柔和,凡是具有这种特征的事物其属性便为木;火的特点是阳热、上炎,凡是具有这种特征的事物其属性便为火;土的特点是长养、变化,凡是具有这种特征的事物其属性便为土;金的特点是清肃、坚劲,凡是具有这种特征的事物其属性便为金;水的特点是寒润、下行,凡是具有这种特征的事物其属性便为水。因此,事物的五行实际上是 5 种不同属性的抽象和概括(表 1-3)。

表 1-3　自然界和人体的五行分类简表

五行	自然界					人 体				
	五味	五色	五气	五方	五化	五脏	六腑	五官	形体	情志
木	酸	青	风	东	生	肝	胆	目	筋	怒
火	苦	赤	暑	南	长	心	小肠	舌	脉	喜
土	甘	黄	湿	中	化	脾	胃	口	肉	思
金	辛	白	燥	西	收	肺	大肠	鼻	皮毛	悲
水	咸	黑	寒	北	藏	肾	膀胱	耳	骨	恐

2. 五行的生克乘侮

五行学说的另一个重要内容,是五行之间的生克乘侮关系。古人用生克来阐述事物间正常的联系和协调,用乘侮解释事物间的失衡状态。

相生,即资生和助长;相克,即制约和克制。

相生的次序是:木生火,火生土,土生金,金生水,水生木,依次资生,循环无穷。相生关系又叫"母子关系",生我者为母,我生者为子。对于任何一行,都有"生我"和"我生"的双重性。

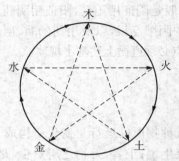

图1-2　五行相生、相克示意图
表示相生关系-- ▶
表示相克关系-- ▶

相克的次序是:木克土,土克水,水克火,火克金,金克木,这种克制关系也是往复无穷的。也都有"克我"和"我克"的双重性。"克我"和"我克"又叫"所不胜"和"所胜"(图1-2)。

相生和相克是不可分割的两个方面,没有生,就没有事物的发生和成长;没有克,就不可能维持正常协调关系下的变化和发展,即《类经图翼》所说"造化之几,不可无生,亦不可无制,无生则发育无由,无制则亢而为害。"

相乘相侮,即生克框架遭到破坏后出现不正常的现象。相生相克属于正常的促进与制约的生理关系,而相乘相侮则属于病理状态。相乘是指超过正常范围的制约,即相克太过,乘虚而入之意;相侮,则是指相克的反向,又叫"反克",恃强凌弱意思。

相乘的顺序是:木乘土,土乘水,水乘火,火乘金,金乘木。

相侮的顺序是:土侮木,水侮土,火侮水,金侮火,木侮金。

二、五行学说在中医药学中的应用

中医学将肝、心、脾、肺、肾五脏配以木、火、土、金、水五行,藉五行的特性和生克乘侮关系来说明脏腑的特点以及相互之间生理活动和病理变化的关联性。

从五行的特性阐述五脏的生理特点。如肝喜调达,喜舒畅,不能抑郁,有木的生发与疏泄特性,故以肝属"木";心阳有温煦的作用,火有温热的特性,故以心属"火";脾为生化万物的特性,故以脾属"土";肺有肃降作用,金有清肃、收敛的特性,故以肺属"金";肾阴有滋养全身作用,水有滋润的特性,故以肾属"水"。

从五行的生克说明五脏之间的生理关系。如肾(水)之精以养肝(木),肝(木)藏血上济于心(火),心(火)之热能温脾(土),脾(土)化生水谷以充肺(金),肺(金)肃清下行以助肾(水),这就是五脏相互资生的关系。再如肺(金)气肃清下降,可以抑制肝阳的上亢;肝(木)的调达,可以疏泄脾土的壅郁;脾(土)的运化,可以制止肾水的泛滥;肾(水)的滋润,可以防止心火的亢盛;心(火)的阳热,可以制约肺金清肃的太过。这就是五脏相互制约的关系。

从五行的乘侮解读五脏之间的病理影响。已知五行的乘侮规律,由此可推演某脏患病会累及他脏的结果。如脾病传肝木(土侮木);肝病传脾土(木乘土)等,以此类推。

五行的生克理念对诊断与治疗指导。如肝属木,树木的特性是蓬勃向上无遮拦地向空间生长,即木性调达,故肝气也应舒畅,郁则为病,肝脏为病常采用疏调的方法;木克土,肝病可以犯脾,故在出现肝病时,就要考虑脾胃有受损的可能,提前做好预防工作,在疏调肝气同时适当加一些扶脾药物；一旦出现脾病时（木旺克土），就不能单从脾治，尚需选用舒肝健脾方药进行治疗。肾水能涵养肝木，所以在一些高血压肝阴不足甚至导致肝阳上亢的病人可用滋肾的方法来达到柔肝或平肝潜阳的目的。对于其他脏器的病变，也可按照相生、相克的关系来处理。如培土生金法，即通过健脾达到补肺的作用。

总之，五行学说在强调事物的物质性的同时，更强调一个"行"字，即事物之间的相互联系、运动和变化。五行学说从运动和变化的角度来看待人体的生理活动和病理变化，借助五行的运动和制约关系来说明脏腑之间的联系，把静态的构成要素说演化成了动态的相互作用说。五行学说与现代医学对人体功能活动的某些认识非常接近。如五脏按照五行的规律相生、相克，既促进，又制约，维持着一种动态的平衡，这和现代医学的稳态机制是相似的。当然我们知道机体主要是依靠神经内分泌免疫网络进行稳态的调节，但根据现代研究，中医的五脏中就涵盖着神经内分泌免疫系统的功能。在人体的稳态调节中，反馈调节是生命在受到各种各样刺激，接受内外环境的各种信息并作出反应，维持机体稳定的最基本机制，五行学说是最早认识到人体存在反馈调节机制的。在一定范围内，五脏中任何一脏功能的不足或过旺都会通过环环相扣的相生、相克反馈调节链，来纠正这一脏的功能的偏盛偏衰。

第三节　阴阳学说与五行学说的关系

阴阳学说与五行学说各有特点，前者强调事物对立统一的普遍性，后者侧重事物之间的复杂联系。实际上五行的相生、相克就是一种对立统一关系，是阴阳学说的体现，因此在应用过程中，阴阳学说和五行学说是常常联系在一起的。五脏配五行，五脏本身又分阴阳，而一脏之阴阳与他脏之阴阳之间的关系又是一种相生、相克的关系。如临床上常见的肝肾阴虚证，又称"水不涵木"。肝肾关系是母子相生关系，由于肾阴（水）不足，母病及子，导致肝阴不足，这里是应用五行学说来解释；肝阴不足，阴不制阳，可造成肝阳上亢，这里是应用阴阳学说来解释。而治疗则是追本溯源，补益肝肾治其本，平肝潜阳治其标。

病 例 分 析

用阴阳和五行学说分析以下病例

例1　男性，46岁，近6个月来怕冷，乏力，喜热饮，大便溏薄，小便清长，喜静不好动，懒于言语，舌淡胖，脉大而无力。

例2　男性，48岁，1周前感冒发热，因公事繁忙，仍带病工作，2天前出现高热，不怕冷，面红目赤，口渴喜冷饮，腹胀便秘，舌苔薄黄，脉洪数。

（王兴娟　靳　岭）

第二章

脏　腑

　　脏腑理论，又称脏象学说。它是阐明人体脏和腑的生理活动、病理变化及其相互联系的学说。脏腑理论是中医药学理论体系的核心部分。脏，原写作"藏"，指深居于体内之部分。明代张景岳说："象，形象也，藏居于内，形见于外，故曰藏象"。脏象学说指导人们通过观察和研究人体外部的征象来了解内部脏腑的活动规律和相互联系。脏腑的异常变化常常有其外在表现，如人体感受了风寒，会出现寒热、咳嗽等症状，采用宣肺发表的药物就能治好，因而人们认识到肺有宣发和主皮毛的作用。又如情志抑郁的人经常出现胸胁胀满、痞闷不舒、食欲不振的现象，通过调理肝气等办法，这些症状会逐渐消失，从而认识到肝有疏泄的作用，能影响人的情绪；肝气不疏在某些情况下还会影响脾胃的消化吸收功能。通过这样实践的不断积累，中医学就逐渐形成了完整的脏腑理论。

　　脏腑理论主要包括五脏(肝、心、脾、肺、肾)、六腑(胆、小肠、胃、大肠、膀胱、三焦)及其络属的五体(筋、脉、肉、皮毛、骨)、五官(目、舌、口、鼻、耳)，还有奇恒之腑(脑、髓、骨、脉、胆、女子胞)。

　　脏腑是中医药学中一个特有的概念，它不仅包含了西医学解剖意义上的器官，更强调了这些器官的生理或病理功能状态。中国古代也有解剖学，最早的"解剖"两字就出现在《内经》中："夫八尺之士，皮肉在此，外可度量切循而得之，其死，可解剖而视之。其脏之坚脆、腑之大小、谷之多少、脉之长短……皆有大数。"说明解剖学对中医理论建立也曾有一定的影响，但以后中医药学的发展却逐渐脱离以解剖等形态学为基础的轨迹，而以取象比类的方法着重从功能学的角度构筑脏腑的理论框架，因此中医脏腑理论和解剖学的器官有所不同。在学习中医药学的时候，不能将两者混淆。脏腑在中医学中，主要是指生理或病理功能学的概念。如五脏中的脾，涵盖了人体的消化吸收功能，脾病就会出现消化吸收的障碍，它和解剖学中脾脏的功能完全不同。如用解剖学的器官去硬套中医学的脏腑，对中医的内涵就难以理解。如根据中医理论，肾在体合骨，开窍于耳，中医通过补肾可以治疗骨质疏松症等骨代谢疾病，也可治疗某些耳疾，说明中医理论中的肾和骨、耳确有内在联系，经得起临床实践的检验；而解剖学的肾则是一个泌尿器官，从解剖的角度就很难理解肾与骨或耳的特殊联系。

　　脏和腑有紧密的联系，但有不同的特点。《内经》说："所谓五脏者，藏精气而不泻也，故满而不能实。六腑者，传化物而不藏，故实而不能满。"这里形象地描述了脏和腑各自的特点：五脏的生理功能主要是化生和储存精气，精气的作用是推动机体包括脏腑本身的功能活动，因此五脏贮存精气要充盈、轻灵，故满而不能实；六腑的生理功能主要是受纳和传化水谷。没有六腑的受纳，饮食水谷就不能进入体内，而没有传化，水谷就不能进一步气化为精微而输布全身，六腑也难以继续受纳饮食水谷，故称六腑实而不能满，在治疗上也提倡"六腑以通为用"。

脏腑理论以五脏为中心,一脏一腑,一阴一阳,联络五体、诸窍组合整体,构建五大系统,它们不仅在生理上互相协调,而且在病理上也会相互影响着。如心与小肠,这一脏一腑为表里关系,心主血脉,心之经脉又与舌相连,由此心—小肠—血脉—舌组合成心的系统,共同完成心的生理功能,一旦它们之间某环节发生异常,都会相互干扰,如心火偏旺,会移热于小肠,不仅出现不寐、口疮、舌尖疼痛等心火偏旺的症状,还会表现尿赤、尿热等小肠有热的症状。

第一节　心　与　小　肠

一、心

心位于胸中,膈膜之上,有心包围护于外。它的生理功能是主血脉和主神志。其华在面,开窍于舌,在液为汗,在志为喜,心与小肠相表里。

1. 主血脉

脉是血之府,是血液运行的通道,血为全身输送营养物质。心主血脉,是指心有推动血液在脉管内运行以营养全身的功能。心主血脉的功能,主要依靠心气来实现。只有心气旺盛,才能使血液在脉道中沿着一定的方向运行不息,从而将血中的营养物质供应周身组织器官。心气的盛衰,血脉的盈亏变化,可以从脉搏反映出来。如心气旺盛,血脉充盈,则脉搏和缓有力;心气不足,则血脉空虚,脉搏细弱或节律不齐;如心血瘀滞,脉涩不畅,则脉象或结或代。

2. 主神志

神志,是指人的意识、思维活动。现代医学认为人的意识、思维活动,是大脑的功能,而中医认为这一功能与心关系密切。《内经》说:"所以任物者谓之心。"任,就是担任、接受的意思。就是说接受外来信息后产生思维活动的过程是由心来完成的。平时我们用的"热心"、"开心"、"用心"等词语都反映出中国古代将"心"与情绪、意识、思维等联系在一起的观点。

血是神志活动的物质基础。心主神志与主血脉的功能是密切相关的。心的气血充盈,则神志清晰,思维敏捷,精神充沛。如果心血不足,常可导致心神的病变,出现心悸、失眠、多梦、健忘、心神不宁等症状。如果血热扰心,还可见到谵妄、昏迷不省人事等症状。

3. 其华在面

华是光彩之意。心有推动血液的功能,而头面部血脉极为丰富,因此面部的色泽也可以表达心的气血功能状态,如心气旺盛,心血充盈,面色红润;心气不足,心血亏损,面色苍白无华;心血瘀阻,面色青紫等。

4. 开窍于舌

心位于胸中,心经别络上行于舌,因而心的气血上通于舌。如果心有了病变,就容易从舌体上反映出来。如心血不足时,舌质淡白;心火上炎或心阴虚损时,舌质红,甚则舌体糜烂;心血瘀滞时,舌质紫暗,或现瘀点、瘀斑;心火炽盛或痰迷心窍,则见舌强语謇。因为舌能反映心的生理功能和病理变化,故有"心开窍于舌"与"舌为心之苗"的说法。

5. 在液为汗,在志为喜

汗为津液所化,津液与血同为体液的重要组成部分,心主血脉,故有"汗血同源"、"汗为心之液"之说。若汗排出过多，会耗损心血，出现心悸、自汗、盗汗等症状。

喜为情志之一，属心所辖。喜是良性刺激的结果，也有益于心的健康，常言道："人逢喜事精神爽"。但喜乐过度，喜笑不休，会伤心神，所谓"喜伤心"。同样，心的功能异常，如心气过盛、或痰迷心窍，也会出现喜笑不止的异常情志。

二、小肠

小肠位于腹中，上接幽门与胃相通，下接阑门与大肠相连。小肠的主要功能是分清泌浊。小肠接受胃中传化来的水谷，作进一步的消化，并把它分成清、浊两个部分。清者为水谷精微，经吸收后通过脾转输到身体各部分供利用；其代谢剩余的水液则下输膀胱；浊者为糟粕，通过阑门下注于大肠。由于小肠能泌别清浊，所以小肠有病，除影响消化吸收外，还会导致水走大肠，出现小便短少、大便溏泄等症状，因此，治疗腹泻时可用"利小便实大便"的方法。

三、心与小肠

心与小肠的联系在病理状态下表现更为突出。如心火下移小肠熏蒸水液，常可引起尿少、尿赤、尿热等小肠实热的病证；反之，如果小肠有热，顺经脉上熏于心，则可出现心烦、不寐、舌痛、口舌糜烂等症状。

附 心包

心包又称心络，是心外的包膜，有保护心的作用。外邪侵袭于心，首先由心包受病，温病学中将温热之邪内陷，出现神昏、谵语等证候，称为"热入心包。"

第二节　肺　与　大　肠

一、肺

肺位于胸中，上通喉咙。其生理功能是主气、司呼吸，主宣发肃降、通调水道，外合皮毛，开窍于鼻，在液为涕，在志为忧。肺与大肠相表里。

1. 主气、司呼吸

肺主气，包括两个方面：一是指肺主呼吸之气，是体内外气体交换的场所。人体通过呼吸，吐故纳新，使体内之气与自然界之气进行交换，维持人体清浊之气的新陈代谢。二是指肺主一身之气，具有生成、调节全身之气的作用。肺所吸入的清气与脾胃吸收的水谷精气汇成宗气，宗气通过心脉而遍布全身，营养各脏腑，故有"肺朝百脉"之说。

肺主气的功能正常发挥，才能使气道通畅，呼吸匀调；如果肺气不足，则出现呼吸无力，或气不接续，语音低微，身倦无力等症状。

2. 主宣发肃降、通调水道

宣发，是宣布、发散的意思。肺主宣发，是指由于肺气的推动，使气血津液得以散布全身，内而脏腑经络，外而肌肉皮毛，无处不到。正如《内经》指出："上焦开发，宣五谷味，熏肤、充身、泽毛,若雾露之溉,是谓气。"这里所说的"上焦开发"主要是指肺的宣发作用。若肺气不能宣发而壅滞,则可见到胸满、鼻塞、咳吐痰涎等症状。肃降,是清肃下降。肺居胸中,肺气以清肃下降为顺。若肺气不能肃降而上逆,气郁闭于肺,则可出现胸闷、咳嗽、喘息等症状。

肺的宣发和肃降功能,生理上相互联系,出现病变时也相互影响。如外邪袭表,导致肺气不能宣发,则可引起咳嗽喘息等肺气不降的症状;如果肺失肃降,同样可以引起鼻塞、胸满、喉中痰鸣等肺气不宣的症状。

通调水道,是指肺气有促进和维持水液代谢平衡的作用,由肺气的宣发和肃降来共同完成。人体吸取水谷精微物质,经肺气的宣发,滋养润泽全身。其代谢多余的水液,除通过汗、呼吸、大便等排出一部分外,还经过肺气的肃降,使水液下归于肾,通过肾的气化作用,下输膀胱,成为尿液排出体外。《内经》指出:"饮入于胃,游溢精气,上输于脾,脾气散精,上归于肺;通调水道,下输膀胱。"就是对这一代谢过程的概括。由于肺气的宣发和肃降能调节水液的代谢,故有"肺为水之上源"之称。

3. 主皮毛

皮毛,包括皮肤、汗腺、毛发等组织,为一身之表,是抵御外邪侵袭的藩篱。肺主皮毛,是指肺通过宣发,把水谷精微输布于皮毛,以滋养周身皮肤、毛发、肌肉,发挥保卫机体、抗御外邪的作用。肺与皮毛在病理上也常相互影响。如外邪入侵,常由皮毛而犯肺,出现肺的病症。肺气虚弱,不能宣发卫气,充盈皮毛,不但可以出现皮毛憔悴、枯槁,而且可以引起卫外功能低下,容易遭受外邪的侵袭。卫气又主司汗孔的开阖,所以肺气虚时可见自汗,肺气闭时可无汗。

4. 开窍于鼻

鼻是肺呼吸的通道,故称"鼻为肺窍"。鼻的通气和嗅觉功能,主要依赖于肺气的作用,肺气和,呼吸利,嗅觉才灵敏。鼻为肺窍,外邪袭肺,肺气不宣,常见鼻塞流涕、嗅觉不灵等症状;肺热壅盛,常见鼻翼煽动。

喉是呼吸的门户,也是发音器官。肺的经脉从这里通过,故喉的通气、发音直接受肺气的影响;而肺的病变可以引起咽喉肿痛、声音嘶哑。如外邪犯肺,肺气不宣,常致咽喉不利或失音等病证。

5. 在液为涕,在志为忧

涕源于鼻,润泽鼻窍,肺有病变,其性质亦可由涕反映。如肺寒鼻流清涕;肺热鼻流黄涕。鼻的疾患可从肺论治。如对鼻塞流涕、嗅觉失灵等,多用辛散宣肺之法;在针灸中也有学者用针刺耳部肺穴来治疗鼻息肉、慢性鼻炎等。

忧伤和悲伤的情志变化与肺的功能有一定关联,过度忧悲容易消耗肺气。同样,肺气不足,也容易产生忧悲的情绪。

二、大肠

大肠上接阑门,与小肠相通,下端为肛门。大肠接受小肠下注的内容物,吸收其中剩余的水液后,使之变化为粪便,最后经肛门排出体外,所以大肠是传导糟粕的通道。大肠有病,会出现传导失常。如大肠虚不能吸收水分,则有肠鸣、大便溏泄等症;如大肠实热,消灼水液过多,则可出现大便秘结之症。

三、肺与大肠

在生理方面,肺气肃降,则大肠功能正常,大便通畅;若大肠积滞不通,反过来能影响肺气的肃降。临床上如肺气肃降失职,津液不能下达,则可见大便困难;如大肠实热,又可影响肺气不降而作喘满。

第三节 脾 与 胃

一、脾

脾位于腹中,与胃以膜相连。其生理功能为主运化、统血、主肌肉及四肢。其华在唇,开窍于口,在液为涎,在志为思。脾与胃相表里。

1. 主运化

脾主运化,是指运转输送,消化吸收的功能,包括运化水谷精微与运化水湿两个方面。

运化水谷精微　脾有消化、吸收、转化和运输营养物质的功能。食物经过消化后,其中的水谷营养,在脾气的推动下吸收并转化成精微,再在肺气宣发作用的协助下,输布全身,以营养五脏六腑、四肢百骸以及皮毛、筋肉等各个组织器官,因此脾又称为"气血生化之源"、"后天之本"。脾对水谷精微的正常运化作用习惯上又称为"健运"。脾气健运,则消化吸收运输功能正常;反之,如果脾失健运,则消化吸收运输功能失职,就会出现纳呆、腹胀、腹泻、倦怠、消瘦、头晕、面色萎黄、营养不良等病症。在"脾主运化"中,"运"和"化"是两种不同的功能。脾的转化功能也非常重要,脾虚不化,就会出现吸收的营养堆积于体内,出现高血糖、高脂血症、脂肪肝和中心性肥胖等病证。

运化水湿　脾有促进水液代谢的作用。脾在运输水谷精微的同时,还把人体所需要的水液运送到周身组织,以发挥滋养濡润的作用。代谢后的水液,通过肺气的肃降,下达于肾,其清者再次气化,其浊者则由膀胱排出体外。脾的运化水湿功能正常,能使体内各个组织,既得到水液充分濡润,又不致有水的潴留,从而维持水液代谢的平衡。如果脾运化水湿的功能失常,就会导致水湿滞留的各种病变。如水湿凝聚则以痰为饮;溢于肌肤则为水肿;停留肠道则为泄泻;留于腹腔则为腹水等。所以《内经》说:"诸湿肿满,皆属于脾"。

脾的运化水谷精微和运化水湿的作用是互相联系的。在脾的运化功能失常时,两者病理表现常常互见。如大便溏薄,既可因运化水谷失常,也可因运化水湿能力减退,都可用健脾方法治疗。

2. 主统血

统,是统摄、控制、管辖的意思。脾统血是指脾气有统摄血液,使其不致溢出脉外的作用。脾气统摄血液的功能,与运化作用有关。食物经脾的气化作用化生气血,气血方能旺盛。气为血帅,有摄血之功,脾气统血与气能摄血是一个道理。脾气健旺,使血液行于脉道而不至外溢。若脾气虚衰,失去统摄之权,则血离脉道,出现失血病症,称为"脾不统血"。常见者有血小板减少性紫癜、功能性子宫出血等。当然不是所有的出血都是脾不统血的结果,只有出现脾气虚弱症状又有出血的情况,才考虑脾不统血。

3. 主肌肉与四肢,其华在唇

全身肌肉与四肢均依赖脾所运化的水谷精微物质充养,肌肉得以丰满,四肢保持轻劲、灵活、有力,故有"脾主一身之肌肉"、"清阳实四肢"之说。如果脾失健运,清阳不布,营养缺乏,必致肌肉痿软、四肢倦怠无力。临床对四肢痿弱不用的痿证,常用健脾的方法治疗。

脾气健运与否,也可以从口唇的色泽上得到反映。脾气旺盛,气血充足,口唇红润光泽;脾气不健,运化水谷精微失职,气血虚损。慢性消化不良病人,常见口唇不泽,甚至苍白无华。

4. 开窍于口

口是食物进入人体第一关,是指食欲、口味,也就是说食欲、口味等与脾的运化功能有关。脾气健旺,则食欲旺盛,能知五味;若脾失健运,则食欲不振,口淡无味;湿困脾胃,则有口腻、口甜等感觉。

5. 在液为涎,在志为思

涎为口的津液,有润泽口腔、帮助吞咽和消化的作用。若脾虚不能运化水湿,常见涎液增多,涎自流出。

思是指人的精神意识思维活动,思的情志变化与脾的功能有关联,思虑过度,或所思不遂,均会影响气机调达,伤及脾胃,出现不思饮食、脘腹胀满等症状。而脾气虚弱者,也会影响思虑的正常进行。

二、胃

胃位于膈下,上接食管,下通小肠,其上口为贲门,即上脘;下口名幽门,即下脘;上、下脘之间名中脘,三个部分统称为胃脘。

主受纳与腐熟水谷　受纳是接受和容纳,腐熟是指消化。当饮食物入口后,经过食管下纳于胃,故胃又称为"水谷之海"。水谷在胃中经过初步消化,形成食糜,下传于小肠,其精微物质经过脾的运化而营养全身。如胃的受纳与腐熟功能失常,则会出现胃脘作胀、纳呆厌食、口臭等消化不良的证候。

主降浊　胃气的特点以降为和,以通为顺。胃气将食物、残渣下输于小肠、大肠,使水谷消化吸收,残渣通畅下达。若胃不能顺利通降,就会影响食欲,或因浊气不降而出现口臭、脘腹胀满疼痛、大便秘结等症状,甚至出现恶心、呃逆、呕吐、嗳气等胃气上逆证候。

三、脾与胃

胃与脾为表里关系,其阴阳相合,燥湿相济,升降相因,相互协调,共同维持人体饮食消化吸收功能的正常。在此过程中,它们的生理特点又有所不同。

胃主受纳,脾主运化。胃经初步消化,将食物化生为食糜,然而通过小肠,传输到脾;脾发挥运化的作用,将食糜化生为精微物质,经过心肺化生气血津液。这一纳一运,互相协调,完成消化、吸收、输送营养的任务。

胃喜润恶燥,脾喜燥恶湿。胃在滋润的条件下发挥生理作用,燥易损伤胃阴,影响其受纳与腐熟功能,出现口干口渴、食欲不振、腹胀腹痛、大便秘结等症状。脾在干燥的条件下发挥其生理作用,湿会影响脾的正常运化,使食物不能转化为气血精微,或引起水湿内停,出现身体困倦、水肿、便溏等症状,并常伴有食欲不振、食后腹胀等湿困脾阳的证候。

胃主降浊,脾主升清。食物经过初步加工变成食糜后下传小肠,再由脾推动其吸收。下传是胃的降浊功能的具体体现。食物化生气血津液供养全身,主要是依赖脾的升清功能。胃和脾一降一升,相互配合,共同完成消化吸收和输送营养的任务。两者任何一方出现问题,都会影响人体的消化、吸收功能。前者为胃失和降,表现为胃脘作胀、嗳气泛酸、恶心呕吐等浊阴不降症状;后者为脾气不升,甚至反下陷,出现食后腹胀、头晕如眩、倦怠乏力的清阳不升症状,或者发生脱肛、崩漏、子宫脱垂、大便滑泄等"中气下陷"的病证。一般来说,升与降两者功能失常会互相影响,清气不升会导致浊气不降,浊气不降也会影响清气上升,临床上往往脾胃升降失和的证候同时并见。如胃气不降的呕吐,常可兼见脾气不升的腹泻;脾气不升的腹泻,也常兼见胃气不降的脘腹痞满和干噫食臭等病证。

第四节　肝　与　胆

一、肝

肝位于腹部右胁,横膈之下。它的生理功能是主疏泄,藏血,主筋,其华在爪,开窍于目,在液为泪,在志为怒。肝与胆相表里。

1. 主疏泄

主疏泄,是指肝气具有疏通、舒展、升发的功能。肝在五行属木,树木具有向上向外生长的特征,故有"肝喜调达"之说。肝主疏泄主要表现在以下3个方面。

调理气血　人体脏腑的功能活动有赖于气机的调畅,气能推动血液循环,而气机的调畅有赖于肝气的调达。气与血,如影随形,气行则血行,气滞则血滞。因此,肝的疏泄功能,直接影响着气血的运行。如肝气郁结,会出现胸胁胀满、乳房或少腹胀痛、月经不调等证候;若进而气滞血瘀,则出现胸胁刺痛、癥瘕痞块、闭经等证候。

调节情志　人的精神状态和情绪变化,与肝气也有密切关系。气血是情志活动的物质基础,肝气调达为维系气血正常运行的保证。如果肝失疏泄,气机不调,会直接引起情志的异常,或为抑郁,或为亢奋。如肝气抑郁,则患者郁郁不乐、多疑善虑,甚则沉闷欲哭;如肝气过于亢奋,则患者急躁易怒。

调节消化功能　肝对消化功能的调节体现在3个方面:①肝有分泌胆汁的功能,胆汁是参与消化吸收的重要物质;②肝与胆为表里关系,胆有贮藏与排泄胆汁功能,其正常运作主要依赖肝的疏泄;③肝的疏泄有助于脾胃的正常升降,协调完成对营养物质的消化、吸收和转化。一旦肝的疏泄功能失常,既会影响脾胃升降,又会影响胆汁的分泌与排泄,引发多种消化不良症状。因此肝气郁结的患者,除了胸胁胀痛、口苦、郁郁不乐等肝郁症状外,还常见胃气不降的嗳气和脾气不升的腹胀、腹泻等症状,前者称为"肝气犯胃",后者称为"肝脾不和"。

调节冲任二脉　冲任二脉主管女子的月经与孕育胎儿,故有"冲为血海"、"任主胞胎"之说。冲脉与肝经并行而相通,任脉为阴脉之海,也与肝脉相通。肝的疏泄又参与血液贮藏的调节,疏泄正常,有利于冲脉的血量充盈,使月经按时而行;有利于任脉充养,能受孕怀胎。如肝失疏泄,冲任失调,气血失和,可见月经失调、不孕和不育等病证发生。

2. 主藏血

肝藏血,是指肝脏具有贮藏血液和调节血量的功能。肝脏犹如血库,当某一脏腑生理活动活跃时,肝脏可调节血液供其濡养;当其休息时,肝脏则将血液归藏备用。这就是"人动则血运于诸经,人静则血归于肝脏。"如肝血不足,不能濡养于目,则两目干涩、眼花、视物无力;不能濡养于筋,则筋肉拘挛、屈伸不利、肢体麻木;不能濡养于冲任二脉,则女性月经量少,甚至闭经等。

3. 主筋,其华在爪

筋即筋膜(包括肌腱)。《内经》说:"肝主一身之筋膜",筋膜是一种联络关节、肌肉,主司运动的组织。肝之所以主筋,主要是指全身筋膜依赖肝血的滋养。只有肝血充盈,肢体筋膜才能得到充分的濡养,维持正常的运动。若肝血不足,血不养筋,即可出现手足震颤、肢体麻木,甚至屈伸不利等病证;若邪热劫津,津伤耗血,血不荣筋,可见四肢抽搐、角弓反张、牙关紧闭等病证。这些症状统称为"肝风"。

爪即爪甲,为筋之延续,故称"爪为筋之余"。"肝之合筋也,其荣爪也。"肝血盛衰可以影响到爪甲的荣枯变化。肝血充盈,爪甲坚韧明亮,光滑无纹理;肝血不足,爪甲薄软或厚而粗糙,多棱纹或凹凸不平,甚至变形而易脆裂。

4. 开窍于目

目又称"精明",是视觉器官。肝经上系于目,目受肝血的濡养而能视万物,辨五色。《内经》说:"肝气通于目,肝和则目能辨五色矣。"可见肝的功能正常与否,可以直接影响到目的视物辨色功能。如肝阴不足,则两目干涩;肝血不足,则夜盲或视物不明;肝经风热,则目赤肿痛;肝火上炎,则目赤生翳;肝阳上亢,则头目眩晕;肝风内动,则见目斜上视等病证。

5. 在液为泪,在志为怒

泪出自于目,为阴液所化,有濡润保护眼睛的作用。肝开窍于目,如肝阴不足,泪液分泌减少,双目失养,则引起双目干涩;肝经风热,或肝经湿热,则目赤红肿、迎风流泪、目眵增多。

肝在志为怒。肝主疏泄,阳气升发,为肝之用,因而肝的情志变化主要表现为"怒",怒是肝在生理上情绪变化的一种表达。如肝气郁结,郁而化火,或者肝阴不足,阴血不能制约肝阳,肝阳升泄太过,都会在情志上表现为容易发怒;此外,外界不良因素刺激太过,也会影响肝的疏泄而发怒。反之"怒伤肝",愤怒会出现肝阳上亢、肝火偏旺的证候。

二、胆

胆为六腑之首,又属奇恒之府。胆附于肝,内藏胆汁,胆汁来源于肝,注入肠中,有促进消化的作用。胆汁味苦色黄,故胆病多见胆汁上逆的口苦、呕吐苦水等症状;胆液外溢,可引起黄疸。

三、肝与胆

肝与胆相表里,其经脉相互络属。胆能贮藏和排泄胆汁,胆汁来源于肝,肝的疏泄能调节胆汁的分泌与排泄,帮助脾胃消化。如肝疏泄失常,则影响胆汁的正常排泄,从而影响脾胃的消化吸收;反之,胆汁的排泄失常,也会影响到肝的疏泄,因而临床上肝胆证候往往同时并见。如肝胆湿热引起的黄疸,既有发黄、口苦等胆汁外泄的症状,又有胁痛、胁胀、眩晕等肝气郁结的症状。此外，在治疗上，大部分疏肝理气药，都有不同程度的利胆作用。

第五节　肾与膀胱

一、肾

肾位于腰部，左右各一，故称"腰为肾之府。"它的生理功能是藏精，主生长、发育与生殖，主纳气，主水，主骨、生髓，通于脑，其华在发，开窍于耳及二阴，在液为唾，在志为恐。肾与膀胱相表里。

1. 肾藏精，主生长、发育与生殖

精气是人体生长、发育、繁殖以及维持生命活动的基本物质。精气包括两个方面。一是指先天之精，其禀受于父母，既是构成胚胎的原始物质，又是繁殖后代的基础，所以称"肾为先天之本"；二是指脏腑之精，源于饮食物化生的水谷精气。这一化生过程主要依赖脾胃的受纳与运化功能，以及其他各脏腑生理活动所化生的精微物质，这种脏腑之精主要供给机体组织生理活动所用，而多余部分则储存于肾，补养先天之精气。

精能化气，气能生精，肾精所化之气称为"肾气"。肾精和肾气互生互化，一为体，一为用，共同维持肾的正常生理活动。习惯上将肾精、肾气统称为肾之精气。

肾精主要的作用是促进机体的生长、发育与生殖。从幼年起，肾精逐渐旺盛，齿更发长；到青春期，肾的精气充盈，产生一种称为"天癸"的物质，于是男子就能生精，女子就能排卵，出现月经，性器官也逐渐成熟而有生育能力；到老年期肾精衰落，性功能减退，形体也逐渐衰老。《内经》："女子七岁，肾气盛，齿更发长；二七而天癸至，任脉通，太冲脉盛，月事以时下，故有子；三七，肾气平均，故真牙生而长极；四七，筋骨坚，发长极，身体盛壮；五七，阳明脉衰，面始焦，发始堕；六七，三阳脉衰于上，面皆焦，发始白；七七，任脉虚，太冲脉衰少，天癸绝，地道不通，故形坏而无子也。丈夫八岁，肾气实，发长齿更；二八，肾气盛，天癸至，精气溢泻，阴阳和，故能有子；三八，肾气平均，筋骨坚强，故真牙生而长极；四八，筋骨隆盛，肌肉满壮；五八，肾气衰，发堕齿槁；六八，阳气衰竭于上，面焦，发鬓颁白；七八，肝气衰，筋不能动，天癸竭，精少，肾脏衰，形体皆极；八八，则齿发去。"这段论述概括地阐明了肾精在人体生、长、壮、老各个阶段的作用。根据这一理论，对于生长发育不良、生殖功能低下以及女性青春期、生育期、更年期中的一些疾病，都可从肾论治。同样根据肾主生长发育、衰老的理论，通过补肾还可起到延缓衰老的作用。

肾精属阴，称为肾阴、元阴；肾气属阳，称为肾阳、元阳。肾阴对人体各脏腑起着濡润滋养作用，肾阳对人体脏腑起着温煦生化作用。常言"肾阴和肾阳为一身阴阳之根"。肾阴和肾阳在人体内相互制约，相互依存，维持着相对的动态平衡。这一平衡状态遭到破坏，就会引起肾阳虚或肾阴虚。肾阴虚时既可出现肾精亏损所引起的腰膝酸软、目眩、健忘等肾阴不足证候，也可见到阴不制阳，阴虚阳亢的潮热盗汗、头晕耳鸣以及男子遗精、女子梦交等相火妄动的症状。肾阳虚时既可出现温煦生化不足所引起的精神疲惫、腰膝冷痛、形寒肢冷、小便频数等的肾阳不足证候，也可见到阳痿早泄、女子宫寒不孕等生殖能力衰退的症状。由于肾阴虚和肾阳虚的本质都是肾的精气不足，所以肾阴虚和肾阳虚之间又有内在的联系。肾

阴虚到一定程度可以累及肾阳,而肾阳虚到一定程度时,也能伤及肾阴,成为阴阳具损的肾阴阳两虚证。

2. 主水

肾主水是指肾脏有掌控与调节人体水液代谢的功能,包括两个方面:一是将饮食物转化为精微物质,经肾阳的蒸腾气化供全身利用;二是在物质代谢的过程中,经肾阳的气化,化生尿液,通过膀胱排除体外。肾阳的蒸腾气化是维持人体水液代谢平衡的关键。如果肾中阳气不足,气化失司,就会引起水液代谢障碍而出现小便清长、尿多、尿频等症状;如肾阳虚衰,会导致水湿泛滥,出现尿少、周身水肿的症状。

3. 主纳气

纳,即固摄、受纳的意思。肾主纳气,是指肾参与调节呼吸功能。呼吸虽为肺所主,但吸入之气,必须通过肾的摄纳而下达,从而确保呼吸有一定的深度,所以有"肺为气之主,肾为气之根"的说法。如果肾气虚损,肾不纳气,则会出现呼多吸少、吸气困难的喘息病证。

4. 主骨、生髓、通于脑,其华在发

髓为肾精所化,是促进生长发育的物质基础;骨受肾精濡养,为髓之府。齿受肾精充养,在消化过程中起咀嚼作用,"肾生骨髓"、"齿为骨之余"、"齿者,肾之标,骨之本也"是对上述功能的概括。肾精充足,则骨髓的生化有源,骨骼坚固而有力。如肾精先天不足,骨髓的化源不足,不能营养骨骼,就会出现小儿囟门迟闭、骨软无力,甚至发育不全;肾精亏损,骨髓空虚,会导致腰膝酸软、牙齿松动;人至老年,肾的精气渐衰,会出现牙齿动摇、脱落,容易发生包括骨质疏松在内的代谢性骨病,甚至骨折。

髓虽有骨髓、脊髓和脑髓之分,但三者同出一源,均为肾精所化,因此肾精不足,势必会影响三者生理功能。《内经》说:"脑为髓之海。"当肾精亏少时,除了出现腰膝酸软等症状外,还会出现头晕、健忘、失眠、思维迟钝等脑失所养的症状。

发的生长全赖于肾精和血的滋养。肾精与血是互生的,肾精充足则血气旺盛。而毛发的润养来源于血,故有"发为血之余"之说。因此,发的生长与脱落,润泽与枯槁,从某种意义上来说,也可反映肾的精气盛衰。青壮年肾精充沛,毛发光泽;老年人肾气虚衰,毛发变白而易于脱落。

5. 开窍于耳及二阴

耳的听觉功能,依赖于肾的精气充养。肾的精气充足,听觉才能灵敏。《内经》说:"肾气通于耳,肾和则耳能闻五音矣。"如果肾精不足,则出现耳鸣、听力减退等;人到老年时,由于肾精逐渐衰退,常有耳聋,甚至出现失聪。

二阴是指前阴与后阴。前阴具有排尿与生殖的作用,后阴仅有排泄粪便的功能。尿液的排泄虽在膀胱,但主要依赖肾阳的气化,而人体的生殖功能又为肾所主。因此,尿频、阳痿等与肾阳不足有内在的联系。大便的排泄虽然通过后阴,但也要受肾气的温煦。若肾阳不足,既可因阳虚火衰而大便秘结,又可因脾肾阳虚而大便溏泄。正因二便的排泄与肾有关,故有"肾司二便"之说。

6. 在液为唾,在志为恐

唾为肾精所化,咽下的唾液又可滋养肾精,故多数练功大家,以舌添上腭,待津液满口后,咽之以养肾精。若多唾或久唾不咽,会耗伤肾精。

恐为胆怯之象,是人们对事物惧怕的一种精神状态,其为肾之志。《内经》曰:"恐则气

下"。当人们受到恐惧时,上焦的气机闭塞不畅,气迫于下焦,致肾气不固,出现二便失禁之症。

二、膀胱

膀胱位于小腹中央,主要功能是储存和排泄尿液。水液经肾与膀胱的气化生成尿液,通过膀胱自主地排出体外。若膀胱气化不利,可见小便不利或癃闭;若膀胱失其约束,则可出现尿多、小便不禁等症状。

三、肾与膀胱

肾与膀胱通过经络相互络属,为表里关系。膀胱的气化功能,取决于肾气的盛衰,肾气有助膀胱气化津液和司膀胱开阖以约束尿液的作用。肾气充足,固摄有权,膀胱开阖有度,能维持水液的正常代谢。如果肾气不足,失去固摄与开阖膀胱的调节作用,会出现小便失禁、遗尿、多尿等病证。所以有关尿的储存与排泄,除膀胱本身外,尚与肾的功能有关。

附 **命门**

将命门视作内脏始于《难经》。《难经·三十六难》说:"肾两者,非皆肾也,其左者为肾,右者为命门。"后代医家对命门的部位及其功能有不同认识。明代张介宾说:"命门为元气之根,为水火之宅,五脏之阴气非此不能滋,五脏之阳气非此不能拔。"认为命门的功能包括肾阴肾阳两方面的作用。但也有学者提出不同的看法,如明代赵献可提出命门的部位在"两肾各一寸五分之间",命门火即人体阳气。从临床来看,命门火衰的病人,其病证与肾阳不足病证多为一致,治疗时补命门火的药物,又多具有补肾阳的作用。因此,可以认为命门火与肾阳基本相同,称之为命门,无非强调肾中阳气的重要性而已。

附 **奇恒之府**

奇恒之府由脑、髓、骨、脉、胆、女子胞等6个脏器所组成,它们在形态上呈管腔状似六腑,功能上贮藏精气似五脏,既不能归属六腑,也难以归属五脏,故称奇恒之府。除了胆为六腑之一,余脏均未与五脏表里配对,但脑、髓、骨、脉、胆在前各脏腑中已有论述。女子胞可参见后面妇科章节。

附 **三焦**

三焦是上焦、中焦和下焦的合称。三焦实际上是把各个脏腑总司人体水谷精微化生和水液代谢的功能抽提出来按部位再作一次划分。上焦指膈以上的心肺,司呼吸,主血脉,主要功能是宣发卫气,敷布水谷和津液;中焦为脘腹部的脾胃等脏器,主要功能是受纳和腐熟水谷,将营养物质化生为气血;下焦为脘腹下部,包括肝、肾、大小肠、膀胱等脏器,主要功能是分清泌浊和排泄。故有"上焦如雾"、"中焦如沤"、"下焦如渎"之说(图2-1)。

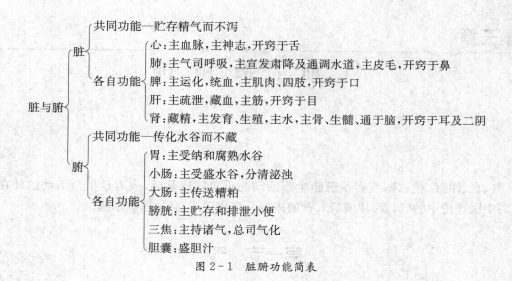

图 2-1　脏腑功能简表

病例分析

　　例1　男性,50岁,近日工作繁忙,压力增大,3天前开始出现心前区憋闷疼痛,心慌,失眠多梦,唇色紫暗,舌色暗,苔薄,脉迟涩。

　　例2　女性,42岁,2日前洗澡后受风,出现发热,咳嗽,咯痰,痰色白,易咯出,鼻流清涕,无咽喉疼痛,舌苔薄白,脉浮紧。

（王兴娟　王文健）

第三章

气、血、津液、精、神

气、血、津液、精、神,或者是脏腑生理活动的重要物质基础,或者是生命活动的外在表现,对中医理论中的气、血、津液、精、神的内涵及变化规律,必须熟练掌握。

第一节　气

气是古代中国哲学中的概念,古人认为气是构成世界的最基本物质,宇宙间的一切事物都与气的运动变化有关。这种对自然现象的朴素认识引入医学领域,便形成了中医"气"的理论。

一、气的生成和运动

1. 气的来源

气源于 3 个方面:一是受之于父母的先天之精气,藏之于肾,又称肾中精气;二是水谷之精气,由脾胃从饮食水谷化生而来;三是由肺吸入的自然之清气。由此可见,肾、脾胃、肺的正常生理活动对人体气的生成具有非常重要的影响。

2. 气的运动

气形成之后,在体内不断有序运动,这种运动形式称为"气机"。气机主要有升、降、出、入 4 种基本运行方式。不同的脏腑气机运行方式不同,通过互相协调,推动各脏腑的正常生理活动。如肺呼气为出,吸气为入;宣发为升,肃降为降,使呼吸道保持通畅无阻;脾主升清,胃主降浊,一升一降维护水谷进出的动态平衡。单独从某一脏腑或脏腑的某一功能看,其气机运动可能侧重于一种形式,但从机体的整体活动看,气的升和降,出和入,是既对立又统一,平衡协调地进行,此即所谓的"气机调畅"。只有气机调畅,才能维持人体的正常生理活动。若气的升降出入协调关系遭致破坏,就会"气机失调"而发生病变。如肺气上逆而咳喘;脾气下陷而泄泻、脱肛;胃气上逆而有嗳气、恶心、呕吐;肝气郁结而有胸闷、胁痛。气的运动一旦停止,生命也就终结,正如《医门法律》所言:"气聚则形成,气散则形亡。"

二、气的功能

气是中医药学中一个非常重要的概念,概括起来气有以下 5 个方面的功能。

1. 推动作用

人的生长发育,各脏腑的生理活动,血的生成和运行,津液的生成、输布和排泄等,均有赖于气的推动,若气的推动作用减弱,便会出现生长发育迟缓或早衰,脏腑、经络功能减退,血液瘀滞、水液停聚等病变。

2. 防御作用

气既能护卫肌表,防御外邪的侵犯,又能与侵入人体的病邪作斗争。《内经》说:"邪之所凑,其气必虚","正气存内,邪不可干"。若正气旺盛,一般不易受邪侵犯;即使受邪,也容易驱之外出;若气的防御功能减弱,容易受邪而患病,或患病后不易康复。

3. 固摄作用

气对体内的液态物质有统摄、控制作用,对内脏有固摄作用。如气能固摄血液,使其循脉运行,不致溢出脉外;固摄汗液、尿液、唾液、胃液、肠液、精液、月经、白带等,控制其分泌排泄量,防止其无故流失;固护胃、肾、子宫、大肠等脏器在相应的部位,不致下垂;若气的固摄功能减弱,可引起出血、自汗、尿失禁、流涎、泛吐清水、泄泻、滑精或早泄、崩漏、带下(白带过多)等,以及脱肛,或胃、肾、子宫等内脏下垂。

4. 气化作用

气在运动中产生各种生理性变化,是新陈代谢的一种形式,即由物质转化为能量,能量转化为物质的相互切换过程。如饮食物先转化成水谷精微,然后再化生成精、气、血、津液,津液转化成汗液和尿液,食物残渣转化成糟粕等,都是气化作用的具体表现。

5. 温煦作用

人体各脏腑能维持生理活动,保持体温的正常,都与气的温煦作用有关。气是人体热量的来源,《内经》说:"气实者,热也;气虚者,寒也。"若气的温煦作用失常,会出现畏寒怕冷、四肢不温、血流缓慢等症状。

三、气的分类

气在人体内部无处而不在,由于来源、分布部位及特点的不同而有不同的名称,发挥各自的作用。这里主要介绍元气、宗气、营气和卫气。

1. 元气

又称真气,由肾中的先天之精与脾胃的水谷精气相合所化,分布全身。它作为原动力,能激发和推动各脏器、经络发挥作用。元气充沛,则脏腑强盛。若先天禀赋不足,或后天失调,或久病损伤元气,元气就会虚衰而导致病变。

2. 宗气

由肺吸入自然界之清气与脾胃气化的水谷精气结合而成,积于胸中。宗气贯注于心脉,其作用一是行呼吸,二是行气血,有助于呼吸、发音以及推动心脏的生理活动。

3. 营气

由脾胃化生的水谷精气中最有营养的精华组成,这部分物质称为"精专之气。"贯于脉中,为血中之气,有推动血液运行的作用。营气是血液的组成部分,在脉中与津液结合形成血液,共同营养全身。

4. 卫气

由源于脾胃化生的水谷精气中最慓悍的部分组成,故称为"剽悍滑利之气。"说明其活动力特别强,流动很快。它不受脉管约束,行于皮肤腠理之间,主要起护卫肌表,抵御外邪的作用;此外卫气还能温煦表皮,控制皮肤腠理的开阖和汗液的排泄,发挥卫外作用。

第二节 血

血是维持生命活动的重要物质基础，行于脉中，濡养各脏器和组织，同时清除废物，保持机体自稳协调。若血在脉中运行受阻而瘀滞，或溢于脉外，则不仅丧失生理功能，而且可能成为致病因素。

一、血的生成和运行

1. 血的生成

血由营气和津液组成。营气与津液的生成均源于脾胃所化生的水谷精微。故《内经》说："中焦受气取汁，变化而赤，是谓血"。可见水谷精微是血液生成的主要物质，而五脏六腑的生理功能正常发挥也是生成血液的重要保证。若长期能量摄入不足，或脏腑功能失调，皆可使营养缺乏，导致血的生成不足而成为血虚证。

2. 血的运行

血在脉中运行不休，输布全身，一要依赖气的固摄，使血循于脉中，不外溢；二要依赖气的推动及各脏器的相互协调，如心主血脉，推动血液在脉中运行；肺主气，调节气机升降；肝主疏泄，调节气血作用，这些脏腑生理活动是推动和维持血液发挥正常作用的重要保证；脾统血、肝藏血等是固摄和调节血液运行的重要因素。若脏腑功能发生改变，就会导致血液循行的异常，或溢出脉外，或瘀滞脉中。

二、血的功能

血的主要功能是营养和滋润全身。血在脉中周而复始地运行，内则温煦脏腑，外则滋润皮肉筋骨，以保证脏腑功能的充分发挥，面色红润，皮毛润泽，肌肉丰满，筋骨强健，运动自如。正如《内经》曰："肝受血而能视，足受血而能步，掌受血而能握，指受血而能摄"。如血的生成不足或过度消耗，机体脏腑与组织失去濡养，就会影响脏腑与组织的功能。心血不足，出现健忘、失眠、头晕等；肝血不足，出现视物不清、目干涩、爪甲不荣等症状。

附　气与血的关系

气属阳主动；血属阴主静。《难经》曰："气主煦之，血主濡之"。可见，气与血有着各自的属性，发挥着各自不同的作用。尽管两者为不同的物质，但气和血之间依然存着"气为血之帅，血为气之母"的关系，两者具有相互依存、相互滋生、相互制约的关系。

1. 气为血之帅

气能生血　从饮食物转化为水谷精气，水谷精气转化为营气和津液，营气和津液转化为血，都离不开气和气化。气足则血充，气虚则血亏。治疗血虚常配以补气。

气能行血　气主动，血主静。血的循行有赖于气的推动，气行则血行，气虚则推动无力，使血运缓慢；气滞使血液运行不畅，甚至出现血瘀等病理现象。因此治疗血瘀除活血化瘀外，气虚者要补气，气滞者要理气。

气能摄血　气有固摄血液在脉中运行的作用。若气虚固摄无权，使血液渗出脉外而引起出血,则成"离经之血",治疗须补气摄血。

2. 血为气之母

血能载气　血是气的载体,气必须依附于血而存在。若气失依附,则浮散无根而发生气脱,在大出血时多见气随血去而虚脱,这时光用补血无效,而应以大剂量益气药如独参汤以固脱。

血能生气　血为气的功能活动提供营养,使气不断得到补充。血虚时气亦易衰,治宜养血益气。

气与血的关系如阳阴关系一样,"气为血之帅"体现了"阳为主导";"血为气之母"体现了"阴为基础"。当阴阳一方虚损到一定程度,常可导致另一方的不足,即所谓"阳损及阴"、"阴损及阳",出现阴阳两虚。同样,临床上常见气虚或血虚,如不及时治疗,久而久之会出现气血两虚的症状。

第三节　津　液

津液是机体一切正常水液的总称,包括存在于各脏腑组织器官内的液体及其正常的分泌物,如肺液、胃液、肠液及涕、泪等。津与液虽同源于水谷精微物质,但在性质、分布部位以及功能上有所不同。一般来说,津的性质清稀,流动性大,主要布散于体表皮肤、肌肉和孔窍,并能渗于血脉,起滋润皮肤、肌肉、孔窍作用;液的性质较稠厚,流动性小,灌注于骨节、脏腑、脑髓等组织,起濡养内脏、脑髓以及滑利关节的作用。津和液可以互相转化,可分而不可离,所以常津液并称。

津液的生成、输布和排泄是一个复杂的过程,正如《内经》曰:"饮入与胃,游溢精气,上输于脾,脾气散精,上归于肺,通调水道,下输膀胱,水精四布,五经并行,合于四肢,揆度以为常也。"

在津液的生成、输布和排泄过程中,涉及肺、脾、肾三脏,胃、小肠、大肠、膀胱四腑。"肺"为水之上源,主行水而通调水道,并通过宣发作用布输津液于皮毛,化生汗液。"脾"主运化,一方面将饮食水谷中水液的清者化作津液,灌溉四旁,散精于肺而布散全身;另一方面将多余的水液及浊者下达于肾。肾对津液的生成、输布和排泄起重要的主导作用,下达于肾的水液,经肾的气化,其清者化为津液蒸腾上升,布散全身,其浊者化为尿液,下输膀胱。此外,肾的蒸腾气化是脾胃、肺、膀胱之所以能发挥水液代谢作用的保证。其中任一脏腑的功能失调,都会影响津液的代谢,形成伤津、脱液等津液不足之证;或水湿、痰饮等津液运行障碍,发生水肿、腹水等水液内停病证。

第四节　精

精是构成人体的基本物质之一,泛指体内的精微物质。根据历代医学家对精的认识,精可分为先天之精和后天之精。

先天之精,禀受于父母,藏之于肾。《内经》曰:"两神相搏,合而成形,常先身生,是谓精。"这里所指就是先天之精,亦称为"生殖之精"。

后天之精,来自水谷,由脾胃将饮食物转化为精气,然后营养五脏,灌溉六腑,以保证人体的生长发育和生命活动的需求。后天之精输布到各脏腑,成为各脏腑功能活动的物质基础,故又称为"脏腑之精"。

先天之精和后天之精是互相依存和互相促进的。先天之精禀受于父母,为后天之精奠定了物质基础,在一定程度上决定了脏腑功能的强弱,但在出生后先天之精须不断得到后天之精的供养,才能保持旺盛。总之,无论是先天之精还是后天之精,其充盛与否关系到人体脏腑的功能活动和生殖繁衍后代的能力。

第五节 神

神既是指意识活动,如神志;又是对整个生命活力的概括,如神气。神有广义与狭义之分。广义的神,是指机体的生命活力及其外在表现,《内经》曰:"得神者昌,失神者亡"。得神者表现神气旺盛,精神充沛,面色红润光泽,两目炯炯有神;失神者表现神气衰败,精神萎靡,面无光泽,目无神彩。中医在临床上很重视通过望诊,来观察病人的面色、眼神、言语、动作等以判断是否"有神",并估计病势的轻重安危。

狭义的神,是指人的精神活动,包括意识、思维、情志、领悟、智慧等。精神活动和人体健康状态密切相关,七情调和,精神内守,脏腑功能正常,人体强健;若气血失和,脏腑功能失调,则必然会影响到精神状态。精、气、血、津液是神的物质基础,神是精、气、血、津液生理活动、病理变化的外在表现。精、气、血、津液的正常化生和转化,是神气旺盛的保证;一旦精、气、血、津液化生不足或转化失常,则精神失守,神气衰败。

病 例 分 析

例1 女性,26岁,从小体弱多病,容易感冒,现体倦乏力,自汗,手脚发凉,稍加活动便见气喘,月经量少,舌色淡,边见齿痕,脉沉细。

例2 男性,37岁,近1个月来,食欲下降,面目及下肢明显水肿,心悸气急,小便不利,不能平卧,脘腹胀满,四肢欠温,舌淡胖,苔薄腻,脉弦滑。

(王文健 王兴娟)

第四章

病　因

　　破坏人体相对平衡状态而引起疾病的原因称为病因。它包括六淫、疠气、情志伤、饮食不节、劳逸失宜、外伤及瘀血、痰饮等。病因学说主要研究病因的性质及其致病特点。

　　历代医家为了说明致病因素的性质及致病特点,采用了审证求因和取象比类等认知方法。

　　审证求因　又称"辨证求因"。根据证候表现来推求疾病发生、发展的原因,即审证求因。任何证候的出现都是致病因素作用于机体而产生的一种病态反映。例如患者有头重如裹、胃脘满闷、不思饮食、口淡舌腻等症状,由此推断该患者系感受湿邪。湿邪阻于脾胃,故不思饮食,口淡舌腻;湿阻使清阳不升,浊阴不降,出现头重如裹、胃脘胀满等症状。

　　取象比类　中医是以属性来区分不同病因的,在确定病因性质时把患者的症状、体征与自然界现象进行比较,择其类似属性者作为产生这些症状、体征的病因。如患者具有游走不定的关节疼痛,其不定的性状类似"风"性为动,则其病因为风。

　　病因可分以下四类:①外感病因。指邪气来源于自然界,由表及里。包括六淫、疠气等。②内伤病因。指病邪先伤脏腑或因脏腑功能改变而发病。包括情志伤、饮食不节、劳逸失宜、五脏虚等。③病理产物病因。疾病发生过程中形成的病理产物,可以成为致病因素而导致新的病证产生,如瘀血、痰饮等。④其他。不能归于以上三类的病因,包括外伤、虫兽咬伤、寄生虫等。本章节主要介绍常见外感病因——六淫;内伤病因——情志伤;病理产物形成的病因——痰饮、瘀血,其他病因则从简。

第一节　六　淫

　　风、寒、暑、湿、燥、火为自然界 6 种不同气候,简称六气。由于六气不断运动,形成了一年四季气候的变化,既影响自然界生物的生长发育,也对人体的正常生活和疾病的发生起重要作用。一般来说,正常六气变化于人无害,当气候发生急剧的异常变化,超出了人体所能适应的限度,如冬寒过甚、夏热过甚;或气候变化同季节不相称,即非其时而有其气,如冬应寒反温,夏应热反冷;或人体抵抗力差,不能适应正常气候的变化,这时"六气"就会成为致病因素,称为"六淫",又谓"六邪",即风邪、寒邪、暑邪、湿邪、燥邪、火邪。

一、六淫致病共有的特点

1. 季节性

　　六淫为病多与季节气候有关。如春多风病、夏多暑病、长夏多湿病、秋多燥病、冬多寒病,这些疾病与时令相关,故又称"时令病"。

2. 区域性

六淫为病常与地域环境有关。如久居潮湿地区或沿海地带，或水中作业者，常易湿邪为病；高温环境作业者，常易燥热、火邪为病。

3. 相兼性

六淫为病，既可以单独作用于机体而致病，也可以两种以上邪气同时侵犯人体而发病，如风寒或风热感冒、湿热泄泻、风寒湿痹等。

4. 转化性

六淫为病，其受邪的途径，往往由肌表入侵，或从口鼻而入，故谓"外感六淫。"外邪入侵机体后，在一定的条件下可以发生转化。如风寒不解而化热；暑湿久留而化燥伤阴等。

从现代医学看，六淫包括了生物(如细菌、病毒等)、物理、化学等多种致病因素。此外，临床上有些疾病的证候与外感六淫颇为相似，但其病机与六淫外感截然不同，是由脏腑功能失调而引起的，因此相应称之"内生五邪"，即内风、内燥、内火、内寒、内湿，有关这方面的内容在脏腑章节中进行讨论。

二、六淫致病各自的特点

1. 风邪

风为春天主气，但四季皆有风，故风病虽多见于春季，但也不仅限于春季。风邪的性质和致病特点如下：

风性开泄，易袭阳位　风具有轻扬、升发、向上、向外的特点，风邪袭人易侵犯人体的头面部、肺脏或肌表等阳位，且容易使腠理(汗孔)开泄，出现头痛发热、恶风汗出、鼻塞流涕、咽痒咳嗽等症状。

风为百病之长　长，即先导、首领之意。这里指的风邪为病极广泛，寒、湿、燥、火诸邪多依附于风邪入侵人体致病，如风寒、风湿、风热等，故风为百病之长，为六淫之首。

风善行数变　"善行"是指病位游走不定，变幻无常。如风湿性关节炎的疼痛呈游走性，故称"行痹"或"风痹"；再如荨麻疹类的皮肤瘙痒，散漫无定，此起彼伏，故称"风疹"。"数变"指风邪所致病证变化快速。

常见病证　恶风、发热、头痛、鼻塞、咳嗽、关节酸痛、脉浮等证。风寒感冒、风热感冒、风湿痹证(关节痛)、荨麻疹、小儿惊风、破伤风等疾病。

治疗原则　辛散、疏风。

2. 暑邪

暑病独见于夏令，有明显季节性。起病较慢而病情轻者为伤暑；发病较急而病情重者为中暑。暑邪的性质和致病特点如下。

暑性炎热　夏季气候炎热，因此暑邪伤人，可见壮热、心烦、口渴、脉洪大等一派阳热亢盛的症状。

暑性升散，耗气伤津　夏季炎热可使腠理开泄而汗液排出，这是人体适应外界高温环境的生理现象，是散热的一种形式。但暑邪袭人，多直入气分，致腠理大开，汗泄过多，耗伤津液，气随津脱，出现口渴喜饮、小便短赤、气短乏力，甚至突然昏厥、手足厥冷、不省人事等气津两亏症状，即所谓"暑必伤津"、"暑必伤气"。

暑多挟湿　炎热的暑夏季节，尤其是长夏，常多雨，空气湿度高，热蒸湿动，故暑邪常挟湿而侵袭人体,可见身热不扬、头重如裹、四肢困倦、食欲不振、胸闷泛恶、大便溏薄、苔腻、脉濡等暑湿症状,所以"治暑必兼治湿"。

常见病证　伤暑者,证见头痛、身热、口渴、心烦、多汗、乏力、脉虚数;中暑者,可见突然昏倒、不省人事、手足厥冷、冷汗不止、脉虚大等证候。

治疗原则　清热祛暑(伤暑)、清心开窍(中暑)。

3. 燥邪

燥是指秋季的主气,又为肺的当令之时。秋季气候干燥,空气缺乏水分的濡润,当燥邪侵犯人体时,容易侵犯肺卫。燥邪为病有温燥、凉燥之分。初秋尚有夏热之余气,燥与温热之邪相合而侵犯人体致病,称"温燥";深秋临冬之寒气,燥与寒邪相遇致病,称"凉燥"。燥邪的性质和致病特点如下:

燥性干涩,易伤津液　"燥胜则干",故燥邪易耗伤津液,出现津液亏损的临床表现,常见口鼻干燥、皮肤干枯皲裂、毛发不荣、大便干结、小便短少等症状。

燥易伤肺阴　肺为娇脏,喜润恶燥;肺开窍于鼻,又外合皮毛,主呼吸,与外界大气相通,故燥邪伤人,多从口鼻而入,首犯肺卫,肺失宣降,出现干咳无痰、少痰或咯痰不爽,咽喉干痛;灼伤肺络,则痰中带血、或咯血、或鼻衄;由于肺与大肠相表里,燥邪犯肺时,亦见大便不畅等症状。

常见病证　发热、恶风寒、头痛、胁肋疼痛、皮肤干枯、口燥咽干、干咳无痰或痰中带血、大便燥结、舌红等证候;常见秋季感冒、慢性咽喉炎、支气管扩张、便秘等疾病。

治疗原则　辛凉甘润或轻宣温润。

4. 火(热)邪

火为阳盛之气,在炎热的夏天比较多见。火、热、温只是程度有差异。热为温之甚,火为热之极。一般来说,热多属于外感,如风热、暑热、湿热之类;火多属于内伤,可由风、寒、暑、湿、燥等外邪入侵后,郁而化热成火,或由于脏腑功能失调、或情志郁结而成,故有"五气皆能化火"、"五志皆能化火"之说。火(热)邪的性质和致病特点如下:

火性炎上　火热之邪由阳盛所生,阳主躁动而向上,其性升腾上炎。火热之邪伤人,除了有高热、恶热、烦躁不安、汗出、舌红苔黄、脉洪数,或疮疡红肿热痛等热象外,尚有头痛、耳鸣、面红目赤、咽喉红肿、牙龈肿痛、口舌糜烂等头面部病变症状。如火邪扰乱心神,可见心烦失眠、狂躁妄动,甚则神昏谵语等证候,故有"诸躁狂越,皆属于火"之言。

消灼津液　火热邪气易消耗津液,临床上除见热象外,常伴有口渴喜冷饮、咽干舌燥、小便短赤、大便秘结等津液亏损症状。

生风动血　火热之邪易劫耗阴液,使得筋脉失其濡润,出现高热抽搐、神昏谵语、角弓反张等;火热之邪又易灼伤脉络,迫血妄行,使血不循经,溢出脉道,引起出血与发斑,如吐血、鼻衄、便血、血尿、紫癜、月经过多等。

易致肿疡　火邪聚于局部组织,腐蚀血肉发生痈肿疮疡。临床上见疮疡红肿高突灼热者,一般都归属阳证、火(热)证而论治。

常见病证　壮热、面红目赤、口渴喜冷饮、小便短赤、大便秘结或泄下黏秽、舌红苔黄或生刺、脉数有力。严重者狂躁、谵语、昏迷,或吐血、咯血、衄血、尿血、便血、紫癜、月经过多等出血症状。临床常见肺炎、支气管扩张、上消化道出血、脑炎、牙周炎、扁桃体炎、咽喉炎、痈肿疮疡等感染性或出血性等疾病。

治疗原则　清热泻火、滋阴降火。

5. 湿邪

长夏季节为一年之中湿气最盛之时,期间阳热下盛,水气上腾,空气潮湿。湿邪伤人,除与季节有关外,还与工作、生活环境相关,如涉水淋雨、水中作业、居住潮湿地域等都有可能成为感受湿邪的条件。湿邪的性质和致病特点如下:

湿性重浊,阻遏气机　"重"即沉重、重着之意。湿邪类似水而有形,当湿邪入侵机体,易伤阳气,阻遏气机,使气机升降失调。若湿邪困于头部则清阳不升,头重如裹;若湿邪留于经络关节则阳气布达被遏,可见肌肤不仁、关节疼痛、肢体肿胀、沉重难举,古人称为"湿痹"或"着痹";"浊"即秽浊,指分泌物或排泄物秽浊不清,如小便浑浊、大便溏泄伴有黏液或脓血,妇女白带黏稠伴有腥臭,或疮疡、疱疹溃破流脓淌水等均属于湿浊的病变。

湿性黏滞　"黏"即黏腻,"滞"即停滞。主要表现两个方面:一是证候,如排出物或分泌物多滞涩不畅;二是病程较长,多缠绵难愈,且易反复,如湿疹、风湿病之类。

湿性趋下　湿邪形成往往与地气有关,因此湿邪伤人也多从下部开始,如水肿以下肢为明显,脚气、淋浊、带下、泄痢等病证多由湿邪下注所致。故有"伤于湿者,下先受之"的说法。

易伤脾阳　脾为阴土,其性喜燥而恶湿,主运化水湿。湿为阴邪易伤阳气。如外感湿邪袭人,先阻中焦,使脾阳不振,运化无权,水湿停聚,出现脘腹胀满、食欲不振、恶心呕吐、大便溏薄、口甜口腻、水肿、腹水、尿少、苔腻等症状。

常见病证　发冷、发热、汗出热不解、头胀如裹、胸闷体重、食欲不振、口黏或甜、口渴不欲饮,或关节酸痛肿胀、肌肤麻木、舌苔腻、脉滑或濡等。常见暑季感冒、关节炎、胃肠炎、盆腔炎、皮肤湿疹、急性肾炎等疾病。

治疗原则　利湿或燥湿。

6. 寒邪

寒虽为冬季主气,但在其他季节当气温骤降时,亦易致病。此外,淋雨涉水,或汗出当风,或喜食生冷食品,同样是感受寒邪的重要原因之一。寒邪伤于肌肤,称为"伤寒";直中脏腑为"中寒"。寒邪的性质和致病特点如下:

寒为阴邪,易伤阳气　寒为阴气盛的表现,"阴盛则寒"。寒邪袭人,易伤阳气,从而产生寒证。如外寒袭表,卫阳被遏,可见恶寒无汗、头身疼痛等症状;寒邪直中脾胃,脾阳受损,可见脘腹冷痛、呕吐清水、下利清谷、四肢欠温等。

寒性凝滞,主痛　"凝滞"即凝结、阻滞不通之意。人体气血津液的运行,依赖阳气温煦与推动,当寒邪侵入机体,阳气受损,使气血凝结阻滞,"不通则痛",出现血瘀及疼痛。如外感寒邪,营卫不和,则周身疼痛;寒邪袭肝经,肝经气血凝滞,则见睾丸肿胀冷痛,所谓"寒疝病";寒邪阻滞经络关节,致关节疼痛,又称"痛痹"。

寒性收引　"收引"即收缩牵引。寒邪客于皮毛腠理,则毛窍收缩,卫阳束闭,出现恶寒、发热、无汗;寒邪客于经络、筋脉、肌肉、关节,可使机体屈伸不利,或肌肤不仁等。

寒性清澈　《内经》曰"诸病水液,澄澈清冷,皆属于寒。"凡是分泌物或排泄物清稀的,均为寒证。如感冒初期,鼻流清涕,属于"风寒";咯痰清稀,多为寒邪束肺;呕吐清水冷涩,为胃受寒邪所致;大便清稀或完谷不化、小便清长等均为寒邪所为。

常见病证　恶寒、发热、头痛、肢酸、咳嗽、脉浮紧;或肌肉酸痛、遇寒疼痛加剧;或呕吐清水、大便溏薄、腹痛肠鸣等。常见风寒感冒、关节炎、胃肠炎等疾病。

治疗原则　温经散寒。

第二节　疫　疠

疫疠，又称瘟疫、疫毒、疠气、毒气、异气等。瘟疫与六淫不同，《瘟疫论》曰："夫瘟疫之为病，非风非寒非暑非湿，乃天地间别有一种异气所感"。可见疫疠有别于六淫，是一类具有强烈传染性和流行性的外邪，相当于具有暴发性的流行性传染病，如麻疹、乙型脑炎、流行性脑脊髓膜炎、流行性出血热、霍乱、伤寒结核病、急性病毒性肝炎、非典型性肺炎（SARS）、甲型流感（H1N1）等。疫疠初起常呈散在发生，如不及时控制即可流行。

1. 致病特点

发病急骤、病情较重、症状相似、传染性强、易于流行、死亡率高等。

2. 传染方式

有从呼吸感受，有从饮食而入，有从肌表内袭。正如《瘟疫论》所说："邪从口鼻而入……呼吸之间，外邪因而乘之……邪之着人，有自天受之，有传染受之。"

疫疠发生与自然界气候及环境的特殊变化有关，如久旱、酷热、淫雨、洪水、地震、山岚瘴气等；另外与卫生条件相关，如动物尸体未及时掩埋，秽恶杂物处理不善，日久腐败，均有利于疫毒的滋生。

第三节　情　志　伤

七情，即喜、怒、忧、思、悲、恐、惊7种情志，是人体对外界刺激的不同情绪反映，在一般情况下属于生理活动范畴。常言道："喜怒哀乐，乃人之常情。"但长期、持久的精神刺激或突然受到剧烈的精神创伤，超过心理承受能力，会引起机体阴阳、气血失调和脏腑功能紊乱，此时七情便成为致病因素，称"情志伤"。

人的情志活动与脏腑、气血关系密切，《内经》曰："人有五脏化五气，以生喜怒悲忧恐"。情志活动以五脏功能活动为基础——心在志为喜，肝在志为怒，脾在志为思，肺在志为忧，肾在志为恐。而脏腑功能活动必须依赖气的温煦、推动，血的濡养。脏腑气血的变化，必然会影响情志的正常活动。《内经》提到"气有余则怒，不足则恐"、"肝气虚则恐，实则怒；心气虚则悲，实则笑而不休。"这些都反映了气血对情志的影响。同样情志异常也会影响五脏功能，如过度思虑易伤脾，过度忧伤易伤肺，大怒易伤及肝，过喜则伤心，惊恐易伤肾。总之，不同的情志变化对脏腑有着不同影响，而脏腑气血的变化又影响情志的活动，气血、脏腑、情志三者有密切联系。

一、致病特点

1. 直伤内脏

不同的情志刺激，伤及不同的脏腑而产生相应的病理变化。《内经》曰："喜伤心、怒伤肝、思伤脾、忧伤肺、恐伤肾。"精神因素所致的疾病中，以心、肝、脾的病证为多见。

2. 影响脏腑气机

《内经》曰："百病生于气也，怒则气上，喜则气缓，悲则气消，恐则气下……惊则气乱……

思则气结。"不同的情志变化,对人体气机活动的影响不同,导致的证候也不相同。如暴喜太过,可致心气涣散,神不守舍,出现精神不集中,甚至失神狂乱等。恐惧不解,则情志虚怯,使肾气不固,精气内损,气泄于下,出现大小便失禁、遗精等症状。

3. 促使病情恶化

情志伤不仅能引起许多疾病的发生,还能促使病情恶化。如高血压患者,遇事恼怒,血压可以迅速升高,发生眩晕,甚至突然昏厥,出现昏扑不语,半身不遂,口眼歪斜等症状。

二、常见病证

精神刺激影响心主神明功能,可见失眠、健忘、心悸、心神不定等证候;或见精神恍惚、哭笑无常的脏躁证;或见狂躁不安、打人骂人、精神错乱的癫狂证。怒伤肝,出现精神抑郁、烦躁易怒、胸胁胀痛、嗳气太息、咽中似梗塞状,女性还可见乳房结块、少腹胀痛、月经不调等。思虑过度伤及脾胃时,会出现便溏、食欲不振、嗳气、恶心、胃脘疼痛的胃失和降病证;或失眠、健忘、心悸、心神不定、头晕、体倦神疲、胸脘痞塞、饮食少思、消化不良的心脾气血两虚证候。

三、治疗原则

疏肝理气、养心安神。

综上所述,情志伤是由于外界事物刺激所引起,表现为精神神志的异常变化。另外,脏腑气血失调,同样可影响到情志,故调治五脏有余与不足,对恢复情志正常十分重要。此外,在疾病过程中,如果不注意精神修养,妄动七情,可使病情加重,因此必须注意病人的精神状态,解除病人抑郁情绪,发扬乐观主义精神与疾病抗争,这对增强治疗效果,早日康复是很重要的。

第四节 饮食失宜

规范的饮食对摄取营养,维持人体正常生命活动十分重要。若饥饱无度、饮食不洁、饮食偏嗜,常会影响营养的吸收而导致疾病的发生。

胃主受纳腐熟水谷,主降;脾主运化水谷精微,主升。饮食化生精微物质主要依赖脾胃消化吸收,故饮食不当,主要损伤脾胃功能,使升降失常,继而产生一系列病变。

一、饥饱无度

摄食不足为饥,摄食过量为饱。人生依赖水谷以摄取营养,若饥而不食,久之精气衰少,营养亏乏可出现面黄肌瘦、体倦乏力等气血不足证候,《内经》曰:"谷不食半日则气衰,一日则气少矣。"反之暴饮暴食,直接损伤脾胃,引起消化功能障碍而致食滞不化,出现脘腹胀痛、拒按、嗳腐泛酸、厌食、吐泻酸臭等消化不良证候。《内经》曰:"饮食自倍,肠胃乃伤。"消化不良病证在小儿较为多见,因为小儿消化功能薄弱,且进食缺乏规律;若食滞日久,郁而化热生痰,酿成"疳积",则出现面黄肌瘦、毛发枯槁、手足心热、心烦易哭、腹大青筋等病证。

二、饮食不洁

食用被污染的食物,会产生腹痛、吐泻、痢疾等胃肠道症状;或引起肠道寄生虫,出现腹痛、面黄肌瘦、嗜食异物、肛门瘙痒等;若蛔虫窜入胆管,可致上腹阵发性绞痛、四肢厥冷的蛔厥证;若误食有毒食物,可引起剧烈腹痛、吐泻,甚至昏迷、死亡。

三、饮食偏嗜

日常饮食必须均衡有度,注意品种的多样性,这样才能确保营养的均衡。若饮食过寒过热,或五味偏嗜,则会导致阴阳失调,或某些营养缺失。

1. 过寒过热

过食生冷寒凉之物,可伤及脾阳,导致寒湿内生,发生腹痛泄泻等;多食油煎辛温之品,易伤胃阴,使肠胃积热,出现口渴、口臭、嘈杂易饥、便秘,或酿成痔疮等。

2. 五味偏颇

人体的气血由饮食五味所资生,五味入五脏,酸入肝、苦入心、甘入脾、辛入肺、咸入肾。长期偏食会影响相应脏腑的正常生理活动。若过食酸味,肝木过旺,势必影响脾土的功能(肝木乘脾土)。若偏食辛辣,易使胃肠积热,导致大便燥结或酿成痔疮下血。若过食肥甘厚味之品,易化生内热,出现痈疽疔疮等病证。正如《内经》曰:"高粱之变,足生大丁。"此外,如脚气病、甲状腺大、夜盲、佝偻病、痛风诸疾都与饮食五味不全或偏嗜有关;若能重视饮食的均衡节制与多样化,就能有效防止某些疾病发生。

第五节　劳逸失当

劳逸失当包括劳累和安逸过度两方面。适量的劳动或锻炼,有助于气血流通,能够增强体质,减少疾病发生。适当的休息有助于消除疲劳,恢复体力和脑力,但是劳累和安逸过度均能成为致病因素。

一、劳累过度

包括劳力、劳神和房劳过度3个方面。

劳力过度　是指较长期的消耗体力而积劳成疾。"劳则气耗",久劳则伤气,出现形体消瘦、精神疲惫、四肢倦怠、声低息微。《内经》说"久立伤骨,久行伤筋,久视伤血"即指此而言。

劳神过度　是指脑力劳动太过。"思则伤心脾",会出现心悸、健忘、失眠多梦、食欲不振、便溏等症状。

房劳过度　是指性生活不节。房劳过度久则伤肾精,出现腰酸膝软、头昏耳鸣、遗精、阳痿、早泄、性功能减退、女子月经不调或不孕等症状。

二、安逸过度

是指长期不劳动、不运动,过度安闲。人体适当活动,气血才能流畅;若长期缺乏体力活动,会使气血运行不畅,脾胃功能减退,出现食少乏力、精神不振、心悸、气短、肢体软弱等症状。《内经》所说"久坐伤肉,久卧伤气",就是这个道理。

第六节 痰 饮

痰和饮都是由于水液代谢障碍而形成的病理性产物;痰和饮一旦形成,可导致其他疾病的产生,因此痰和饮既是病理性产物,又是致病因素。痰与饮的区别,一般将稠厚的称为"痰",清稀的称为"饮",由于两者同源,故常以"痰饮"并称。中医所论述的痰饮,不仅是指咳嗽时咯出的有形之痰,还包括具有"痰饮"性质的无形之痰。

一、痰饮的形成

痰饮的形成,有六淫、情志伤、饮食失宜、劳逸过度等多种因素,这些因素均可导致某些脏腑的气化功能发生障碍,从而影响水液的正常代谢和运行,使其聚而生痰、为饮。

津液的生成、输布、排泄与肺、脾胃、肾、小肠、大肠以及膀胱等脏腑的生理活动有关,其中肺、脾、肾在水液代谢过程中起着非常重要的作用。肺主宣肃,通调水道,敷布津液,为水之上源;脾主运化水谷,为转输水液之枢纽;肾司开阖,为水脏,肾阳主蒸化水液。水谷精微通过肺、脾、肾三脏的正常生理活动及气化效应,或蒸为气,或变为血,或化为津,以温煦濡养全身。若病邪导致肺、脾、肾功能失常,气化不利,水谷之精不能化气、生血和转化为津液,水液就积聚为饮,或在寒热之邪的参与下,饮凝为痰。

二、痰饮的致病特点

1. 阻滞气机

痰饮形成后,流注经脉,影响气血运行,可见四肢麻木伸屈不利,或半身不遂;停留于脏腑,可影响脏腑气机的升降出入。如痰饮犯肺,肺失宣肃,则见胸闷、咳喘、咯痰。痰浊犯胃,胃失和降,可见恶心呕吐、中脘痞满等症状。

2. 病位广泛

痰饮致病,病位广泛,病证多端,故有"百病多由痰作祟"之说。痰随气机升降流行,内至脏腑,外至筋骨皮肉。而饮多积于胸胁、胃肠、肌肤。

由于痰饮停留部位不同,临床表现亦不一样。如痰浊上扰于头,则见头晕;痰迷心窍,可见神昏、癫狂、痴呆;痰阻心脉,可见胸闷、心痛、心悸;痰凝结于咽喉,咽喉似有异物感,吞吐不爽,俗称"梅核气";痰在颈项,可生痰核瘰疬;痰在经络、筋骨,则半身不遂;痰在四肢,可见四肢麻木疼痛。饮溢肌肤,则见水肿、无汗、身体沉重;饮留胸胁,可见胸胁胀痛、咳唾引痛;饮在膈上,则咳喘气逆,不得平卧、面目水肿;饮在肠间,肠鸣辘辘有声。

3. 病证缠绵

痰饮由水湿停滞积聚而成,具有湿邪重浊黏滞,疾病缠绵不休的特性,病程较长,如咳喘、眩晕、胸痹、脑卒中、瘿瘤等病证,多为反复发作,缠绵难愈。

三、常见病证

咳吐痰涎、喉中痰鸣、腹满、浮肿、呕吐、心悸、苔腻、脉弦滑;或见头眩晕、四肢麻木疼痛、咳喘气逆等症状,或见淋巴结、甲状腺大等病证。常见于支气管炎、高脂血症、冠心病、脑卒中(中风)、腹水、胸水等疾病。

一些特殊的痰证：

风痰 既有风动的症状，又有痰证的表现。如在脑卒中患者所见：眩晕、突然跌倒、喉中痰鸣、口眼歪斜、舌强不语或四肢麻木、偏瘫等，此即是风痰为病。还有突然跌倒、昏迷、抽搐、口吐涎沫的癫痫病也属风痰。

痰核瘰疬 多生于颈项，也可见于他处。表现为皮里膜外的肿块，有核可寻，无红肿，硬而不痛，推之软滑，一经破溃，难以收口。

梅核气 咽中如有梅核梗塞，咯吐不出，吞咽不下，并有胸膈痞闷等，此乃痰气搏结而成。

四、治疗原则

化痰利湿。

第七节 瘀 血

凡离经之血不能及时消散而瘀滞于人体组织，或血液运行受阻，瘀积停滞于经脉或脏腑，称为瘀血。由瘀血所引起的病证，称为血瘀证。故瘀血既为病理代谢产物，又为致病因素。

一、瘀血的形成

1. 气虚气滞

“气为血帅”，“气行则血行、气滞则血瘀”。血液在脉中周而复始循环，主要依赖气的推动、温煦和统摄。阳气虚衰，鼓动无力，血运缓慢；或气虚不能统摄血液，固摄无权，血溢脉外；或气机阻滞，血运不畅，都可导致瘀血证的发生。

2. 寒凝热结

血受寒凝结，受热则煎熬成块。寒邪或阳虚生寒能导致经脉拘急不利，血液凝滞不畅；而热入营血，血热相搏，血失濡润，则可使血液黏滞而成瘀血。

3. 跌仆损伤

外伤可使脉络受损，致血液不能循其道而行，若不能及时消散，留于组织之间，便形成瘀血。

二、瘀血的致病特点

瘀血常随其瘀阻的部位不同而产生不同的临床表现。若瘀阻于心，则见心绞痛、胸闷；阻于肺，可见胸痛、咯血；阻于肠胃，则见呕血、便血；阻于胞宫，则出现月经失调、痛经、闭经等。临床所见瘀血之病证虽然很多，但归纳起来则有以下共同点：

疼痛 多为刺痛，痛处固定不移，拒按，夜间疼痛加剧。

肿块 外伤肌肤局部可见青紫血肿；瘀积体内，久聚不散，可及块状物，称为癥积。如肝硬化、脾大、子宫肌瘤等。

出血 “瘀血不去，新血不生”，瘀血阻滞脉道，血流不通而溢于脉外，导致出血，其血色呈紫暗色，伴有血块。

发绀　面色黧黑,肌肤甲错,唇甲青紫。

舌质暗紫　除了舌质暗紫外,舌上还可见瘀点、瘀斑,或青紫舌,舌下静脉曲张、粗大。

脉涩或结代　血瘀证脉象多见细涩、沉涩、弦涩或结代。

三、常见病证

冠心病、肝脾大、肝硬化、肿瘤、痛经、子宫肌瘤、外伤血肿等。

四、治疗原则

活血化瘀。

病例分析

例1　女性,22 岁,白带量多已 3 个月,肢体沉重,腰酸,口腻纳呆,现带下色黄而腥臭,口微渴,尿频短黄,苔薄黄腻,脉细滑。

例2　男性,35 岁,前天因吃火锅并饮白酒半斤,次日出现腹痛、腹泻,口服黄连素等无效。昨晚起诸症加重,现腹痛腹泻,日 10 余次,泻黄褐色稀水,脘腹痞胀,纳呆,恶心呕吐,肢体困倦,舌红苔黄腻,脉濡数。

（王兴娟）

第五章

诊　法

诊法,是调查了解病情,收集患者信息所用的方法。中医的诊法包括望、闻、问、切4个方面,简称"四诊"。

望诊,是指医生用眼观察患者全身和局部的情况;闻诊,包括听声音和嗅气味;问诊,是指通过询问患者或家属,了解疾病发生和发展经过。目前症状及其他与疾病有关的情况;切诊,是指切按病人脉搏和触按病人肌肤、脘腹、四肢,以了解病情。

望、闻、问、切4种诊法各有特点,又相互联系、相互补充。在运用中需要注意四诊并重,诸法并用,综合收集病情资料,以达到"四诊合参",不可有所偏废。中医的诊法,不仅仅是通过四诊去收集辨证的素材,更重要的是以中医理论为指导去认识所收集的信息的证候属性及其反映的病变本质。

第一节　望　诊

望诊主要观察患者的神、色、形态、舌象以及分泌物、排泄物等的异常变化。中医认为面部、舌象的变化与脏腑关系密切。如果脏腑气血阴阳有了变化,必然会在这些部位反映出来。因此,通过望诊就可以了解机体内部的某些病变。

一、望神色

1. 望神

神,一是指人体生命活动总的外在表现,即神气;二是指神志,即精神意识活动。望神就是观察患者精神的好坏,神志是否清楚,动作是否矫健协调,反应是否灵敏等。一般分为有神、失神、假神和少神。

有神　患者两眼灵活明亮,语言清晰,反应灵敏,活动自如,这种状态称为有神,表明正气未伤,脏腑功能未衰,预后良好。

失神　患者目光晦暗呆滞,语言低微,精神萎靡,反应迟钝,呼吸气弱,甚至神志不清,循衣摸床,或卒倒而目闭口开,手撒,遗尿,这种状态即是失神,表示正气已伤,病情严重,预后不好。

假神　多见于久病、重病、精神极度衰弱的患者。如原来不多语,语言低微,时断时续,突然转为言语不休,声音响亮;原来神志模糊,突然转清;原来面色晦暗,忽见两颧发红,如涂油彩等,这是阴阳即将离决前的一种假象,因此称为假神,俗称"回光返照",表示病情恶化,不要误认为是好转。

少神　又称神气不足。患者面色暗淡少华,精神不振,机体倦怠,动作迟缓,思维迟钝,声低少语。提示正气不足,精气轻度损伤,机体功能较弱。多见于轻病或恢复期病人,也可见于体弱者。

2. 望色

望色,包括望皮肤的颜色和光泽。

国人正常一般面色微黄,不同个体也有色泽的差别,但健康者面色红润而有光泽,称为"常色"。病时则色泽异常,有白、黄、赤、青、黑五色不同,且面色枯槁、暴露、无光泽。不同的面色反映不同脏腑的病证。一般来说,患者面部色泽鲜明荣润的说明病轻,气血未衰,预后较好;如果是晦暗枯槁的,则表示病情深重,精气已伤,预后较差。现将五色主病分述如下:

白色　主虚寒、失血。白色为气血不荣之候,凡阳气虚衰,气血运行无力,或寒凝脉络,或耗气失血,气血不足,颜面俱呈白色。若白而虚浮,则多属阳气虚;淡白而消瘦,则多为血虚。

黄色　主湿证、虚证。黄色为脾虚湿蕴之候,脾失健运,气血不充,或水湿不化者,面色常为黄色。面色淡黄,枯槁无泽,称为萎黄,多是脾胃气虚。面黄而浮胖,多是脾虚有湿。身目俱黄为黄疸。黄色鲜明属湿热,黄色晦暗多属寒湿。

赤色　主热证。热证有虚实之分,实热证面赤,常满面通红;虚热证常午后颧红,且在久病后出现,多见于慢性消耗性疾病如肺结核等。

青色　主寒证、痛证、瘀血、惊风。青为气血不通,经脉瘀阻所致,如风寒疼痛,里寒腹痛,疼痛剧烈时,可见面色苍白而青;慢性心、肝疾病有气血瘀滞者,常见面色青暗,口唇青紫。

黑色　主肾虚、水饮、瘀血。黑为阴寒或气血凝滞之候,颜面周身黧黑,多为肾阳衰微,阴寒凝滞的虚寒证;目眶周围晦黑色,可见于肾虚水泛的痰饮病,或肾精下泄的白带病等。面黑而干焦,为肾精久耗内伤所致。色黑而肌肤甲错,为有瘀血。

二、望形态

望形态,是指观察患者形体的强壮、肥瘦以及动静姿态。

1. 形态

发育良好,形体壮实,是体质强壮的表现;发育不良,形体消瘦,是体质虚弱的表现。若形体肥胖而肌肉松软,气短乏力,称为"形盛气衰",多属阳气不足,脾虚有痰湿;形瘦色苍,肌肉瘦削,皮肤干燥,多属阴血不足或虚劳重证。

2. 姿态

患者的动静姿态和体位与疾病有密切关系。总体上讲,"阳主动,阴主静,"故喜动者属阳证,喜静者属阴证。咳喘,坐而仰首,多是痰涎壅盛的肺实证;坐而俯首,气短不足以息,多是肺虚或肾不纳气证。

常见的异常姿态:半身不遂,口眼歪斜,多是风痰阻络;颈项强直,四肢抽搐,角弓反张,是动风之象;头摇不能自主,多为肝风;关节肿胀屈伸困难,行动不便,多属痹证;四肢萎弱无力,不能握物和行动,多属痿证。

三、望头面部

1. 望发

发黑而润泽,是肾气充盈的表现。头发稀疏不长,为肾气亏虚;发黄干枯,久病落发,多为精血不足;突然出现片状脱发,多属血虚受风;青少年落发,多因肾虚或血热;小儿发结如穗,常见于疳积病,为母乳不足或喂养不当所致。

2. 望眼

目赤红肿,多属风热或肝火;白睛发黄,为黄疸;眼睑淡白,属气血不足;眼睑浮肿,多为水肿;眼窝下陷,多为伤津脱液;小儿睡眠露睛,多属脾虚。

3. 望鼻

鼻流青涕,多属外感风寒;流浊涕则属风热;久流浊涕而有腥臭味,多是"鼻渊";鼻翼煽动,多见于肺热,或肺肾精气衰竭而出现的喘息。

4. 望唇口

唇色淡白,多属血虚、气虚;唇色青紫,多属寒凝、瘀滞;唇色深红而干,多为热证、实证;唇色淡而晦暗,多为寒证、虚证;口唇糜烂,为脾胃有热;口唇燥裂,多是燥热伤津。

5. 望龈、齿

龈色淡白,多属血虚不荣;牙龈红肿者,多属胃火上炎;牙龈出血而红肿者,为胃火伤络;不红微肿者,多属气虚,或虚火伤络;牙齿干燥,多是胃热炽盛,津液大伤。

6. 望咽喉

咽喉红肿疼痛,为肺胃有热;化脓、溃烂或出现黄白腐点,为热毒炽盛;红色娇嫩,肿痛不甚者,多属阴虚火旺;咽喉部见灰白色腐点成片,不易剥脱,应考虑白喉,属燥热之邪灼伤肺肾阴津所致。

四、望皮肤

1. 形色变化

皮肤虚浮肿胀,按有压痕,多属水湿泛滥。皮肤干瘪枯燥,多为津液耗伤,或精血亏损;皮面粗糙如鳞,按之涩手,多肌肤甲错,是血虚挟瘀所致;皮肤面目俱黄,为黄疸。

2. 望斑疹

斑,是从肌肉而出,片状平摊于肌肤上;疹,是从皮肤血络发出,粟米样高出皮肤。斑和疹可以是全身性病变在皮肤的反映,也可以仅仅是皮肤的局部病变。斑疹多见于外感热病,因邪热郁于肺胃不能外泄所致。望斑疹应注意观察其色泽与形态的变化。

斑疹的色泽,以红润为顺。红色不深,为热毒轻浅;色红而深如鸡冠色的,为热毒炽盛;若见紫黑,则为热毒之极。

斑疹稀疏者为邪浅病轻;稠密,或根部紧束有脚,为热毒深重之象;疏密不匀,或先后不齐,或见而即隐,多是邪气内陷之候。

五、望舌

望舌,又称舌诊,即通过观察患者舌质和舌苔的变化来诊察疾病。望舌是望诊的重要组成部分,是中医诊断疾病的重要依据。

1. 舌与脏腑的关系

五脏六腑直接或间接地通过经络、经筋与舌相连,因而望舌可以诊察脏腑的病变。一般认为,舌尖反映心肺的病变,舌边反映肝胆的病变,舌中反映脾胃的病变,舌根反映肾的病变,其中心和脾胃功能与舌的关系最为密切。

2. 望舌方法

望舌时要求患者自然、放松、平展地伸出舌体,舌尖略向下。正常人舌质淡红、润泽,舌体柔软而活动自如,舌面上有一层薄白苔。望舌时必须注意以下几点:

伸舌要自然 不可紧张用力,伸舌时间不能过长,否则会因舌尖屏紧而发红;舌面要平展,不可卷缩。

要有充足的自然光线 灯光下可能混淆色泽,如将黄苔看作白苔,白苔看作灰苔,红舌看成为紫舌等。

注意饮食的影响 进食过热或刺激性食物,可使舌色加深;吃了橘子、黄连、维生素 B 族等可使舌苔染黄;吃乌梅、橄榄等,可使舌苔染黑。

3. 望舌内容

舌诊主要观察舌质、舌体、舌苔和舌下络脉 4 个部分。舌由肌肉、血管组成,舌苔是舌面上附着的苔状物。患病时舌质、舌体及舌苔会出现不同变化。舌质主要是色泽的变化,舌体有形态的改变,主要反映人体脏腑气血的虚实。舌苔有苔色、苔质等异常变化,主要反映病位的浅深和疾病的性质;舌苔的有无可反映胃气的存亡,其动态变化反映病邪的进退。

舌质 主要观察舌质的色泽。

(1)淡红舌:为正常人舌质,亦可见于有病者。正常人的舌色淡红而润,不浅不深。若见于外感病者,表示病邪尚未入里;见于内伤杂病者,表示身体一般情况尚好,病情比较轻浅。

(2)淡白舌:舌色浅于淡红,主虚证、寒证。多为阳气虚弱、气血不足之象。全舌淡白少苔,是气血两虚。淡白胖嫩,是阳虚寒盛;淡白少津,是阳虚津亏;淡白湿润,是阳虚而水湿滞留。

(3)红舌:舌色深于正常,主热证,但有虚实之分。舌尖鲜红有芒刺,为心火旺;舌质鲜红而苔厚,为湿热邪盛;舌红而干,为热盛伤津;舌红少苔或无苔,为阴虚火旺。

(4)绛舌:舌色较红舌更深。外感热病而舌绛或伴红刺,多为邪热入于营血;舌绛少苔、无苔或伴裂纹多为阴虚火旺;舌色绛红、舌面光亮如镜者,为胃阴耗极;舌色绛红而干枯者,为肾阴枯涸。

(5)青紫舌:全舌呈均匀青色或紫色或局部见青紫色斑块、瘀点或青紫带。青紫舌主瘀证、寒证。舌色紫暗或见瘀点、瘀斑者,为气滞血瘀;舌色青紫而润泽,为寒盛。

舌体 主要观察舌的形状和舌的动态。

(1)老与嫩:舌质坚敛苍老(纹理粗糙),多属实证、热证。舌质浮胖娇嫩或舌边有齿痕,多属虚证、寒证。

(2)肿胀与瘦薄:舌体胖大肿胀,与痰、湿、热、毒有关,舌质淡白肿胀,多属脾肾阳虚,水湿停聚;舌质淡红肿胀,多属脾虚有湿;舌质红绛肿胀,多属热毒炽盛;某些食物中毒,可见肿胀青紫;舌体瘦小而薄,多属虚证;舌质浅淡瘦薄,多为气血不足,心脾两虚;舌质红绛瘦薄,多属阴虚内热。

(3)裂纹与芒刺:裂纹舌,可见于少数正常人。病理性裂纹舌,舌质红绛者,多属热盛;兼少苔或无苔者,表示热盛伤阴;舌质淡白而有裂纹者,多属气血不足;舌有芒刺,是舌乳头增生和肥大,多表示热盛。舌光如镜者,是舌乳头全部萎缩,称为"镜面舌",多表示津液严重损耗。

（4）强硬：舌体屈伸或转动不利。在外感热病中，舌质红绛而强硬者，多属邪热炽盛，热盛伤津；在内伤杂病，则为筋脉失养，常见于脑卒中。

（5）震颤、歪斜：舌体不自主的抖动谓震颤。舌色淡白而震颤者，多属心脾两虚，气血不足；舌色红绛而震颤者，多为热极生风，或肾阴不足而肝风内动。舌伸偏向一侧为歪斜，多见于脑卒中病人。

舌苔　主要观察苔色和苔质两部分。

（1）苔色：分为白、黄、灰黑三类。

白苔：主表证、寒证。外感病见白苔，多表示病邪在表，尚未入里。风寒表证，舌苔薄白而舌质多正常；风热表证，舌苔薄白而舌质多偏红；外感燥邪，多见舌苔薄白而干；外感湿邪，多见舌苔薄白而滑；寒湿重者，则舌苔白滑厚腻。

黄苔：主里证、热证。一般来说，外感病见黄苔，表示邪热入里。黄苔的颜色愈深，表示里邪愈重，淡黄为微热；深黄为热极；苔黄而腻，为湿热或食滞。

灰、黑苔：主里证、寒证、热证。舌质淡紫，舌苔灰、黑湿润，多属内寒；舌质红绛，舌苔灰、黑而干，多为热甚伤阴或阴虚内热。灰、黑苔，一般是病情较重的表现，但也须结合全身情况，不能一概而论；此外尚须注意是否与饮食染色，或与使用抗生素有关。

（2）苔质：注意舌苔的有无、厚薄、润燥等变化。

厚薄：透过舌苔能隐隐见到舌体的苔为薄苔，不能见到舌体则为苔厚，厚苔表示病邪入里，病情较深重；苔薄常表示邪较轻浅，在外感病多见于表证。

润燥：舌苔湿润，表明津液未伤，若过分湿润（称为水滑苔）多为水湿内停；舌苔干燥，表明津液已耗；在外感热病，多属热甚伤津；在内伤杂病多属阴虚液亏。

腐苔、腻苔：腐苔苔质疏松而厚，如豆腐渣样，大颗粒堆铺舌面，多为湿热内聚或热蒸停食所致。腻苔苔质致密，颗粒细腻，较难除去，多舌中稍厚，周边较薄，属湿浊或食滞所致。白腻者为寒湿；黄腻者为湿热。

剥苔：舌苔部分剥落称剥苔，其中舌苔全部剥落又称无苔。有苔表示胃气存在，有抵御病邪的能力。少苔、剥苔或无苔，表示胃气受损，或胃阴受耗。其损耗程度，少苔较轻，剥苔较重，无苔更重。

舌苔的进退变化可反映病情的变化。进是指舌苔由薄变厚，由疏松变紧密，表示病邪逐渐进展；退是指舌苔由厚变薄，由紧密变疏松，表示病邪逐渐减退。原来无苔或薄苔而忽然生出厚苔，表示胃浊上泛，病邪迅速发展；若厚苔突然脱去，舌面光亮而干，多是胃阴枯涸，正气大伤；若厚苔渐渐退去，转为薄白苔，苔质回润者，则说明邪气渐退，正气渐复，病势好转。

总之，观察舌苔的厚薄，可知病邪的深浅；舌苔的润燥，可知津液的盛衰；舌苔的腐腻，可知湿浊的轻重；舌苔的有无及进退，可知胃气的有无和病情的发展趋势。

舌质与舌苔的关系　一般情况下，舌质与舌苔的变化是统一的，例如内有实热，则多见苔黄舌红；内有虚寒，则多见苔白舌淡。热邪内盛，津液耗损，则舌干苔燥。有时也会见到患者的舌质与舌苔不相一致的情况，但只要进行细致全面的分析，就不难找出它们之间的联系。如长期低热、少气懒言、食少腹满的患者，多见舌淡嫩而苔浮黄，舌淡嫩是正气虚衰，苔黄虽属热象，但苔质松浮，结合患者全身症状分析，就可知道是脾胃气虚导致的虚热证。

舌下络脉　主要观察舌下络脉的长度、色泽和形态变化。

正常人舌下位于舌系带两侧各有一条纵行的大络脉，称为舌下络脉，长度不超过舌下肉埠至舌尖的3/5,络脉颜色为淡紫色,排列有序,无怒张、紧束、弯曲、增生。舌下络脉细而短,色淡红,周围小络脉不明显,舌色偏淡者,多属脉络不充,气血不足;若络脉粗长,或色青紫、紫红、紫绛、紫黑,或舌下细小络脉呈紫色网状,或曲张如紫色珠状大小不等的结节等改变,为血瘀的征象,气滞、寒凝、气虚、阳虚等皆可引起。

六、望排出物

排出物包括痰涎、呕吐物、二便、涕、泪、白带等。了解排出物的色、质、量及其变化,对辨证分析极为重要。

一般来说,排出物清稀者,多为寒证;黄黏稠者,多属热证。因为寒凝则阳气不运,水湿不化,以致水液澄澈清冷,排出物质地清稀;热邪熏灼,煎熬津液,则排出物黄浊而黏稠。

下面重点介绍痰、呕吐物、大便的望诊。

1. 痰

痰色白而清稀,多为寒证;痰色黄或白而黏稠者,多属热证;痰少极黏难以排出者,多属燥痰;痰中带血,或咳吐鲜血,多为热伤肺络。

2. 呕吐物

呕吐痰涎,其质清稀者,属于寒饮;呕吐物清稀而挟有食物,且无酸臭味者,多为胃气虚寒;呕吐物色黄味苦,多属肝胆有热,胃失和降;呕吐物秽浊酸臭,多属胃热或食积;吐血鲜红或暗红,夹有食物残渣,多属肝火犯胃或瘀血内停。

3. 大便

大便稀溏,色深黄而黏,多属肠中有湿热;大便稀薄如水样,夹有不消化食物,多属寒湿;大便如黏冻,夹有脓血,为痢疾,色白者为病在气分,色赤者为病在血分,赤白相杂者多属气血俱病。先便后血,其色黑褐的是远血;先血后便,其色鲜红的是近血。

第二节　闻　诊

闻诊包括听声音和嗅气味两个方面。前者是听患者的语言、呼吸、咳喘、呃逆、嗳气等声响的异常改变;后者是嗅患者的口气、分泌物和排泄物等异常气味,以鉴别疾病。

一、闻声

1. 语声

语声响亮有力,多言而躁动,属实证、热证;语声低微无力,少言而沉静,属虚证、寒证。语气重浊,常见于外感,亦见于湿浊阻滞,为肺气不宣,气道不畅所致。声音嘶哑,发不出音,称"失音",亦有虚实之分。实者多由外邪袭肺,肺气不宣,气道不畅所致;虚者多是肺肾阴虚,津液不能上承所致。

2. 呼吸

呼吸微弱,多因气虚所致。呼吸有力,声高气粗,多是热邪内盛,属于实热证。呼吸困难,短促急迫,甚则鼻翼煽动,或张口抬肩不能平卧者,称为喘。喘气时喉中有哮鸣声的称为哮。哮喘有虚实之分,声高气粗,喉中痰鸣,气以呼出为快的,属实证,多因肺有实邪,气机不利所致;声低息微,呼多吸少,气不接续,或痰鸣不利的,属虚证,为肺气不足或肾不纳气所致。

3. 咳嗽

咳嗽是肺失宣肃,肺气上逆所致。咳声重浊有力,多属实证;咳声低微无力,多属虚证。痰白而清者,多为外感风寒;痰黄而黏稠,多为肺热;干咳无痰或只有少量稠痰,多属燥邪伤肺或阴虚肺燥;咳即痰出,或吐白泡沫者,为痰饮。

4. 呃逆、嗳气

呃逆、嗳气都是胃气上逆所致,但临床表现不同,所主病证亦略有差异。

呃逆,俗称"打呃"。呃声高亢而短,响亮有力,多属实热;呃声低沉而长,气弱无力,多属虚寒。久病呃逆,呃声短促低微,断断续续,是胃气衰败的危重征象。

嗳气,俗称"打饱嗝",或见于饱食后;或由宿食不化、肝胃不和、胃虚气逆等引起。

二、嗅气味

口气臭秽,多属胃热,或消化不良,亦见于龋齿、口腔不洁;口气酸馊,多是胃有宿食;口气腐臭,多是牙疳或有内痈。

各种排泄物与分泌物,包括二便、痰液、脓液、带下等,有恶臭者多属实热证;略带腥味者多属虚寒证。大便臭秽为热,有腥味为寒。小便臊臭,多为湿热。矢气奇臭,多为消化不良、宿食停滞。白带清稀多属脾肾虚寒;气味重而黄稠者,多属湿热下注。

第三节　问　　诊

问诊既要抓住重点症状,又要了解一般情况。没有重点,抓不住主要矛盾,会主次不分,针对性不强;不作一般了解,又容易遗漏病情。

中医的问诊是在中医理论的指导下,收集与辨证有关的症状信息。中医的《十问歌》相当于问诊的提纲:"一问寒热二问汗,三问头身四问便,五问饮食六胸腹,七聋八渴俱当辨,九问旧病十问因。再兼服药参机变。妇女尤必问经期,迟速闭崩皆可见。再添片语告儿科,天花麻疹全占验。"

一、问寒热

寒热是较为常见的症状,恶寒与畏寒是患者的主观感觉。凡患者感觉怕冷,甚则加衣被或近火取暖后,仍觉寒冷的,称为恶寒。虽怕冷,但加衣被或近火取暖而有所缓解的,称为畏寒,又称形寒。恶风也是患者的主观感觉,患者怕风,遇风难耐,皮毛耸起,但加衣帽或居密室,便无所恶,此即为恶风。发热除指体温高于正常者外,还包括患者自觉全身或某一局部发热的主观感觉,如"五心热"(五心指手足心及前胸脘交界之心口)等。

恶寒与发热的产生,主要决定于病邪的性质和机体阴阳盛衰两个方面。一般来说,在邪气致病的时候,寒邪多致恶寒,热邪多致恶热。机体阴阳失调,阳盛则发热,阴盛则畏寒。阴虚阳亢亦发热,阳虚而阴寒内胜亦怕冷。

1. 恶寒发热

问寒热,首先要问患者是否有恶寒发热的症状。疾病初期即有恶寒发热,多属外感表证,为外邪犯表,邪正交争的表现。由于外邪有风寒、风热的不同,寒热的轻重也有不同。外感风热常表现为发热重而恶寒轻;外感风寒则表现为恶寒重而发热轻。此外,表证寒热的轻重不仅与病邪性质有关,也与邪气强弱、正气盛衰有关。如邪正俱盛的,恶寒发热多较重;邪轻正衰的,恶寒发热均较轻;邪强正衰的,恶寒重而发热轻。

2. 但寒不热

患者只觉畏寒而不发热,称为但寒不热,属虚寒证,多因阳气虚于内,不能温煦肌表所致。

3. 但热不寒

患者发热不恶寒但恶热,称为但热不寒。临床常见以下几种情况:

壮热　患者高热持续不退,不恶寒,反恶热。多见于风寒入里化热,或风热内传的里实热证,常兼有多汗、烦渴等。

潮热　发热如潮有定时(一般多在下午),即为潮热。

(1)阴虚潮热:午后或入夜即发热,属于"阴虚生内热",以五心烦热为特征,甚至有热自深层向外透发的感觉,故又称"骨蒸潮热";常兼见盗汗、颧赤、口咽干燥、舌红少津等。

(2)湿温潮热:午后热甚,身热不扬。其病多在脾胃,因湿遏热伏,热难透达,所以身热不扬,初扪之觉很热,扪之稍久则觉灼手。多伴有胸闷、呕恶、头身困重、便溏、苔腻等。

低热　发热日久,体温多在 37～38℃,病因复杂,临床多见于阴虚潮热、气虚发热及情志抑郁所致之郁热。

4. 寒热往来

恶寒与发热交替而作,称为寒热往来,为半表半里证。若寒战与壮热交替,发有定时,每日一次,或二、三日一次,多为疟疾。

二、问汗

汗为阳气蒸化津液,出于体表而成。病理性的出汗在外感和内伤病中均可见到。问汗应注意询问汗之有无,出汗时间,出汗部位、多少及其兼证。

1. 有汗、无汗

出汗与恶寒发热并见,苔薄白、脉浮缓属表虚证;伴有咽痛,舌边尖红、苔薄黄,脉浮数的属风热表证。因风、热属阳邪,故能导致腠理开泄而汗出。发热恶寒而无汗属表寒证,因寒性凝敛使汗孔闭塞故无汗。大汗、壮热烦渴者属里实热证,因阳热内盛,迫津外泄,故大汗出。若大汗淋漓,伴有脉微肢冷,神疲气弱,则多属阳虚气脱的重证,又称为"绝汗"。

2. 汗出时间

经常自发汗出不止,动则更甚是自汗,多因气虚卫阳不固所致;入睡则汗出,醒后则汗止,称为盗汗,多属阴虚征象。

3. 汗出部位

出汗仅限于头部,多由上焦邪热或中焦湿热郁蒸所致。若头汗见于大病之后,或老年人气喘的头额汗出,则多为虚证。半侧身体出汗,或左或右,或上或下,为风痰或风湿阻滞经脉,营卫不调,或气血不和所致。若手足心汗出过多,又兼见口燥咽干、便秘尿黄等,则多为阴经郁热熏蒸所致。

三、问痛

问痛应着重询问疼痛部位、性质及时间等,借以了解疼痛的原因和病机。

1. 疼痛的部位

头痛 头为诸阳之会,脑为髓之海,五脏六腑之气血均上会于头部,故外邪及脏腑病变都可直接或间接引起头痛。外感邪气,痰浊或瘀血上扰清阳所引起的头痛多为实证;气血精液亏损而不能上荣于头,导致脑海空虚引起的头痛,多属虚证。

胸痛 胸闷痛而痞满者,多为痰饮;胸胀痛而走窜,嗳气痛减者,多为气滞;胸痛而咳吐脓血者,多见肺脓肿;胸痛,喘促发热,多因肺热;胸痛、潮热、盗汗、颧红多是肺结核;胸痛彻背,背痛彻心,多属心阳不振、痰浊阻滞的胸痹;胸闷痛如刺,甚如刀绞,伴有汗出肢冷者,多属气血瘀阻,阳气衰微之证。

胁痛 胁痛多因肝气郁结、瘀血停着、肝胆湿热、肝阴不足所致。

脘痛 脘分上脘、中脘、下脘,统称胃脘。脘痛亦称胃痛,多因胃寒、胃热、食滞、肝气犯胃等所致。

腹痛 脐以上为大腹,属脾胃;脐以下为小腹,属肾、膀胱、大小肠及胞宫;小腹两侧为少腹,是肝经经脉所过。从疼痛的部位不同,可以察知不同脏腑之病变。

腹痛有虚有实,如寒凝、热结、气滞、血瘀、食滞、虫积等,多为实证;至于气虚、血虚、虚寒等,概属虚证。

腰痛 腰为肾之府,腰痛多见于肾脏病变。因于风、寒、湿邪阻塞,或瘀血阻络者,均为实证;因于肾精不足或阴阳虚损不能温煦、滋养而致者,则为虚证。

四肢痛 四肢痛,表现在关节,或在经络,或在肌肉,多由风寒湿邪侵袭阻碍气血运行所致。亦有脾胃虚损,水谷精气不能布输于四肢而致者。疼痛独见于足跟,甚则牵及腰脊者,多属肾虚。

2. 疼痛性质

引起疼痛的病因、病机不同,疼痛的性质特点也不相同。

胀痛 胀痛是气滞疼痛的表现之一,是机体某一部分或某一脏腑气机阻滞、运行不畅所致。其特点是痛而且胀,胀重痛轻,部位不定,嗳气或矢气后能减轻。在机体很多部位都可出现,但以胸、脘、腹部最为常见。

刺痛 刺痛即疼痛如针刺,是瘀血疼痛的表现之一。疼痛固定不移、拒按。以胸胁、少腹、小腹、胃脘部为多见。

隐痛 疼痛不剧,但绵绵不休,称为隐痛。多因气血不足,阴寒内生,气血运行滞涩所致。多见于头、脘、腹、腰部的虚性痛。

问痛还应询问疼痛的时间、喜按还是拒按。一般新病疼痛持续不解,或痛而拒按,多属实证;久病疼痛,时有缓止,或痛而喜按,则多见于虚证。

四、问饮食口味

问饮食口味包括食欲、食量、口渴、口味等3个方面。

1. 食欲与食量

食欲减退,又称纳呆,为脾失健运所致。食少见于久病,多属脾胃虚弱;食少伴有胸满闷,腹胀苔腻者,多因湿邪困脾。厌恶食物或恶闻食味为厌食,常见于伤食。消谷善饥,多食而饿,多为胃火亢盛;饥而不欲食,多为胃阴不足。

疾病过程中,食量渐增,示胃气渐复;食量渐减,常是脾胃功能衰弱的表现。

2. 口渴与饮水

口渴与否可反映人体津液的盛衰及输布状况。在病变过程中口不渴,为津液未伤,多见于寒证,或是没有明显的热邪。若口渴,则多提示津液损伤,或因津液内停不能上承所致。一般口渴多饮,且喜冷饮,属实热证;口不干渴,或喜热饮,多属寒证。口渴而不欲饮,多为痰饮。

3. 口味

了解患者口中有无异常味觉与气味。口苦属热证,多见于肝胆实热;口甜而腻,多属脾胃湿热;口中泛酸,多为肝胃蕴热;口淡乏味,常见于脾虚不运。

五、问睡眠

了解睡眠的多少、质量及伴有症状。临床上常见失眠与嗜睡两种症状。

失眠 可由阴血不足,或阳热亢盛,而致心神不安,难以入睡;亦可由于痰火食积诸邪气干扰所致。如胆郁痰扰的失眠,食滞内停的"胃不和则卧不安"等。

嗜睡 为睡意很浓,经常不自主入睡,多由痰湿困遏、清阳不升所致。

六、问二便

应了解大便和小便的形状、颜色、气味、时间、量的多少,以及排便的次数和伴随的症状等。

1. 问大便

便秘伴腹胀痛或发热者,多属实证、热证;久病、老人、孕妇、产后,因津亏、血少所致的便秘,属虚证。

泄泻的原因或因外感寒湿、湿热、食积等损伤脾胃,脾虚运化失常;或因肾阳虚衰不能温煦脾胃;或因肝郁犯脾等。如大便清稀如水或兼有恶寒发热者,为外感寒湿;大便黄褐,热臭,肛门灼热多为湿热;大便酸臭为食积;久泻不止,腹胀纳呆,面色萎黄多为脾虚;黎明时腹泻为肾阳虚,又称"五更泻";腹痛即泻,泻后痛不减者为肝郁犯脾。大便脓血,里急后重为痢疾。

2. 问小便

小便由津液所化,与肾阳和膀胱的气化有关。如尿量过多,是肾气虚弱,固摄无权所致;尿量减少,既可由津液亏耗,化源不足,也可由气化不利,津液不能正常变化为尿液所致。小便点滴而出,甚则闭塞不通,称为癃闭,既可见于肾气衰竭,气化失司的虚证;或是湿热下注,膀胱滞涩不通的实证。

尿频、尿急、小便淋沥不畅或涩痛,称为淋证。不自主的排尿,或不能控制的尿滴沥,称为尿失禁。睡中不自主排尿,称遗尿。尿失禁、遗尿均属肾气不固,膀胱失约。

七、问经带

月经周期、经量、经色以及带下等情况是问诊的重要组成部分,详细内容参见"妇科病"。

第四节 切 诊

切诊包括脉诊和按诊,是医生运用手指端的触觉,在患者的一定部位进行触、摸、按、压,以了解病情的方法。

一、脉诊

脉诊是用手指切按患者的动脉探查脉象,以了解病情的一种诊查方法。

1. 诊脉的部位与方法

诊脉的部位　现在临床运用"寸口诊法",即按患者桡动脉的腕后浅表部分。寸口脉分为寸部、关部、尺部三部。正对腕后高骨(桡骨茎突)为关部,关之前为寸部,关之后为尺部。两手各有寸、关、尺三部,共称六脉。它们分候的脏腑是:右寸、关、尺分别为肺、脾、肾(命门);左寸、关、尺分别为心、肝、肾。这在临床上有一定的参考意义,但还须结合其他体征和症状进行综合分析。

诊脉的方法　诊脉时应先让患者稍事休息,使气血平静一些。诊时,患者手掌向上平放,手与心脏要在同一水平上,手腕下可适当垫一脉枕,以使气血通畅,然后医生先用中指按在高骨(桡骨茎突)定关部,再用示(食)指按寸部,无名指按尺部。三指应呈弓形斜按在同一水平,以指肚接触脉体,以便按寻。三指的间距,应以患者的身高进行适当调整。小儿寸口脉狭小,不能容三指,可用"一指(拇指)定关法",而不细分三部。3 岁以下的小儿,可用望指纹代替切脉。

切脉开始时用手轻按皮肤为"浮取",又称"举";用重指力按在筋骨间为"沉取",又称"按";用中等指力按肌肉为"中取",又称"寻"。根据临床的需要,可用举、按、寻,或相反的顺序反复触按。寸、关、尺三部,每部有浮、中、沉三候,合称"三部九候"。

切脉时,应注意保持环境安静。切脉者必须呼吸均匀,态度认真,把注意力集中于指下。每次诊脉时间,不应少于一分钟。切脉时,应着重体察脉象。所谓脉象,也就是脉动应指的形象,包括频率、节律、充盈度、显现的部位,通畅的程度和波动的幅度等。通过所察脉象的变化,达到辨别病证的部位、性质,以及正邪盛衰等情况。

2. 正常脉象

正常脉象又称"平脉"。其基本形象是:三部有脉,不浮不沉,不快不慢(一息四至,60～80 次/分),和缓有力,节律均匀。

脉和人体内外环境的关系非常密切。由于年龄、性别、体质、精神状态及气候等因素的影响,脉象也可有差异。如小儿脉多数,老人脉多弦,少弹性;成年女性较成年男性脉略快且弱;瘦人脉多浮,胖人脉多沉;夏季脉稍洪,运动员脉多迟缓等,这些都不属于病脉。运动、饮食及精神刺激,常影响脉象的变化,但稍事休息,脉象就会恢复正常。此外,有的人脉不见于寸口部位,而从尺部斜向手背,称为"斜飞脉";也有脉见于腕部背侧,名"反关脉"。这均由桡动脉位置异常所致,不属病脉。

3. 病脉与主病

因疾病而出现脉象的变化,即为病脉。不同疾病有不同的脉象,脉象是诊断疾病的重要参考依据。现将临床常见的一些脉象和所主病证分述如下:

浮　　脉

【脉象】　轻按即得,重按稍弱。特点是脉搏显现部位表浅。

【主病】　表证。浮而有力为表实,浮而无力为表虚。

【分析】　浮脉主表,反映病邪在经脉肌表的部位。外邪袭表,卫气与之相争,脉气鼓动于外,故脉浮,且有力;若内伤久病体虚,见浮脉浮大无力,常为虚阳外越的重证,属于虚证,不可误作外感论治。

沉　脉

【脉象】　轻按不应,重按始得,脉象显现部位较深。

【主病】　里证。有力为里实,无力为里虚。

【分析】　邪郁在里,气血内困,则脉沉有力。若脏腑虚弱,气血不充,脉气鼓动乏力,则脉沉而无力。

迟　脉

【脉象】　心率≤60 次/分。

【主病】　寒证。有力为寒实证,无力为虚寒证。

【分析】　寒则血凝滞,气血运行缓慢,故脉见迟而有力;若阳气虚弱,无力推动血液正常运行,则脉象迟而无力。

数　脉

【脉象】　心率≥90 次/分。

【主病】　热证。数而有力为实证;数大无力为虚热证。

【分析】　热使血行加速,故见数脉。

虚　脉

【脉象】　三部脉举按皆无力,为无力脉的总称。

【主病】　虚证。多为气血两虚。

【分析】　气血不足,气不足以运其血,则脉来无力,血不足以充于脉,故脉按之空虚。

实　脉

【脉象】　三部脉举按皆有力。

【主病】　实证。

【分析】　正盛邪实,邪正相搏,气血壅盛,故脉搏有力。

滑　脉

【脉象】　往来流利,应指圆滑,如盘走珠。

【主病】　痰饮、食滞、实热。

【分析】　痰食内滞,邪气壅盛,气实血涌,往来流利,故脉来应指滑利。青年人气血充实、饱食或妇女孕期而见滑脉,属正常脉象。

涩　脉

【脉象】　往来艰涩不畅,有如轻刀刮竹。

【主病】　气滞、血瘀、津伤、血少。

【分析】　气滞、血瘀、脉道受阻,故血流艰涩不畅。若正气未伤,则涩而有力;精伤血少,则涩而无力。

洪　脉

【脉象】　脉来阔大如波涛汹涌,来盛去衰。

【主病】　热盛。

【分析】　热盛血涌,脉道扩大,故脉洪。若久病气虚,或虚劳、失血、久泄等病证而见洪脉,则多属邪盛正衰的危证。

细　脉

【脉象】　脉细如线,应指明显。特点是脉窄,且波动小。

【主病】　虚劳。

【分析】　阴血亏虚,不足以充盈脉道,或湿邪阻压脉道,均可见细脉。

濡　脉

【脉象】　浮而细软。

【主病】　虚证,湿证。

【分析】　濡脉浮细软,是气血不足,脉道细小,故主诸虚。但湿邪在表时,或湿困脾胃,阻遏阳气,脉亦软而浮小。

弦　脉

【脉象】　脉本身的硬度大,端直以长,如按琴弦。

【主病】　肝胆病、痛证、痰饮。

【分析】　肝胆病时,疏泄功能障碍,肝气不柔,脉气劲急,呈现弦脉。痛证、痰饮可致气机不畅,也可见弦脉。此外,在心律不齐时可出现结、代脉。结脉是指脉动中有不规则的间隙;代脉是指脉动中有规则的间隙。

4. 相兼脉与主病

引起疾病的原因和病变的情况是复杂的,上述诸病脉在临床上往往不是单独存在,而是数种脉象同时出现。这种数种脉象同见的,称为相兼脉。相兼脉的主病,一般都是各脉主病的综合,如浮与数、浮为表、数为热、浮数即是表热证的脉象。临床常见相兼脉与所主病证见表5-1。

表5-1　临床常见相兼脉象与主病归纳表

脉　象	主　病	脉　象	主　病
浮紧	表寒证	沉细数	阴虚,或血虚有热
浮缓	表虚证	沉数	里热
浮数	表热证	洪数	气分热盛
浮滑	风疾,或表证夹痰湿	弦数	肝热,肝火
沉迟	里寒	弦滑	肝疾挟痰,停食
沉紧	里寒,痛证	弦迟	寒滞肝脉
沉滑	痰饮,食积	弦紧	寒痛,寒滞肝脉
沉弦	肝郁气滞,痛证	弦细	肝肾阴虚,阴虚肝郁
沉涩	血瘀	滑数	痰热,痰火
沉细	里虚,气血虚	细涩	血虚挟瘀,精血不足

二、按诊

按诊是对患者的肌肤、手足、脘腹及其他病变部位施行触摸、按压,以测知局部冷热、软硬、压痛、痞块或其他异常变化,从而了解疾病的部位和性质。

1. 按肌肤

按肌肤,主要是审查肌肤的寒热、润燥及肿胀等。凡阳证、热证肌肤多灼热;阴证、寒证肌肤多清凉;手足心灼热较甚者,多属阴虚内热。

查皮肤的润燥,可以知道患者有汗、无汗和津液是否损伤。如皮肤润滑的,多属津液未伤;枯燥或甲错者,多属津液已伤,或有瘀血;肌肤肿而发亮,按之凹陷不起为水肿。若皮肤绷紧,按之即起无痕,则多属气胀。

2. 按手足

诊手足之温凉,可判断阳气的盛衰。手足俱冷,多是阳虚寒盛;手足俱热,多为阳盛热炽。按掌心与掌背温凉可测知病属外感或内伤。手心热盛,多为内伤;手背热盛,多属外感。

3. 按脘腹

按脘腹,主要检查脘腹有无压痛及包块。患者感觉脘腹疼痛,按压反觉舒服,局部柔软的,多属虚证;如局部坚硬,按之疼痛加剧,甚至拒按者,则多属实证或瘀血疼痛。

若包块按之有形,痛有定处,则为癥积;按之可散,痛无定处,聚散不定,则为聚瘕。若腹痛绕脐,左下腹部按之有块状物,当考虑粪屎内结。右侧少腹部按之疼痛,尤以重按后突然放手而疼痛更为剧烈的,多是肠痈初起。

(王文健　陈　瑜)

第六章

辨　证

辨证是将四诊收集到的信息在中医理论指导下进行综合分析,对疾病的病因、部位、性质和正邪盛衰等情况及病变间的联系作出判断。常用的辨证方法有几种,它们是在不同历史时期从临床实践中发展起来的,各具特点,互相补充。八纲辨证是一切辨证的总纲。脏腑辨证是根据脏腑的生理、病理特点和脏腑阴阳、气血失调所产生的证候进行辨证的方法。气血津液辨证是对气血津液在升降出入、循行荣衰、输布滋润等方面出现的病理情况进行辨证的方法。

第一节　八　纲　辨　证

八纲是指表、里、寒、热、虚、实、阴、阳,八纲辨证是中医辨证论治最基本的方法。疾病种类繁多,症状千变万化,但是就人体整体反应性来说,疾病的类别不属于阴,便属于阳;疾病的部位深浅,不属于表,便属于里;疾病的性质不属于热,便属于寒;邪正的盛衰不属于虚,便属于实。八纲辨证就是对病证的类别、部位、性质以及邪正盛衰作一个综合判断,八纲之中阴阳是总纲。

一、表里

表与里用来区分病变部位的内外和病情的轻重。六淫外邪(风、寒、暑、湿、燥、火)侵犯人体,病变首先反映在肌表、经络,为病在表。其特点是发病急,病程短,病位浅,病情轻。病邪由表入里,或直接由内而生,引起脏腑气血病变,为病在里,其特点为病程长,病位深,病情较重。辨别表证和里证,不能完全从病变的部位来划分,更重要的是从证候的特点来区别。

1. 表证

发热,恶寒(或恶风),脉浮为表证的主要特征;并可伴有头痛身痛,鼻塞,舌苔薄白。表证根据外邪的性质及机体强弱的不同,又可分为表寒、表热、表虚、表实等不同证型。

2. 里证

里证是相对表证而言。里证可以是表邪未解内传入里,或外邪直接侵犯脏腑,或情志、劳倦直接影响脏腑气血而发病。里证的临床表现较复杂,多以脏腑证候为主,可结合脏腑辨证进行诊断。里证也有寒热虚实的不同。

二、寒热

寒、热反映疾病的性质,是阴阳偏盛、偏衰的具体体现。"阳胜则热、阴胜则寒"、"阳虚则外寒、阴虚则内热",辨别疾病的寒热是中医治疗的前提,寒证用热药,热证用寒药。

1. 寒证

凡感受寒邪,或因机体的功能代谢活动过度减退所产生的证候,均属寒证,一般可分为表寒证和里寒证。

表寒证　发热轻,恶寒(或恶风)重,脉浮紧或浮缓。治宜辛温解表。

里寒证　不发热,怕冷,口淡不渴或渴喜热饮,手足发凉,面色苍白,小便清长,大便稀溏,舌质淡,苔白而润滑,脉沉迟。治宜温中。

2. 热证

凡因感受热邪或因机体代谢过度亢盛,即所谓阳盛阴虚所产生的证候,均属热证,一般可分为表热证和里热证。

表热证　发热重,恶寒(或恶风)轻,口干咽痛,舌质红,苔薄白,脉浮数,治宜清凉解表。

里热证　发热或潮热,不恶寒反恶热,面红目赤,口渴,尿黄,大便秘结;或五心烦热,舌质红、脉数。治宜清热。

里热证有虚实之分。中医辨为热证,尤其是里虚热证,体温不一定升高,所以不能简单地以体温的来辨证。临床所见口渴欲饮、小便短赤、脉数,都是热证的表现。若兼有腹满便结,舌红苔黄,脉大有力等,即是里实热证;若兼有五心烦热,舌红少苔,脉细无力等,即是里虚热证。

寒证与热证,主要从患者的面色、寒热喜恶、四肢冷暖、口渴与否、大小便性状,以及舌象、脉象等方面进行辨别。

典型的寒证与热证的鉴别并不困难,但在疾病的危重阶段,有时会出现真热假寒或真寒假热的证候,这时需透过现象看本质,细心加以辨别。

三、虚实

虚实辨证主要用来辨别人体的正气强弱和病邪的盛衰。一般而言,虚证是指正气虚弱不足的证候,而实证是指邪气亢盛有余的证候。

1. 虚证

虚证的形成,既有先天因素,也有后天原因,但大部分是后天失调所致。如缺乏锻炼,脾胃损伤,年老体弱,妇女生育过多;或大病久病之后,正气为邪气所伤;或失治误治等。以上原因均能使脏腑气血津液受损而致虚。

虚证表现为不足、衰退、松弛,由于有阴虚、阳虚、血虚、气虚等的区别,不同虚证的证候表现也不一样,详细内容将在阴阳及脏腑辨证中介绍。

2. 实证

实证的形成,一是感受外邪;二是内脏功能活动的失调和代谢障碍,致使痰饮、水湿、瘀血等病理产物停留体内。实证范围很广,如邪闭经络或内结脏腑,或气滞、血瘀、痰、水湿停留、虫积、食滞等都属实证,其临床表现各有特点。一般实证多见于形壮体实、呼吸气粗、语言响亮、精神烦躁、胸胁脘腹胀满、疼痛拒按,或高热、面赤、谵语、大便秘结或热痢下重,小便不通或淋沥涩痛,舌苔厚腻,脉实有力等。

一般外感初起,证多属实;内伤久病,证多属虚。临床证候表现有余、亢盛的属实;表现不足、衰弱的属虚。其中声音、气息的强弱,疼痛时的喜按与拒按,舌质的坚老与胖嫩,脉象的有力或无力等几个方面,对于辨别实证和虚证具有重要的临床意义。如病程短、高热、面赤、声高气粗、痛处拒按、舌质坚老、脉实有力的属实证;病程长、声微气短、痛处喜按、舌质嫩、脉虚无力的属虚证。临床常见一些虚实夹杂证或出现一些假象,需详细审查辨别。

四、阴阳

阴阳是八纲的总纲。正常情况下人体阴阳维持着相对的平衡。在致病因子作用下,阴阳的相对平衡失调,出现偏盛或偏衰,就产生疾病。如阳偏盛,就出现阳证;阴偏盛,就产生阴证。广义上表、热、实都为阳证,里、寒、虚都为阴证。但通常所说的阴证和阳证都是狭义的,阴证特指虚寒证,阳证特指实热证。

在阴阳辨证中,最常见的是阴虚证和阳虚证。

1. 阴虚和阳虚

阴虚 因阴液不足所致,是虚证兼有热象。主要表现为五心烦热,潮热盗汗,怕热喜冷,咽干,小便黄,舌红少苔,脉细数等。

阳虚 因阳气不足所致,是虚证兼有寒象。主要表现为四肢发凉,怕冷喜热,面色发白,口淡不渴,自汗,小便清长,舌质淡、苔白,脉弱无力。

上述阴虚、阳虚一般是基本证候,要结合脏腑辨证才能确定具体是哪一脏的阴虚或阳虚。如上述阴虚证候,再加上腰酸肢软、发脱耳鸣,或有遗精,则可认为是肾阴虚;若是兼有心悸、健忘、失眠多梦、舌尖红赤等,则可辨证为心阴虚。其他脏腑可依次类推。上述阳虚证候,若兼有腰酸肢软、发脱耳鸣、阳痿早泄等,则可认为是肾阳虚;若兼见腹痛喜热喜按、大便稀薄、四肢无力、消化不良等,则可认为是脾阳虚。其他脏腑亦可依次类推。

八纲辨证是中医各种辨证的基础,能帮助我们对临床复杂证候进行基本的归纳和分类。有执简驭繁,提纲挈领的作用(表6-1)。

表6-1 八纲辨证简表

		主要证候	舌象	脉象
阳证	表证	发热,恶风寒,头身酸痛	苔薄白	浮
	热证	发热喜凉,口渴喜冷饮,面红目赤,烦躁,小便短赤,大便燥结	舌红、苔黄干燥	数
	实证	精神亢奋,气粗,胸腹胀满疼痛拒按,便秘尿赤	舌苔厚腻	洪而有力
阴证	里证	参见"脏腑辨证"	视具体病症而定	同前
	寒证	恶寒喜暖,口淡不渴,面色苍白,手足厥冷,小便清长,大便稀溏	舌淡、苔白润滑	沉迟
	虚证	因脏腑和气血阴阳虚证的不同而有不同表现	舌淡或舌红、苔少	细弱

病人的证候在一定的条件下是可以转化的。一般来说表证传里,为病势加重;里证传出为病势向愈。热证变寒,实证变虚为正气已衰;寒证变热,虚证变实为阳气逐渐恢复。由于病因的复杂性和病情的变化多端,临床见证往往是表里、虚实、寒热夹杂在一起,甚至出现错综复杂的假象,我们在辨证时要对收集到的信息认真分析,作出准确的结论,以有效地指导治疗。

病 例 分 析

例1 男性,25岁,去年10月起发现全身发黄,小便短赤,且腹部胀大,口干,纳差,入院时面色虽暗黄,但精神活跃,语声响亮,唇舌干燥,大便秘结,舌苔白腻,脉弦数,经用茵陈蒿汤治疗退去黄疸,又加中西药联合应用退去腹水,但久服苦寒药后出现食后腹胀、大便溏薄现象。2周前突起发热,咽痛音哑,经服中药后已见改善,现面目虚浮,纳少腹胀,舌胖有齿痕,苔白腻,脉濡弦。

例2 女性,25岁,1年前产后大出血,感神疲乏力,畏寒肢冷,食少纳差,大便溏薄,带下色白而清稀量多,舌淡胖,脉濡细。1个月前突起发热,咳嗽,痰为黄色,虽用青霉素治疗后体温稍退而不尽,痰转黄脓状而伴腥臭味,口干咽燥,小便深黄色,舌苔黄腻,脉濡数。

第二节 气血津液辨证

气、血、津液,是人体生命活动的重要物质基础。气、血、津液运行全身,人体一切组织、脏腑都要依靠气的推动,血的营养,津液的濡润,才能进行正常的生理活动;而气血津液的生成及其生理作用的发挥,又必须依赖脏腑的正常功能。因此,如果人体脏腑发生病变,必然会影响到气的升降出入,血的循行荣衰和津液的输布停留,而气血津液病变也会对脏腑功能有所影响,如津少肠枯、血虚心衰等。

一、气的辨证

临床上常见气的病证有以下3种。

1. 气虚

气虚是指全身或某一脏腑出现功能衰退的病理现象。常见于某些慢性病人,年老体弱者和急性病的恢复期。

【主证】 神疲乏力,少气或懒言,动则气喘,自汗,舌淡胖或有齿痕,脉虚无力。

神疲乏力为脾气虚所致,因脾主运化,又主一身之肌肉。少气懒言、动则气短为肺气不足。肺主呼气,肺气虚弱则语声低怯。自汗为卫气不固所致。舌胖印有齿痕,为脾气虚不能运化水湿。脉虚无力,为心气不足。

【治法】 益气法,基本方为四君子汤。对不同脏腑的气虚,所用方药应有所侧重。

气陷,是气虚的一种类型,因脾气虚弱,升举无力所致。其证候为脘腹坠胀、内脏下垂、少气倦怠、头目昏花、久泄脱肛、舌淡苔少、脉虚弱,应治以益气升提,代表方为补中益气汤。

2. 气滞

气应通畅,周流全身,气滞是指人体某一部位气机阻滞,气运不畅,临床以肝郁气滞最为常见,气滞常由情志不畅、饮食失调、感受外邪,或用力努伤、动作闪挫等引起。

【主证】 闷胀、疼痛,胀重于痛;痛的发作时轻时重,部位常不固定。

如气满胸胁则胸胁痛,气滞胃脘则胃脘痛,气滞肠道则腹痛。上述疼痛及胀闷往往与精神因素有关,于嗳气或矢气后可减轻。此外,女性还常伴有乳房作胀。

【治法】 舒肝气常用柴胡、香附、郁金、青皮等;理胃气常用陈皮、木香、砂仁、白蔻仁、佛手等;理肠气常用枳实、厚朴、槟榔、大腹皮等。

3. 气逆

该降之气不降谓之逆。肺、胃之气均主降,故气逆常发生于肺、胃两脏。

【主证】 咳嗽、气喘,或呃逆、恶心、呕吐。

肺气主肃降,如肺受外邪入侵,气机失常,导致肺失肃降;或由于命门火衰,肾虚而不能上纳肺气,则肺气逆而咳喘,胸膈噎塞,痰涎壅盛,此即肺气上逆。同样,如饮食不节,或外邪犯胃,使胃失和降,即可见胃脘痞闷,此即胃气上逆之证。

【治法】 降气镇逆:肺气上逆可用苏子降气汤,胃气上逆可用旋覆代赭汤。

二、血的辨证

临床上常见血的病证有血虚、血瘀、出血 3 种。

1. 血虚

血虚可由多种原因引起,如脾胃虚弱,水谷精微不足以生血;失血过多,血液资生难以为继;瘀血阻滞,新血不生等,常见于血液、消化、内分泌等系统疾病。

【主证】 面色苍白或萎黄,唇色淡白,头晕眼花,心悸失眠,疲乏无力,手足麻木,爪甲色淡或月经不调,舌淡,脉细。

血虚不能濡养头面,故头晕眼花,面色苍白或萎黄,唇舌色淡;血不养心,则心悸失眠;血不养筋,故手足麻木;血少,故脉细。血虚常导致全身功能衰退,故伴气短、疲乏等气虚现象。

【治法】 补血。代表方为四物汤,如兼有气虚,则给予当归补血汤或八珍汤。

2. 血瘀

血液在体内应循环运行,如血行不畅,或留滞不行,则成血瘀。寒、热、气滞、气虚、损伤均可引起血瘀。临床上血瘀常见于心绞痛、肝脾大、血栓闭塞性脉管炎、痛经、月经不调、肿瘤及外伤等疾患。

【主证】 瘀血部位疼痛或有肿块;刺痛,可拒按,部位固定;皮肤紫斑或紫癜,或行经前下腹疼痛,月经量少、色紫黑有凝块;面色晦暗,肌肤甲错;舌质紫暗或见瘀斑,脉细涩。

瘀血阻滞,不通则痛,故血瘀证可有局部疼痛或肿块;若久瘀不散,阻碍营血运行,肌肤失其濡养,则出现面色晦暗,肌肤甲错;脉涩,舌质紫暗或有瘀点均为血瘀之象。

【治法】 活血化瘀。基本方为桃红四物汤。

3. 出血

血液应循脉而行,使血液溢出脉外的原因有多种。创伤引起的出血其原因、证候都比较直观,处理也单纯;而另一些原因复杂的出血,就须对其虚实寒热详加辨析。

实热出血:主要由热伤脉络引起,多由心、肝、肺、胃的实火所致。

【主证】 心烦,失眠,躁扰发狂,口干欲饮,身热夜甚,舌红,脉数;妇女经期提前或超量,色红。

【治法】 治宜清热止血。清热药中清上焦之火可用黄芩,清中焦之火可用黄连,清下焦之火可用黄柏,清上、中、下三焦之火可用山栀。止血药可用仙鹤草、血余炭、银花炭、棕榈炭等,鼻衄可用白茅根,吐血可用侧柏叶、茜草、藕节,尿血可用大蓟、小蓟、白茅根,便血可用槐花、地榆。

虚热出血:临床上常见的虚热出血,多由心、肺、肝、肾、胃等阴虚之虚热引起。

【主证】 除出血外,还有与上述脏腑有关的阴虚内热表现。

【治法】 滋阴清热止血，可在对相关脏腑滋阴清热的基础上，参考上文列出的止血药物加减应用。

气虚出血：主要是指中气不足，脾不统血、气不摄血引起的出血。

【主证】 便血，妇女崩漏、面色无华、气短懒言、疲倦乏力等。

【治法】 补气摄血，可用归脾汤加减。

三、津液的辨证

津液的病证，常见的有火热伤津，津液亏损与水液内停。

1. 火热伤津

本证多因感受六淫邪气，化热化火所致，故一般病情急骤。

【主证】 高热、心烦，甚至狂躁谵语、大渴大汗，或大便秘结、唇焦舌干起芒刺，脉洪数或沉数。

【治法】 清热泻火，或泻下以保存津液，可用增液承气汤。

2. 津液亏损

津液亏损属于虚证，因肺阴虚、胃阴虚，或肾阴虚使津液不足所致；与属于实证火热伤津证不同。

【主证】 低热或潮热，五心烦热，口干，或傍晚、半夜口干较甚，消瘦乏力，大便干结，舌红少津苔薄或无苔，脉细数。

【治法】 养阴生津润燥，可用生脉饮。

3. 水液内停

水液内停是指全身或局部停积过量水液的病理现象。本证多因肺、脾、肾对津液的输布和排泄发生障碍所致。

【主证】 咳嗽痰多，头晕目眩，心下悸，短气；或胁下胀满，咳唾引痛，脉弦，舌苔白滑；或腹胀纳少，口淡无味，小便不利，大便溏薄，苔腻，脉濡；或下肢水肿，甚或全身面目悉肿，或腹大如鼓，舌苔白滑，脉沉弦。

停饮于肺，肺失宣降，故咳嗽痰多，痰蒙清窍，清阳不升，则头晕目眩；水饮上凌心肺，出现心下悸，短气；饮留肠胃，则腹胀纳少，口淡无味，肠鸣腹泻。苔腻，脉濡为湿盛之象。水饮溢于肌肤，成为水肿；如水饮积于腹内，日见胀大，甚者可见腹大如鼓。脉沉弦，苔白滑，为阳虚不运，水饮内停之象。

【治法】 水饮内停，治宜利水。具体用方应结合水饮的类型，累及的脏腑，及阳气虚损的程度，选择合适的方药。

第三节 脏腑辨证

脏腑辨证是根据脏腑的生理功能、病理表现，通过对四诊所收集的资料进行分析、归纳，以辨明疾病的部位并按八纲来确定病变性质。

中医的辨证方法虽然有多种，且各有其特点及侧重，但要确切地辨明具体病变部位和病理变化过程并指导治疗，最终都是要落实到脏腑的功能失调上，所以脏腑辨证是临床其他各种辨证的重要基础。由于中医脏腑主要是一种功能单位而不是解剖单位，因此我们所说的通过脏腑辨证来确定脏腑病变部位也主要是指功能学的定位而不是解剖学的定位。

脏腑病证是脏腑功能失调的反映,由于每一脏腑的生理功能不同,当其功能失调时,所反映出来的证候也不同。如肺能宣发、肃降,一旦肺失宣降,就会出现咳嗽、气喘等病变。如果多个脏腑兼病,证候也会更加复杂。

一、心与小肠病辨证

心的主要功能是主血脉和主神志,心开窍于舌,与小肠相表里,故心的病变多表现在血液运行障碍和神志异常等方面。

心的病证有虚有实,虚者为气、血、阴、阳之不足,实者是火、热、痰、瘀等邪气的侵犯。

小肠主分别清浊,参与水液代谢,故小肠有病时,会有大小便方面的异常。

心病的基本症状是心悸、心烦、胸闷、失眠多梦、健忘、谵语、脉结代等。

1. 虚证

心气虚和心阳虚　往往由于老年脏气日衰,或受其他疾病影响,或由于汗下太过以及各种损伤气血的原因而引起。

【主证】　心悸,气短,自汗,活动或劳累后加重。

心气虚兼见面色㿠白,体倦乏力,舌质淡,舌体胖嫩,苔白,脉虚。

心阳虚兼见形寒肢冷,心胸憋闷,面色苍白,舌淡或紫暗,脉细弱或结代。

心阳虚脱,兼见大汗淋漓,四肢厥冷,口唇青紫,呼吸微弱,脉微欲绝。

心主血脉,气为血帅。由于体质素虚,或久病失养,或年高气衰,致心气不足,鼓动无力,血脉不能正常运行,因而心悸、气短。阳气虚,不敛心液,故自汗。舌为心窍,心阳不足,故舌淡胖嫩而苔白。心华于面,虚则面色㿠白。心合于脉,虚则脉虚。心阳虚则胸阳不振,心脉阻滞,故心胸憋闷,脉结代或细弱。如果心阳暴脱,宗气大泄,则大汗淋漓,四肢厥冷,脉微欲绝。

【治法】　心气虚宜补益心气,可以养心汤加减;心阳虚宜温通心阳,可用桂枝甘草汤;若心阳虚脱,则应回阳救逆,可用四逆汤加味。

心血虚与心阴虚　或因血的生化之源不足,或继发于失血之后,亦可由过度劳神引起。

【主证】　心悸,心烦,易惊,失眠,健忘。

心血虚兼见眩晕,面色不华,唇舌色淡,脉细弱。

心阴虚兼见低热,盗汗,五心烦热,口干,舌红少津,脉细数。

心主血,血属阴,阴血不足,心神失养,神不内敛故失眠、健忘、易惊。血不养心,故心悸、心烦。血不上荣故头眩晕,面、唇、舌皆不华而色淡。心血虚则血脉不充,故脉细弱。若心阴不足,阴不制阳,虚热内生,则可见低热、盗汗、五心烦热、舌红脉数。

【治法】　心血虚宜养心血,安心神,可用四物汤加夜交藤、麦冬、柏子仁、酸枣仁、茯神等;心阴虚则宜滋养心阴,安神定志,可用补心丹加减。

2. 实证

心火亢盛　心火亢盛,多由情志之火内发,或六淫内郁化火,或过食辛辣,过服温补药物而致。

【主证】　心中烦热,急躁失眠,口舌糜烂疼痛,口渴,舌红,脉数,甚则吐血、衄血。

心火内盛,故心中烦热。火扰心神,则急躁失眠。心开窍于舌,心火上炎,故口舌糜烂疼痛。心火耗津则口渴,重则火犯阳络,出现吐血、衄血。舌红、脉数,概为心火盛之征象。若心火移热于小肠,还会出现小便赤涩,尿道灼痛,甚至尿血等小肠实热证候。

【治法】 清泻心火,可用导赤散或泻心汤。

心血瘀阻 心血瘀阻因往往是在心气虚弱或心阳虚衰,推动血液不力的前提下,加上情绪激动,劳累受寒,痰浊凝聚等诱因,致使血脉瘀阻。

【主证】 心悸,心前区刺痛或闷痛,疼痛常引及左臂内侧,一般痛势较剧,时作时止,重者伴有面、唇、指甲青紫,四肢逆冷,舌质暗红,或见紫色斑点,苔少,脉微细或涩。

痰浊阻遏,寒凝收引,或劳累过度,皆可引起胸阳不振,气血运行失畅,心脉痹阻,出现心悸、心痛(瘀血重者刺痛,痰浊重者闷痛)。舌质暗,或有紫斑,脉涩,均为瘀血之象。四肢逆冷,脉微细,为血脉痹阻,阳气通达不畅之征象。

【治法】 通阳化瘀,可用瓜蒌薤白半夏汤加减;或用血府逐瘀汤加桂枝。

痰迷心窍、痰火扰心 痰迷心窍多由精神刺激引起,如抑郁、忿怒、过度思虑,致使气结湿生,化为痰浊,阻遏心窍。如果肝气挟痰涎上涌,则发病更为急骤而严重。若气郁日久不解,不仅停湿生痰,还可气郁化火,痰与火结,则成痰火。痰火扰心则精神失常,出现躁狂等症状。

【主证】 痰迷心窍:神志错乱,意识不清,或自言自语,低吟慢唱,旁若无人,神呆目滞,举止失常。脉沉弦滑,舌苔白腻。

痰火扰心:心烦心悸,口苦失眠,多梦易惊,重则语无伦次,哭笑无常,狂躁妄动,甚则打人骂人。脉弦滑有力,舌苔黄腻。

【治法】 痰迷心窍,宜涤痰开窍,可用导痰汤加减。痰火扰心宜清心降火,涤痰开窍,可用安宫牛黄丸。

二、肺与大肠病辨证

肺的主要功能是主气、司呼吸,主宣发肃降,通调水道。肺外合皮毛,开窍于鼻,与大肠相表里,故肺的病变多表现在呼吸功能异常和水液代谢失调等。

肺的病证有虚有实,虚证多见气虚和阴虚,实证多由风、寒、燥、热等邪气袭肺或痰湿阻肺引起,肺病的基本症状是咳、痰、喘。

大肠主传导、排泄糟粕,故大肠有病时,主要表现为大便失常。

1. 虚证

肺气虚 肺气虚往往由慢性咳嗽,久咳伤气,使肺气日渐虚弱而成。它脏病变亦可致肺气虚,其中最常见的是脾气虚衰;脾虚不能运化水谷精微上荣于肺,致肺气日虚。其他如心气虚、肾气虚也可导致肺气虚。

【主证】 咳喘无力,气短懒言,声音低微,或语言断续无力,稍一用力则气呼而喘;周身乏力,自汗出,易感冒,面色㿠白,舌质淡嫩,脉虚弱等。

肺主气,司呼吸,肺气虚故咳喘无力,气短懒言声低,动则尤甚。肺合皮毛,主宣发卫气,肺气虚则卫气不固,易感冒;肺气虚时腠理开阖失司,故自汗。气虚血不上荣,故见面色㿠白。周身乏力、舌淡、脉虚弱,均属气虚之证。

【治法】 补益肺气,可用保元汤加减。

肺阴虚 多因久病体弱,或邪热久恋于肺,损伤肺阴所致。或因发汗太过而伤肺阴,不能濡养肺脏。若阴虚不能制阳,则可见阴虚火旺证。

【主证】 干咳无痰,或痰少而黏,并有咽喉干痒,或声音嘶哑,身体消瘦,舌红少津,脉细无力。兼有火旺者还可见咳痰带血,干渴思饮,午后发热,盗汗,两颧发红,舌质红,脉细数。

肺阴虚,津液不足,故咳嗽无痰或痰少而黏,喉痒音哑。脉细舌红少津,是阴虚的舌脉。若阴虚不能制阳,虚火内生,阴液更伤,灼伤肺络,故可出现潮热,升火,干渴思饮,痰中带血。舌质深红,脉细数,均为阴虚火盛之征象。

【治法】 滋养肺阴,可用百合固金汤加减。

大肠液亏 内有燥热,使大肠津液亏损,或胃阴不足下及大肠,均可使大肠液亏。本证多见于老年人及妇女产后和热病后期。

【主证】 大便秘结干燥,难于排出,往往数日一次,可兼见头晕、口臭等症。脉涩或细,舌红少津或可见黄燥苔。

大肠液亏,肠失滋润,故大便秘结,干燥难下,数日一行。胃气失降,浊气上逆,故口臭头晕。脉涩或细,舌苔黄燥,皆津亏之象。

【治法】 润肠通便,可用麻子仁丸加减。

2. 实证

风寒束肺 风寒侵袭肺脏,肺气闭郁不得宣降。

【主证】 咳嗽或气喘,咳痰稀薄,色白,口不渴,常伴有鼻流清涕,或发热恶寒,头痛身酸楚等症状。舌苔薄白,脉浮或弦紧。

风寒犯肺,肺失宣降,故咳嗽气喘,痰稀白,口不渴。鼻为肺窍,风寒袭肺,故鼻塞流清涕。肺卫被郁,故恶寒发热。苔薄脉浮,则为风寒束表所致。

【治法】 宣肺散寒,可用杏苏散加减。

风热犯肺 因外感风寒之邪,或风寒郁而化热,以致肺气宣降失常。

【主证】 咳嗽,咯黄稠痰,甚则咳吐臭痰,但不易咳出;一般还伴咽喉疼痛,鼻流浊涕,口干欲饮。舌尖红,脉浮数。病重者可见气喘鼻煽,烦躁不安。

风热犯肺,肺热津伤,清肃失常,故咳嗽,口渴喜饮,咽喉疼痛。热灼津液,故咳痰黄稠。风热犯表,故身热自汗,鼻塞流浊涕。若热盛痰结,肺气闭郁,则可喘息鼻煽。舌红脉浮数,为风热犯肺之象。

【治法】 清宣肺热,用桑菊饮加减;若肺热气喘,宜清肺定喘,用麻杏石甘汤加减;肺痈成脓,用苇茎汤加减。

燥热伤肺 肺为娇脏,喜润恶燥,燥热之邪最易伤耗肺阴,使肺气不得宣降而发病。

【主证】 干渴无痰,或痰少而黏,缠喉难出,鼻燥咽干,舌尖红,苔薄白少津,脉浮细而数。并常伴有胸痛,或发热头痛,身酸楚等症状。

燥邪伤肺,津液被伤,故干渴无痰或痰少而黏,鼻燥咽干。燥邪在肺卫,故见发热头痛,周身酸楚。舌尖红、少津、脉浮细数,是为燥邪伤津所致。

【治法】 清肺润燥,可用桑杏汤加减。

寒饮内停 多因肺、脾、肾功能失调,津液不能输布,痰饮内停,再由外寒引动所致。

【主证】 咳嗽,痰多稀薄色白有泡沫,胸闷气喘,甚则不能平卧;畏寒、受凉则咳嗽加剧,苔白滑腻,脉滑或兼浮。

寒欲停聚于肺,肺气不能宣降,因而咳嗽气喘,甚则不能平卧,痰多稀薄而有泡沫;寒邪阻遏,阳气不能外达,故畏寒,遇冷即咳喘加重。苔白滑腻,脉滑均为寒饮之象。

【治法】 温肺化饮,用小青龙汤。

大肠湿热 本证多见于夏秋之际,湿热外盛,若饮食不节,过食生冷或食不洁之物,损伤肠胃,暑湿热毒之邪乘虚内犯,湿热蕴结,下注于大肠,损伤气血而发病。

【主证】 腹痛下利,里急后重,或便脓血,肛门灼热,小便短赤,舌苔黄腻,脉多弦滑而数。

湿热阻于大肠,气机不利,故腹痛,里急后重。湿热伤及肠道气血,故下利赤白脓血。肛门灼热,为湿热下注大肠之见证。小便短赤,舌苔黄腻,脉多弦滑而数,均属湿热内阻之象。

【治法】 清利湿热,调和气机,可用白头翁汤加减。

三、脾与胃病辨证

脾主运化、统血。胃主受纳腐熟,脾与胃相表里;脾升胃降,燥湿相济,共同完成食物的消化、吸收与输布。作为气血生化之源,脾胃共为"后天之本"。脾胃病的主要表现是消化、吸收障碍,以及继发的气血不足,营养不良。

脾胃病证同样有寒热虚实之分,脾多见虚证,如脾气虚、脾阳虚、中气下陷、脾虚水泛、脾不统血等。胃以受纳腐熟功能障碍和胃气上逆为主要病变。

脾病的常见症状是食少纳呆、食后腹胀、大便溏薄、面色萎黄、肌瘦无力;胃病的基本症状是胃脘疼痛、嗳气、呃逆、泛恶、呕吐。

1. 虚证

脾气虚 由于素体虚弱、劳倦与饮食不节等原因,伤及脾气,以致脾气虚弱。临床上常见的脾虚证候有三类。

脾不健运

【主证】 食纳减少,食后作胀,或肢体水肿,小便不利,或大便溏泄,时息时发,并伴有身倦无力,气短懒言,面色萎黄,舌质淡嫩,苔白,脉缓弱。

脾气不足,不能健运,故纳少,食后腹胀。水湿不运则肢体水肿,小便不利,大便溏泄。脾失健运,生化乏源,故身倦无力,面色萎黄。

【治法】 益气健脾,可用香砂六君子汤或参苓白术散加减。

脾虚下陷(中气下陷)

【主证】 子宫脱垂,脱肛,胃下垂,慢性腹泻,并见食纳减少,食后作胀,少腹下坠,体倦少气,气短懒言,面色萎黄,舌淡苔白,脉虚。

脾气不升,故食后作胀,或腹泻、腹坠,并可累及其他内脏引起下垂。脾气不足,运化无权,气血亏虚,故食纳减少,倦怠乏力,面色萎黄,脉虚舌淡。

【治法】 健脾升阳益气,可用补中益气汤加减。

脾不统血

【主证】 便血,肌衄,妇女月经过多,或崩漏,面色苍白或萎黄,饮食减少,倦怠无力,气短,舌质淡,脉细弱。

脾主统血,脾气虚弱,统摄无权,故可见各种出血。由于脾气虚弱,运化无力,故饮食减少,倦怠气短,面色苍白。舌淡脉细弱,亦是气虚血亏之征象。

【治法】 温脾补虚,益气摄血,可用归脾汤、黄土汤等方加减。

脾阳虚 多由脾气虚发展而来,或因贪食生冷,损伤脾阳所致。

【主证】 在脾不健运的基础上,伴有腹中冷痛,得温则舒,喜按喜热,口泛清水,四肢不温,气怯形寒。妇女则见白带清稀,小腹下坠,腰酸沉等症。脉沉迟而舌淡苔白。

脾之阳气不足,故见一派脾气虚衰之象。阳虚中寒,故腹中冷痛,四肢不温,形寒气怯,腹满喜温喜按。妇女白带清稀,腰腹酸沉,属寒湿下注。舌淡苔白与脉迟,亦为虚寒之象。

【治法】 温中健脾,可用理中汤加减。

胃阴虚 胃阴虚常见于急性热病(如麻疹、肺炎、脑炎)后期,由于高热伤津,津液亏耗,津伤气少,以致胃纳减弱。

【主证】 口咽发干,入夜加剧,不思饮食,胃中嘈杂,或知饥不食,并有心烦、低热、大便不调、干呕作呃,舌红少苔或无苔,脉细数。

胃阴不足,腐熟受纳功能受影响,故不思饮食,或知饥不食。阴亏气损,胃失和降,故干呕作呃。阴虚内热,故见口咽发干,低热,心烦,舌红少苔,脉象细数等证。

【治法】 滋养胃阴,可用益胃汤加减。

2. 实证

寒湿困脾 本证多因贪凉饮冷,过食瓜果以及嗜饮茶水,使寒湿停于中焦;或因冒雨涉水,地处湿洼,导致寒湿困脾。

【主证】 脘腹胀满,头身困重,食纳减少,泛恶欲吐,口不渴,便溏稀薄,小便不利,妇女带下。舌苔白腻或厚,脉迟缓而濡。

寒湿犯脾,脾运受阻,故脘腹胀满,泛恶欲吐,食纳减少;湿困中焦,清阳不升则头重;困于肌肉则身体困重。脾阳被困,不能运化水湿,则见便溏稀薄,小便不利。寒湿下注则妇女带下。苔白腻脉濡缓,皆为寒湿内阻之象。

【治法】 温中化湿,可用胃苓汤加减。

脾胃湿热 本证多因湿邪郁久化热,或因喜食肥甘酒酪,或脾湿胃热互相蕴郁而成。

【主证】 脘腹胀满,不思饮食,厌恶油腻,恶心欲吐,口黏而甜,肢体困重,大便溏薄不爽,小便短赤不利,身热起伏,汗出热不解,尿少而黄。舌苔黄腻,脉濡数。

湿热蕴于脾胃,受纳运化及升降失常,故脘腹胀闷,不思饮食,恶心欲吐;湿热上泛,故口黏而甜;湿热互结,阻遏于内,故身热不爽,汗出不解,身重困倦,大便溏泄不爽,小便短赤不利。若湿热影响肝胆的疏泄,可使面目肌肤发黄,皮肤发痒。舌苔黄腻,脉濡数,均属湿热病证。

【治法】 清利湿热,可用茵陈五苓散加减。

胃寒证 胃寒证多由饮食不节,贪凉饮冷所致。

【主证】 胃脘疼痛,轻则绵绵不已,重则拘急剧痛,阵阵发作,遇寒则重,得热则缓,呕吐清水,舌苔白滑,脉沉迟或沉弦。

寒性凝滞,寒侵中焦,胃气不畅,故胃冷痛,得热则舒。寒伤阳气,胃不腐熟水谷,故呕吐清水。舌苔白滑,脉沉迟或沉弦均为胃寒之象。

【治法】 温胃散寒,可用良附丸加减。

胃热(火)证 胃热证多因胃阳素强,与情志之火相并,或外邪传内化热,或过食辛辣厚味而成。

【主证】 胃脘灼热而疼痛,烦渴多饮或渴欲冷饮,消谷善饥,牙龈肿痛,口臭,泛酸嘈杂,舌红苔黄,脉滑数。

胃中积热,气机不畅,故胃脘灼热而疼痛;胃热炽盛,灼伤胃阴,故烦渴多饮或喜冷饮;火能消谷,胃火盛者消谷善饥。牙龈为胃经络脉所过,胃热上冲,故牙龈肿痛。胃热熏蒸,故口臭、泛酸嘈杂。热伤精津液,故大便秘结。舌红苔黄、脉滑数,均属胃热之象。

【治法】 清泻胃火,可用清胃汤加减。

食滞胃脘 多由饮食不节,暴饮暴食引起。

【主证】 脘腹胀满,呕吐酸腐,嗳气反酸,或矢气酸臭,不思饮食,大便泄泻或秘结。舌苔厚腻,脉滑。

饮食积滞停于胃脘,中焦气机受阻,故脘腹胀满。胃失和降,浊气上逆,故嗳腐吞酸,不思饮食。浊气下走大肠,故矢气酸臭。食滞于胃,脾运失常,故大便泄泻或秘结。食浊内阻,故舌苔厚腻、脉滑。

【治法】 消食导滞,用保和丸加减。

四、肝与胆病辨证

肝的主要功能是主藏血、主疏泄、主筋,开窍于目,与胆相表里,故肝的病变多为疏泄失常和筋脉不利,导致情志失调和气血运行障碍。

肝的病证有虚有实,而以实证为多;虚证多为阴虚,一般为肝肾同病,即肝肾阴虚。实证多见气郁火盛及寒邪、湿热等侵犯;肝阳上亢、肝风内动虽为虚实夹杂之证,但仍以实证为主。

肝气郁结 肝喜条达而主疏泄。如果精神刺激引起抑郁不舒,就会影响肝的条达,产生肝气郁结的病证。

【主证】 胁肋胀痛,胸闷不舒,善太息;急躁易怒,或沉默少言;不欲饮食,口苦善呕。脉弦,舌苔白滑。妇女可有月经不调、痛经或经前乳房作胀等病证。

肝脉布胁肋,肝经气血瘀滞,疏泄失常,故胁肋胀痛,满闷不舒,善太息。肝郁不舒,胃失和降,故呕逆不欲饮食;肝郁气结,气郁化火,故口苦而急躁易怒;肝气郁结,气血不畅,冲任失调,故见月经不调、经前乳房作胀等病证。

若肝郁日久,可致胁痛如锥刺,日轻夜重,舌色紫暗,或舌边出现瘀斑,脉弦迟而涩,是为肝郁气滞导致血瘀的征象。

气血郁结,久久不解,有发展而成"积聚"的可能。所谓"聚"是腹中如有块状物,时聚时散,这是气结的征象。"积"是腹中有块状物坚硬不移,如肝脾大之类,则为血瘀的征象。

【治法】 肝气郁结,宜疏肝解郁,用柴胡疏肝散加减;肝络瘀滞,宜舒肝活络,用血府逐瘀汤加减;肝郁而成癥瘕者,宜活血软坚,用鳖甲煎丸加减。

肝阳上亢 本证多由肝肾阴虚,阴不制阳,升发太过而引起,属本虚标实之证。

【主证】 头痛、头胀、眩晕,时轻时重;耳鸣耳聋,急躁易怒,口燥咽干,两目干涩,失眠多梦,肢麻,舌红少津,脉多弦而有力。

肝阳上亢,迫使气血充盈于上,故头痛、头胀、眩晕、耳鸣、耳聋、口燥咽干、两目干涩。肾阴不足,脑失充盈,加之阳亢于上,致使失眠多梦;阴血不足,不能濡养血脉,则肢麻震颤。舌红少津,脉弦有力,亦为阴虚阳亢之征象。

【治法】 滋阴平肝潜阳,用天麻钩藤饮合杞菊地黄汤、六味地黄汤加减。

肝火上炎 肝火上炎,多由肝气郁而化火所致,即所谓"气有余便是火"。

【主证】 头痛眩晕,双耳暴聋或耳鸣,面红目赤,急躁易怒,心烦失眠,口苦,尿黄,甚则咳血,吐血,衄血,舌红苔黄,脉弦数。

火性上炎,面红目赤、头痛眩晕、口苦、双耳暴聋或耳鸣、急躁易怒、心烦失眠,均为肝火上炎所致。若肝火迫血妄行,则可见咳血、吐血、衄血等病证。尿黄、舌红、苔黄、脉数,皆为肝火内盛之征象。

【治法】 清泻肝火,用当归龙荟丸加减。

肝胆湿热 脾主运化水湿,故湿的形成,往往责之于脾。若感受外邪。或恣食甘肥,使湿热内蕴,影响肝的疏泄,便可产生本病证。

【主证】 胁肋满闷疼痛,口苦,心烦,小便黄或短赤,或生黄疸,或带下黄腥臭,外阴瘙痒。或睾丸肿痛,红肿灼热。舌苔黄腻,脉弦数。

肝经布两胁,绕阴器,抵少腹,故肝胆湿热可见胁肋满闷疼痛,口苦,心烦,小便黄浑,妇女带下色黄腥臭,男子睾丸肿痛。湿热内蕴,胆液外溢,故见黄疸。小便短赤,舌苔黄腻,脉弦数,也均是湿热见证。

【治法】 清利肝胆湿热,用龙胆泻肝汤加减。

肝风内动 风有内风、外风之分,一般所称肝风,均指内风而言。主要以抽搐、震颤、麻木等为主。通常这类证候可分为3种类型。

肝阳化风

【主证】 头部抽引作痛,头晕眼花,肢麻或震颤,舌体抖动,舌红脉弦。甚则卒然昏倒,舌强,语言不利,或半身不遂。

风行速变,故病急卒然昏倒;风性善动,故有抽搐、震颤等症。《素问·至真要大论》说:"诸风掉眩,皆属于肝",肝阳上亢,故头晕而痛,甚则心神被扰,卒然昏倒。

【治法】 平肝熄风,可用天麻钩藤饮加减。

热极生风

【主证】 高热,烦渴,肢体抽搐,口噤,项强,两眼上翻,甚则角弓反张,神志不清,舌红脉弦数。

高热生风,风火相煽,筋脉失养,以致筋脉拘急抽搐,甚则角弓反张。若热扰心神则可致昏迷。

【治法】 清热熄风,可用羚角钩藤汤加减。

血虚生风

【主证】 头目眩晕,视物模糊,面色萎黄,经常手臂发麻,或突然手足抽搐,牙关发紧,脉弦细,舌淡少苔。

肝血虚衰,血不养肝,故头目眩晕,视物模糊;血虚不能濡养筋脉,筋失所养,则有肢麻、抽搐等症出现。

【治法】 养血熄风,可用四物汤加减,或用复脉汤加减。

寒凝肝脉 寒凝肝脉是外来的寒邪客于足厥阴肝的经脉,使气血凝滞而发病。

【主证】 少腹胀痛,牵引睾丸,或睾丸胀大下坠,或阴囊冷缩。舌润苔白,脉多沉弦。

寒滞肝脉,使气血不利,失于温煦,故出现经脉收引、拘急、疼痛等病证。

【治法】 暖肝散寒，理气止痛，用暖肝煎加减，或用当归四逆汤加吴茱萸、生姜、小茴香等药。

五、肾与膀胱病辨证

肾的主要功能是藏精、主水、主纳气、主骨生髓充脑。肾开窍于耳及二阴，与膀胱相表里，故肾的病变多表现在肾精封藏不固，水液代谢失常，生长、发育、生殖的异常和早衰，以及气不摄纳等方面。

肾内藏元阴、元阳，只宜固密，不宜耗泄，其病证多为虚证。一般分为肾阳虚和肾阴虚两大类。

1. 肾阳虚

本证根据临床症状和病理变化的特点，又可分为以下4种证候。

肾阳虚衰 或因素体阳虚，久病不愈；或由劳损过度，下元亏损；或年老体弱，均可导致肾阳不足。

【主证】 形寒肢冷，精神不振，腰膝酸软，或阳痿不举。舌淡苔白，脉沉迟或两尺无力。

肾阳虚则形寒肢冷，精神不振。腰为肾之府，肾又主骨，故肾阳不足可致腰膝酸软。肾阳虚衰，易使阳痿不举。舌淡苔白，脉沉迟或两尺无力，亦为肾阳虚衰之象。

【治法】 温补肾阳，可用肾气丸加减。

肾气不固 多由肾阳素亏，劳损过度，或久病失养，肾气亏耗，导致失却封藏固摄之权，而致肾气不固。

【主证】 滑精早泄，尿后余沥，带下稀薄，小便频数而清长，甚则失禁，腰脊酸软，面色淡白，听力减退，舌淡苔白，脉细弱。

肾气虚而精关不固，故见滑精早泄，带下稀薄。膀胱与肾相表里，肾气虚可导致膀胱不约，而见尿后余沥，小便频数而清长，甚则失禁。腰为肾之府，肾虚则腰脊酸软。肾开窍于耳，肾气虚而不能上充于耳，故听力减退。面色淡白，舌淡而苔薄白，脉细弱，均为肾气不固之征象。

【治法】 固摄肾气，可用金锁固精丸或缩泉丸加减。

肾不纳气 常见于肾气虚弱的人。久病咳喘，伤及肾气；或体胖气虚，经常汗出，又伤于劳损，均可导致本证。

【主证】 气短喘促，呼多吸少，动则喘甚，汗出，四肢不温，恶风寒，面部虚浮。脉沉细无力，舌质淡。

肺主呼气，肾主纳气，肾气虚则摄纳失权，下虚上盛，故短气喘促，呼多吸少。肾阳虚，不能化水御阴，故面部浮肿。肾阳虚衰，卫阳不充，故汗出肢冷，畏恶风寒。

【治法】 补肾纳气，可用人参胡桃汤或人参蛤蚧散加减。

肾虚水泛 多因素体虚弱，久病失调，肾阳亏损，不能温化水液，致水邪泛滥而溢于肌肤。

【主证】 周身浮肿，下肢尤甚，按之凹陷没指，腰酸痛，腹胀满，尿少。舌质淡，舌体胖，苔白，脉细沉。

肾阳衰微，气化失常，排尿障碍，尿量减少；水液泛滥于肌肤，则周身浮肿，肿甚按之凹陷可没指；水液停于腹腔则腹满；水泛为痰，则喘咳痰鸣，痰阻气机，肺失肃降，则呼吸气促。舌质胖淡、苔白、脉沉细,均属阳虚水泛之象。

【治法】 温阳利水,可用真武汤加减。

2. 肾阴虚

素体禀赋不足,或内伤劳损,耗损肾精;或失血、耗液、急性热病、过服温燥劫阴之药耗伤肾阴;或因其他脏腑阴虚连累,都可导致本证。

【主证】 头晕目眩,耳鸣耳聋,牙齿松动,失眠遗精,口咽发干,五心烦热,盗汗,腰膝酸痛。舌红脉细数。

肾主藏精,阴精亏损不足以制阳,虚阳上浮,故见五心烦热、口咽发干、盗汗遗精等阴虚内热之证。肾阴不足,精髓空虚,脑失所养,故头目眩晕,耳鸣耳聋,失眠。肾精不足,故腰膝痛。骨髓不充,则牙齿松动。舌绛、脉细数,主阴虚有热。

【治法】 滋补肾阴,用六味地黄丸加减。

3. 膀胱湿热

本证由湿热下注膀胱而致。

【主证】 小便不畅,尿频尿急,尿痛或小便淋沥,尿色浑浊,或有砂石,或尿血。舌苔黄腻,脉数。

湿热蕴结膀胱,气机被阻,故小便不畅。湿热下注,引起排尿障碍,故尿频、尿急、尿痛、小便淋沥;热伤血络,故尿血。湿热煎熬日久,尿中可形成砂石。舌苔黄腻、脉数,为湿热内蕴之征象。

【治法】 清利湿热,用八正散加减。

六、脏腑兼病

1. 心肺气虚

心肺并居上焦,关系密切,肺气虚损可以导致心气不足,心气虚损亦可引起肺气亏虚,均可形发心肺气虚证。

【主证】 久咳不已,气短心悸,面色㿠白,甚者可见口唇青紫。舌淡,脉细弱。

肺气虚失其宣降,故久咳不已。心气虚故心悸、面色㿠白、气短。舌淡、脉细弱,均为心肺气虚,气血不充之见症。若心气不足以运血,则可见口唇青紫。

【治法】 补益心肺,可用保元汤加减。

2. 心脾两虚

本证多因思虑过度,以致心脾气血两伤。

【主证】 心悸怔忡,失眠多梦,健忘,食纳减少,腹胀,大便溏泄,倦怠乏力。舌质淡嫩,脉细弱。

心脾两脏病变是互相影响的,如因心而影响脾,以心悸、气短症状为突出,治当以益心为主;如因脾而影响心,则以食少腹胀、便溏乏力症状突出,当治以补脾为主。

【治法】 补益心脾,用归脾汤加减。

3. 心肾不交

本证的病理特点为心肾阴虚,凡能引起心的阴血虚损,或肾的阴精亏虚的一切病因,均可进一步导致心肾两脏的阴虚,是为心肾不交。

【主证】 虚烦失眠,心悸健忘,头晕耳鸣,咽干,腰膝酸软,多梦遗精,潮热盗汗,小便短赤。舌红无苔,脉细数。

心阴虚,神失所养,故见虚烦失眠、心悸健忘;肾阴虚,则腰膝酸软;肾之阴精不足,精关不固,多梦遗精;肾水不能上济心火,虚火内扰,故见头晕耳鸣,潮热盗汗,咽干,小便短赤,舌红无苔、脉细数,均属阴虚内热之象。

【治法】 交通心肾,用交泰丸加减。

4. 肺脾两虚

肺脾两虚的证候,或因肺虚而及脾,如久咳肺虚,痰湿留积,损伤脾气,而致脾虚;或因脾虚而及肺,如慢性消化不良,中虚卫弱,表卫不固,常易感冒咳嗽。

【主证】 久咳不已,短气乏力,痰多清稀,食纳减少,腹胀便溏,甚则足面水肿。苔白舌淡,脉虚弱。

肺虚则失其宣降,脾虚则湿痰内生,故久咳、痰多清稀。脾气不足,运化失常,故食少腹胀、便溏。脾肺气虚,故短气乏力,若气不行水,水湿停留则见水肿。苔白舌淡、脉细弱皆为气虚证。

【治法】 补脾益肺,可用参苓白术散加减。

5. 肝火犯肺

本证多由肝气郁结,气郁化火,上逆犯肺,肺失肃降所致。

【主证】 胸胁窜痛,咳嗽阵作,甚则咳吐鲜血,性急善怒,烦热口苦,头眩目赤。舌苔薄,舌质红,脉弦数。

上述症状,均由肝郁气滞,气郁化火,肝火上逆犯肺所引起;严重者可热伤肺络,出现剧咳,咯血。

【治法】 清肝泻肺,可用黛蛤散合泻白散加减。

6. 肺肾阴虚

本证或因久咳耗伤肺阴,阴液不足,进而耗损肾阴,因此肾阴亦虚;或缘于肾阴亏损,不能滋养肺阴,加之虚火上炎,灼伤肺阴,遂致肺阴亦虚。两者的最终结果均可导致肺肾阴虚。

【主证】 咳嗽痰少,动则气促,间或咳血,腰膝酸软,消瘦,骨蒸潮热,盗汗遗精,颧红。舌红苔少,脉细数。

肺肾阴虚,阴虚内热,虚火上炎可致咳嗽,骨蒸潮热等病证。

【治法】 滋补肺肾,用麦味地黄汤加减。

7. 肝脾不调

本证多由肝气郁结,疏泄失常,影响到脾的功能,致脾不运化。

【主证】 胸胁胀痛,善太息,腹部胀满,肠鸣便溏,矢气多,精神抑郁,性情急躁,食纳减少,舌苔白,脉弦数。

肝郁气滞,故胸胁胀满、善太息、精神抑郁、性情急躁。肝失疏泄,脾不运化,故食纳减少、腹胀肠鸣、多矢气、大便溏薄。

【治法】 疏肝健脾,用痛泻要方加减。

8. 肝胃不和

本证多由肝气郁结,疏泄失常,影响胃的功能,使胃失和降,遂为肝胃不和,亦称肝气犯胃。

【主证】 胸胁胀满,善太息,胃脘胀满作痛,嗳气吞酸,嘈杂或呕恶。苔薄黄,脉弦。

肝郁气滞,故胸胁胀痛、善太息。肝气犯胃,胃失和降,故嗳气、吞酸、嘈杂、呕恶。胃脘胀满作痛为气滞疼痛,亦由肝气犯胃所致。

【治法】 疏肝和胃,用芍药甘草汤合左金丸加减。

9. 脾肾阳虚

本证多由肾阳虚衰,不能温养脾阳,导致脾阳亦虚;亦可由脾阳久虚,不能运化水谷之精气以充养肾,遂致肾阳亦虚。其结果均为脾肾阳虚。

【主证】 畏寒肢冷,气短懒言,身体倦怠,大便溏泄,完谷不化或五更泄泻,或见浮肿,甚则腹满膨胀。舌质淡,苔白润,脉细弱。

气短懒言、倦怠乏力、便溏等为脾阳虚的见症。畏寒肢冷、五更泄泻则主要为肾阳虚见症。肾主水,脾能运化水液,故脾肾阳虚可出现水肿,甚则水停于腹腔内,致腹满膨胀。舌质淡、苔白润、脉细弱,均为阳虚证。

【治法】 温补脾肾,四神丸加减;水肿可用真武汤,或实脾饮加减。

10. 肝肾阴虚

肝藏血,肾藏精,精血互生,肝肾相互滋养。肝血不足或肾精亏损经久不愈,均可导致肝肾阴虚。

【主证】 头晕目眩,耳鸣,胁痛,腰膝酸软,咽干,颧红,盗汗,五心烦热,男子遗精,女子月经不调。舌红无苔,脉细数。

肝肾阴虚,虚火上扰,故见头晕目眩、耳鸣、咽干、颧红等症。肝脉布两胁,肝阴不足,则脉失养,故胁痛。腰为肾之府,肾主骨,肝主筋,膝为筋之府,肝肾阴虚,故腰膝酸软。肾阴亏虚,虚火内生,扰动精室,故男子可见遗精。肝肾阴虚,冲任失调,在女子可致月经不调。五心烦热、盗汗、舌红无苔、脉细数,均为阴虚内热之征象。

【治法】 滋补肝肾,可用杞菊地黄汤或一贯煎加减。

病 例 分 析

例1 患者发热多日不退,感心胸烦热,口舌有溃疡糜烂,大便秘结,小便色深,舌苔黄,脉数。

例2 患者女性,先有发热口黏腻纳呆,以后有外阴瘙痒,带下绵绵,质稠色黄,伴有腥臭味,小便黄赤,舌苔黄腻,脉弦数。

例3 患者大便后流鲜血,已20余日,自觉神疲乏力,气短自汗,胃纳减退,食后腹胀,舌淡白,脉濡弱。

例4 患者有慢性咳嗽多痰病史10多年,平时神疲乏力,易于感冒,遇冷发作加重。近因劳动时出汗,脱衣受凉,出现发热头痛,咽痒咳嗽,痰多色白清稀,而且气喘痰鸣,胸闷不能平卧,食欲减少,舌淡苔薄白腻,脉浮滑。

例5 患者2年来两下肢浮肿,渐向上肿,畏寒,其后胃口转差,大便溏薄,腰酸耳鸣,口淡而干,面色㿠白,唇少血色,舌淡胖而润,苔薄白,尺脉弱。

第四节　六经辨证、卫气营血辨证和三焦辨证

六经辨证、卫气营血辨证和三焦辨证都是外感热病的辨证方法，所归纳的证型都有对应的治疗方剂，疗效也较确切。了解这几种辨证方法对指导临床处方用药有重要意义。

一、六经辨证

六经辨证是张仲景在《伤寒论》中首创的一种辨证方法，将外感病发展过程中具有普遍性的证候以阴阳为纲分为两大类，又根据疾病发展不同阶段的不同表现在阴阳两大类的基础上分为6种证型，这就是统称为三阳证的太阳、阳明、少阳证及统称为三阴证的太阴、少阴、厥阴证，总称为六经辨证。六经辨证的证型规律按表里分，太阳病主表，阳明病主里，少阳病半表半里，三阴病均属于里；按虚实和寒热分，三阳证多热多实，治疗当以祛邪为主，三阴证多寒多虚，治疗当以扶正为主；按病变累及脏腑分，三阳证病多在六腑，三阴证病多在五脏。事实上，六经辨证不仅能用于外感病辨证，对内伤杂病的辨证用药也同样有指导意义。

二、卫气营血辨证

卫气营血辨证是在六经辨证基础上发展起来的，用以弥补六经辨证之不足。卫气营血是温热病发展过程的4个阶段，用来说明病位的深浅、病情的轻重和病势的进退。温热病的特点，一是发病急速，病情多变；二是温热之邪易于化燥伤阴，甚则耗血动血。温热病初起即可见热象偏盛，多有口渴；在病变过程中易出现神昏谵语，斑疹，吐衄；在病变的后期，易有风动惊厥之证。卫气营血辨证要点如下。

辨别病变部位　　温热病的卫分病相当于八纲辨证的表证，气、营、血分病相当于里证。卫分病多侵犯肺卫、四肢、头面鼻喉；气分病多侵犯肺、脾及胃、大肠、胆等；营分病多侵犯心与肝；血分病多侵犯心、肝、肾。

区分病程阶段　　卫分病的特征是发热恶寒，头痛，舌苔薄白，脉浮或浮数；气分病特点是高热不恶寒，汗出，口渴喜饮，舌红苔黄，脉洪数或沉实；营分病的特点是发热夜间更高，烦躁，谵语，口不甚渴，隐现斑疹，舌绛少苔或无苔，脉细数；血分病则进一步神志不清，或躁或狂，斑疹明显，吐衄、尿血，舌质绛或紫而干，无苔，脉沉细数。

认识传变规律　　温热病发生，一般从卫分开始，按卫气营血顺序，由表及里，由轻到重；但有时一发病就在气分，或营分、血分；或由卫分直接传入营分、血分，或不同阶段病变同时存在。凡此种种，取决于病邪性质、机体抵抗力强弱，以及治疗是否及时和恰当。

确定治疗方法　　卫分病宜解表，气分病宜清气，营分病宜清营泄热，血分病宜凉血解毒。

1. 卫分病辨证

卫分病是温热病的初期阶段，由于发病季节、病邪性质，以及个体反应性的不同，卫分病常见有以下3种类型。

风热证　　发热重而恶寒轻，汗出，口渴，咳嗽，舌苔薄白或微黄、舌尖边红，脉浮数。相当于八纲中的表热证。在上呼吸道感染、急性扁桃体炎、急性咽炎、肺炎、麻疹、猩红热等初期可出现此证。治宜辛凉解表，方用银翘散加减。

燥热证　发热,微恶风寒,咳嗽无痰,口干咽燥,胸痛,舌质偏红、苔薄白或薄黄而干,脉浮细而数。本证多发于秋季,在急性支气管炎、上呼吸道感染等可出现此证。治宜清宣润燥,方用清燥救肺汤。

湿热证　发热,尤以午后为重,微汗出,但汗出而不解;微恶风寒,胸闷,头重身体酸痛,舌苔薄白而腻,脉细濡。在暑湿季节感冒、沙门菌属感冒、传染性肝炎初起时可出现此证。对于湿热证,治法上既不可汗,更不可下,若单用清热之法亦是徒劳,只有用芳香化浊,使湿邪缓缓而去。方用三仁汤加味或藿朴夏苓汤。

2. 气分病辨证

气分病的特点是以热盛为主,判断是否卫分表证尚存,主要看有没有恶寒。一般认为"有一分恶寒,就有一分表证",没有恶寒,则纯属里热证。气分病有以下4种证型。

气分热盛(胃热证)　大热,大汗,大渴,脉洪大,心烦,面赤,喜冷饮,舌苔黄燥。由于本证的病机是胃热过盛,故口渴多饮;胃热向外蒸腾,肌肤按之灼手,热邪迫津外泄,故汗多。本证亦称胃热证,治宜清热生津,方用白虎汤。

邪热壅肺(肺热证)　发热不恶寒,胸痛,咳嗽,气急,鼻翼扇动,痰稠色黄,口渴尿黄,舌尖边红。在大叶性肺炎等呼吸系统疾病中,可出现此证。治宜清热宣肺,方用麻杏石甘汤加减。

胃肠实热(实热证)　高热或午后潮热,大便秘结或腹泻黄臭稀水,腹部胀满,腹痛拒按,烦躁谵语,手足多汗,舌红苔黄或灰黑起刺,脉沉数有力。多见于伤寒、肺炎、败血症等急性热病高热阶段伴便秘、腹胀者。治宜泻下泄热、增液泻实,方用增液承气汤。

湿热内郁(湿热证)　身热不扬,汗出热减,继而复热,身重胸闷,腹胀满,呕恶纳呆,渴不欲饮,尿短赤,大便不爽,舌红、苔黄厚腻,脉濡。在肠伤寒、沙门菌感染、传染性肝炎等病可出现本证。治宜清热化湿,方用甘露消毒丹。

3. 营分病辨证

营分病,或由气分邪热内传,或由卫分直接传入,后者病情更严重。营分病的主要标志是舌色鲜红或绛,口不渴或不甚渴,并伴有神昏谵语,营分病常见热邪入营和热入心包。

热邪入营　身热夜甚,昼静夜躁,口不渴或渴而不欲饮,心烦不寐,或神昏谵语,斑疹隐隐可见。多见于败血症、细菌性心内膜炎等急性热病伴高热者。治宜清营泄热,方用清营汤。

热入心包　除有上述热邪入营的特征外,意识障碍加重。表情淡漠,语謇,反应迟钝,幻听、幻视,循衣摸床,甚至深度昏迷、抽搐、大小便失禁、舌绛、脉滑细数。多见于各型脑炎、化脓性脑膜炎等急性热病极期。治宜清心开窍,方用安宫牛黄丸或至宝丹、紫雪丹。

4. 血分病辨证

血分病是温热病最严重的阶段。心主血,肝藏血,故热邪深入血分势必影响心、肝两脏,血分病常见血热妄行和肝热动风。

血热妄行　除身热、舌绛、脉数外,主要表现为各种出血现象,如吐血、咯血、衄血、尿血、便血等。治宜凉血止血。

肝热动风　发热,心烦、口渴、头痛眩晕外,还有抽搐,角弓反张等神经系统症状;舌红绛,脉弦数。治宜凉肝熄风,方用羚角钩藤汤加减。

三、三焦辨证

上焦、中焦、下焦合称三焦。上焦指肺与心包，中焦指脾与胃，下焦指肝与肾。三焦辨证是清代吴瑭在卫气营血辨证基础上结合温热病的传变规律总结出来的一种辨证方法。一般而言，上焦病大多属于外感热病的初期，中焦病大多属于外感热病的中期，下焦病大多属于外感热病的后期。由于其内容多与卫气营血辨证重复，且目前已不大应用，故不作详细介绍。

（王文健）

第七章

治 则 与 治 法

治则即治疗疾病的总原则,是用以指导治法的纲要;治法是治疗疾病的基本方法。

第一节 治 则

中医学的治疗原则内容丰富,包括预防为主,治病求本,正治反治,标本缓急,扶正祛邪,同病异治,异病同治,以及因时、因地、因人制宜等。

一、预防为主

中医学非常重视对疾病的预防,早在《内经》中就提出了"治未病"的观念。所谓治未病,包括未病先防、既病防变和瘥后防复发三个方面。

未病先防,相当于一级预防。是指在疾病未发生之前,加强锻炼,增强体质,颐养正气,提高机体的抗邪能力,同时能动地适应客观环境,避免致病因素的侵害,预防疾病的发生,从而维护人体健康。

既病防变,相当于二级预防。是指在疾病发生后,要早期诊断,早期治疗,以防止疾病的发展与传变。或防止传染性疾病的扩散。

瘥后防复发:是指疾病好转或治愈后,还要积极防止其复发及可能带来的后遗症。

二、治病求本

即治疗时必须抓住疾病的本质,这是辨证论治中的根本原则。如头痛,可由外感、血虚、痰湿、瘀血、肝阳上亢等多种原因引起,治疗时就必须找出头痛的原因或辨明疾病的本质,分别用解表、养血、燥湿、化痰、活血化瘀或平肝潜阳等方法进行治疗。又如高热不退、烦躁、口渴、四肢厥冷,为"真热假寒"证,四肢厥冷是其假象,内热过盛是其本质,所以治疗时应清解邪热,解热之后,阳气得以外达,肢冷自愈。这种针对疾病的病因和病变本质进行治疗的原则,就是治病求本。

1. 正治反治

正治法 是指当疾病的临床表现和其本质相一致时,采用逆其病势的方药进行治疗的一种法则。如热邪所致的热证,其现象和本质均为热;寒邪所致的寒证,其现象和本质均为寒。治疗时用寒性方药治热证,或用热性方药治寒证,即"热者寒之"或"寒者热之"。同样"虚则补之"或"实者泻之",分别用补法或攻泻法治疗现象和本质一致的虚证或实证。正治法是临床上最常用的一种治疗法则。

反治法 是指当疾病的临床表现和其本质不相一致而出现一些假象时,采用顺其病势的方药进行治疗，即为反治法。反治法与一般"治热以寒"、"治寒以热"相反，具体应用时有"热因热用"、"寒因寒用"、"塞因塞用"、"通因通用"等几种方法。

（1）热因热用：用温热药治疗热证，称"热因热用"。如由于内脏虚寒，阴邪太盛，格阳于外而反见发热、面红的，则属假热，当用温热药治疗，这就是以热治热的"热因热用"。

（2）寒因寒用：用寒凉药治疗寒证，称"寒因寒用"。如热邪内炽，里热太盛，阳郁于内，格阴于外，出现四肢厥冷证候。当用寒凉药治其假寒之症，就是以寒治寒的"寒因寒用"。

（3）塞因塞用：用补益药治疗闭塞不通的证候，称"塞因塞用"。如中气不足，脾虚不运所致的脘腹胀满，因其病的本质为虚，采用补中益气健脾的方法从其闭塞而治；气虚血枯引起闭经，不用通经的方法，而用补气养血的方药治疗，这些都是以补开塞的"塞因塞用"。

（4）通因通用：用通利的方法治疗通泄的证候，称"通因通用"。如因饮食积滞所致的腹泻，用消导通下方药治疗；因瘀血所致的崩漏，用活血逐瘀方药治疗，都属"通因通用"。

以上所说的反治法，主要是顺从疾病所反映于外的证候而治，表面上与正治法相反，实质上是在治病求本原则的指导下，针对疾病的本质而灵活运用的一种治疗法则，是正治法在特殊情况下的体现。

2. 扶正祛邪

任何疾病的发生发展，都是正气与邪气矛盾双方斗争的过程，邪胜正则病进，正胜邪则病愈。因此，对疾病的治疗就是扶助正气，祛除邪气，改变正邪双方力量的对比，促使病体向痊愈方向转化。

"邪气盛则实，精气夺则虚"，正邪盛衰决定着病变的虚实。扶正，就是使用扶助正气的药物或其他疗法以增强体质，提高抗病能力，达到战胜疾病、恢复健康的目的。这种"扶正以祛邪"的原则，适用于正虚为主的病证，临床上可根据病人正虚的具体情况，运用益气、养血、滋阴、助阳等治法。祛邪，就是用攻泻等驱逐邪气的药物或其他疗法以祛除病邪，达到邪去正复的目的。这种"驱邪以安正"的原则，适用于邪实为主的病证，临床上可根据病人邪实的具体情况，运用发汗、攻下、清热、温寒、消导等治法，也可以用针灸、推拿、熏蒸等治疗手段。

3. 同病异治、异病同治、同病类治

同病异治、异病同治和同病类治是一个中西医结合的概念，是在诊疗过程中处理西医的病和中医的证的关系时遵循的一项原则。

同病异治，是指同一种疾病由于病因病理以及病变发展阶段的不同，其临床表现不尽一致，通过辨证，须采用不同的方法治疗。如同为感冒，病因有风寒与风热的不同，治疗就有辛温解表和辛凉解表之分。不同个体间正气盛衰有区别，治疗就不一样。对素体虚弱者，须在解表的同时，根据病情辅以补气、养血、滋阴或助阳。

异病同治，是指不同的疾病，但具有相同或接近的中医的病因、病机，临床会出现相同的中医证候，这时可采用相同的治疗方法。如久痢、久泻、脱肛、崩漏、子宫脱垂、胃下垂等病症，凡属气虚下陷这一证型的，都可采用益气升阳的方法治疗。又如失眠、心悸、贫血、月经不调等病证，在病变过程中若属于心脾两虚证，则都可以用补益心脾的归脾汤进行治疗。

事实上，病证关系更多时候是表现为同病类证，同一疾病患者有大致相同或接近的病因和病理改变，其中医证型基本相同，个体之间的证型差异是大同前提下的小异，这种微小差异就构成了类证。如冠心病心绞痛患者的基本病理改变是心肌供血不足，中医属于气虚血瘀络阻，总的治疗原则是益气活血通络；但患者有的偏阳虚，有的偏阴虚，有的偏痰浊，因此

治疗时在益气活血通络的大前提下,按照类证类治的原则,给予个体化的处理。

三、标本缓急

一般说来,标,即现象;本,即本质。但实际上标、本的含义是多方面的,从正邪来分,正气是本,邪气是标;从病因、症状来分,病因为本,症状为标;从病变部位来分,内脏为本,体表为标;从发病先后来分,旧病为本,新病为标,原发病为本,继发病为标。在实际应用时,标、本所指应随具体情况而定。

中医治病的总原则固然是治病求本,但临床上还得对标、本进行具体分析,根据标本缓急而确定具体治疗步骤,或"急则治其标",或"缓则治其本",或"标、本同治"。

1. 急则治标

若标病甚急,不及时治疗就会危及患者生命或影响整个治疗进行,这时就应先治标病。如肝病患者,出现腹水胀满、呼吸喘促、二便不利,就应先利尿逐水治其标,待缓解后再养肝、保肝治其本。

2. 缓则治本

大多用于病势较缓的病证。如肺结核病人由于阴虚肺燥,常见午后发热、咳嗽等症状,发热、咳嗽为标,阴虚为本。治疗时不应把重点放在退热止咳以治标,而应着重滋阴润肺以治本。解决了阴虚肺燥,发热、咳嗽等,症状也就自能消失。缓则治本,是在病势较缓时以治本为先,是相对于急则治其标而言的。

3. 标病同治

是指标病、本病俱急,在时间和条件上又不允许单治标或单治本时,所采用的一种治则。如肾阳不足的水肿患者复感风寒,出现恶寒无汗、咳嗽胸满、腰痛尿少、全身水肿等证候,病之本在肾虚水泛,病之标为风寒束肺,两者俱急,这时需解表宣肺与温阳化水同时并举,这就是标本同治。

总之,在辨证论治时,必先分清标、本,如标、本不明,主次不分,势必影响疗效,甚至延误病情,危及患者生命。

四、因时、因地、因人制宜

疾病的发生、发展是由多方面因素决定的,时令气候、地理环境、情志、饮食等都对病变有一定的影响,特别是人的体质因素对疾病的影响更大。因此,在治疗时,要根据季节、地区、体质及年龄的不同选用不同的治疗方法,即治疗要因时、因地、因人制宜。

1. 因时制宜

要根据不同季节的气候特点选用不同的方药。如夏天人体腠理开泄,就不宜过用辛温之品,以防开泄太过,损伤津气,滋生他病;冬天人体肌肤致密,如外感风寒,则可重用辛温解表,使邪从汗解;夏季多雨,气候潮湿时,病多挟湿,治疗也应适当加入化湿渗湿的药物。

2. 因地制宜

选择用药要考虑所处的地理环境。如西北地势高气候寒冷少雨,病多燥寒,治宜辛润,寒凉之剂必须慎用;东南地势低气候温热多雨,病多温热或湿热,治宜清化,温热及助湿之剂必须慎用。又如风寒表证,需要辛温发汗以解表,若在西北多用辛温重剂如麻黄、桂枝、细辛;在东南则多用辛温轻剂如荆芥、苏叶、淡豆豉、生姜;湿重地区则多用羌活、防风、佩兰等。

3. 因人治宜

患者年龄、体质、性别和生活习惯不同,治疗时要因人而异。如成人用药量宜大,小儿用药量宜小;形体壮实者用药量宜大,形体弱小者用药量宜小。阳热体质或嗜食辛辣者,用药宜偏凉,慎用温热;阳虚体质或嗜食生冷者,用药宜偏温,慎用苦寒。妇女有经、带、胎、产等生理、病理特点,在治疗用药时都应加以考虑。

第二节 治 法

治法即治疗方法。治法是在辨清证候,审明病因、病机之后,在治则的指导下,有针对性地采取的治疗方法。如应用汗法,就要遵循因时、因地、因人制宜等原则;应用攻下法、补益法,就要遵循标本缓急、扶正祛邪等治疗原则。

中医的治疗方法十分丰富,包括药物疗法、饮食疗法、针灸疗法、推拿疗法、气功疗法、敷贴疗法、药熨疗法、熏浴疗法、佩带疗法等方面,但不外乎是内治和外治两类。本节主要讨论内治法。

治疗大法包括汗、吐、下、和、温、清、消、补"八法"。程钟龄的《医学心悟·医门八法》曰"论病之源,以内伤、外感四字括之。论病之情,则以寒、热、虚、实、表、里、阴、阳八字统之。而论治病之方,则又以汗、和、下、消、吐、清、温、补八法尽之。"在应用时,八法中又可针对不同证型衍生出许多具体治法。如补法就有补阴、补阳、补气、补血之分。

一、汗法

汗法又称解表法,是用发汗的方药开泄腠理、调和营卫,以祛邪外出、解除表证的一种治法。汗法主要适用于外感疾病初起,病邪在表,症见恶寒发热,头痛身痛,苔薄,脉浮。此外,水肿病腰以上肿甚,疮疡初起,麻疹透发不畅且具有上述表证者,亦可使用。

针对外感表证寒热性质的不同,汗法分为辛温发汗(或解表)和辛凉发汗两类。辛温发汗适用于外感风寒,用麻黄汤、桂枝汤等方;辛凉发汗适用于外感风热,用桑菊饮、银翘散等方。汗法治疗服药后应避风寒,酌加衣被,以助发汗。汗法应注意以汗出邪去为度,不可过汗。发汗太过,大汗淋漓,会耗散津液,损伤正气。汗法亦不可盲目应用,对于表邪已解,或麻疹已透,疮疡已溃,以及自汗、盗汗、失血、吐泻及热病后期津亏者,均不宜用汗法。

二、吐法

吐法又称催吐法,是利用药物涌吐的性能引导病邪或有毒物质从口吐出的一种治法。本法主要适用于食积停滞胃脘,顽痰留滞胸膈,痰涎阻塞气道且病邪有上涌之势者;亦用于误食毒物尚在胃中等病证。目前吐法已少用。

三、下法

下法又称泻下法,是利用具有通下作用的方药通导大便,以攻逐体内积滞和积水,或解除实热蕴结的一种治法。本法主要用于寒、热、燥、湿等邪内结肠道,以及水结、宿食、瘀血、积痰等里实证。

根据病情缓急、寒热性质和病邪兼杂的不同,下法又可分为寒下、温下、润下、逐下、攻下逐瘀等。寒下适用于里实热证,方用承气汤;温下适用于寒冷凝滞、胃肠冷积,方用大黄附子汤;润下适用于肠道津液不足、阴亏血少的大便秘结,方用麻仁丸;逐水适用于阳水实证,方用十枣汤;攻下逐瘀适用于瘀热结于下焦,或内有干血,瘀阻凝滞而体质尚实者,方用桃核承气汤。

下法中,峻下逐水特别易伤人体正气,应用时必须谨慎,以邪去为度,不可过量或久用。对于邪不在里、正气不足,或妇女月经期、妊娠期,老年人阳虚体弱及脾胃虚弱者,应慎用或禁用。

四、和法

和法又称和解法,是应用具有和解和疏泄的方剂以祛除半表半里之邪,或调整肌体不和的一种治法。本法应用范围很广,如外感病中往来寒热的少阳证;内伤病中的肝胃不和、肝脾不和等证。

不同的病邪部位和不同的脏腑功能失调,要用不同的和法。邪在半表半里的少阳证方用小柴胡汤;肝气犯胃宜疏肝和胃方用逍遥散;肝脾失调宜调和肝脾方用四逆散。

五、温法

温法又称温里法,或祛寒法,是用温热的方药祛除寒邪和补益阳气的一种治法。本法适用于里寒证,包括寒邪侵及脏腑、阴寒内盛的寒实证,以及阳气虚弱、寒从内生的虚寒证。对于后者,常与补法配合使用。

温法在临床应用时,根据寒邪所犯部位及正气强弱不同而有温中祛寒、温经散寒、回阳救逆等治法。温中祛寒适用于寒邪直中中焦,或阳虚中寒证,方用理中汤;温经散寒适用于寒邪凝滞经络,血脉不畅的痹证,方用当归四逆汤;回阳救逆适用于亡阳虚脱、阴寒内盛危候,方用四逆汤、参附汤。其他如温肺化饮、温化寒痰、温肾利水、温经暖肝、温胃理气等治法,都属于温法的范围。

温法所用的药物,性多燥热,易耗伤阴血,在临床上,凡阴虚、血虚证,以及血热妄行的出血证,应慎用或禁用。

六、清法

清法又称清热法,是用性质寒凉的方药通过泻火、解毒、凉血等,达到清除热邪的目的。本法主要适用于里实热证。凡外感热性病,只要表邪已解而里热炽盛者,均可应用。对热结胃肠者常与下法同用;治疗虚热证,须与养阴法同用。

根据热病发展阶段和病邪所在脏腑的不同,清法可分为清热泻火、清热解毒、清营凉血、清泻脏腑等具体治法。清热泻火适用于热在气分,属于实热的证候,方用白虎汤;清热解毒适用于时疫温病、热毒疮溃等,方用五味消毒饮;清营凉血适用于热入营血的证候,方用清营汤。至于清泻脏腑,又有泻肺清热、清心降火、清肝泻火、清泻胃火等不同,这些都属于清法范围。

清法因所用方药多具寒凉之性,常能损伤脾胃阳气,一般不宜久用。

七、消法

消法又称消导法或消散法,是用消食导滞、行气、化痰、利水等方药,使积滞的实邪逐步消散的一种治法。本法主要适用于气、血、食、痰、湿(水)所形成的积聚、癥瘕、痞块等病证。

消法根据其治疗病证的不同,可分为消食导滞、消痞化积、活血化瘀等。消食导滞适用于食滞不化,方用保和丸;消痞化积适用于体内痰湿、气血相结,形成痞块癥瘕等病证,方用枳术丸;活血化瘀适用于血瘀证,方用桃红四物汤;其他如消痰化饮、利水消肿、软坚散结等,也属于消法的范围。

消法为祛邪而设,凡正虚邪实患者,还当祛邪兼以扶正。

八、补法

补法又称补益法,是用具有补养作用的方药以消除虚弱证候的一种治法。本法适用于各种原因造成的脏腑气血阴阳虚弱的病证。

补法一般分为补气、补血、补阴、补阳四类。补气或益气适用于气虚所引起的证候,方用四君子汤;补血或养血适用于血虚所引起的证候,方用四物汤;补阴或滋阴适用于阴精或津液不足所引起的证候;补阳或助阳适用于阳气不足所引起的证候。

临床在具体应用补法时,常根据病变部位直补其脏,如补养心血法、补益心气法、养血柔肝法、滋阴润肺法、益气健脾法、滋阴补肾法及温补肾阳法等。若某些脏腑气、血、阴、阳同虚时,可用几种补法相兼治疗,如脾肾双补、肝肾同补、益气养阴(血)等。

运用补法时应注意辨证一定要精当。不要为"真实假虚"或"真虚假实"所迷惑,免犯"实其实"之忌。同时,对邪实正虚以邪气盛为主的患者,也当慎用,否则会造成"误补益疾"、"闭门留寇"的不良后果。

上述八法只是一些基本大法,随着中医学的发展,实际治疗的扩展已超出八法范畴,如固涩法、熄风法、镇潜法等。对于这些丰富的内容,可以在临床实践中逐步学习和掌握。

病 例 分 析

例1 女性,26岁,昨夜突起恶寒发热,伴四肢酸楚无汗,自服退热镇痛药2片,以致大汗淋漓,发热略退又再起,白天无汗,但入寐即有冷汗,口干而只喜热饮,饮亦不多,大便干结,小便黄,舌苔少而干,舌质红,脉浮数,患者体质一向怕热喜凉,大便秘结,舌苔少。

例2 男性,57岁,逢冬必咳嗽,痰多黏腻,平时穿衣多而喜热食。动则气急,肛门下脱,大便如常,小便短频以夜间为甚,小便色赤而浊,神疲,面萎黄无华,伸舌无力,舌苔黄腻,脉沉。

(王文健 陈 瑜)

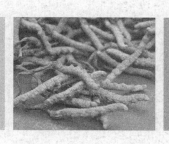

中药与方剂篇

第八章

中 药 与 方 剂

第一节 总 论

一、中药的基本知识

中药一般是指在中医药理论指导下所应用的药物。中药以天然药物及其加工品为主要来源,以植物药为主,也有部分动物、矿物及化学类药物。

1. 中药的产地、采集、贮存

中药的来源、采集时间、加工炮制及贮存方法等直接关系到药材质地的优劣,历代医药界人士都十分重视,且在长期的实践中,积累了丰富的经验。

(1)产地

中药大部分为植物药,由于地理环境、水质、土壤、气候等自然条件会影响植物的生长,因此中药强调产地,所谓"地道药材"。如四川的黄连、云南的三七、宁夏的枸杞、东北的人参、山东的阿胶等都是著名的地道药材。

(2)采集

不同植物的根、茎、叶、花、果、种子或全草都有一定的生长和成熟期,故采药时间和采集方式则随着中药的品种和入药的部位而有所不同。一般根部应在初春或深秋采挖,如天麻、何首乌等;茎叶部分应在植物生长最茂盛或开花时采集,如苏叶、大青叶;用花应采未开放的花蕾或刚开放的花朵,如银花、菊花;花粉应在花盛开时采集,如蒲黄、松花粉等;果实类宜在初熟或未成熟时采集,如桑椹、枳实;种子宜在果实成熟后采集,如杏仁、白果、牛蒡子。不同生长阶段药效成分的含量不同,如人参中人参皂苷以八月份后含量最高;麻黄中生物碱秋季含量较高。

2. 中药的炮制

炮制是对药材进行各种加工处理的总称。目的在于:①增强药效,如延胡索中镇痛有效成分生物碱经醋炒后含量明显增加,加强了镇痛作用。②减毒去毒,如附子含有乌头碱,可导致心律失常,经过浸漂、煎煮等处理,可使乌头碱分解,这样既保留强心有效作用,又可以降低其毒副作用。③改变药物的性能,如地黄生用凉血,酒制可滋阴补血;何首乌生用通便,熟制补益肝肾。④便于制剂、服用、贮存。

3. 中药的性能

中药的性能,是指按照中医理论对中药的分类。中药性能包括四气五味、归经及升降浮沉等,这种分类对中药的应用具有指导意义。

(1)四气、五味

四气:是指寒、热、温、凉四种药性。寒与凉、温与热两者药性相同,仅是程度上的差别。一般来说,寒凉药物具有清热泻火、解毒凉血等作用,用来治疗热性病证;温热药物具有温中散寒、助阳通脉等作用,用来治疗寒性病证。

五味:是指辛、甘、酸、苦、咸五种滋味。实际上不止五种,还有淡味,但一般将淡味附于甘味之中,故仍称之五味。

辛,有发散、行气、行血作用。多用于表证、郁证。如解表发汗的麻黄、薄荷;理气活血的木香、红花等都有辛味。

甘,有补益、和中、缓急等作用,一般为治疗虚证的滋补调和类药物。如滋补的人参、熟地;调和缓急的甘草等皆为甘味。甘味药中有一部分无明显的味道,实为淡味。淡味药有渗湿、利尿作用,常用以治疗小便不利、水肿病证,如茯苓、猪苓等。

酸,有收敛、固涩等作用。多用于虚汗、泄泻等病证,如收敛止汗的五味子,涩肠止泻的乌梅,固精止带的金樱子等。

苦,有泻火、燥湿、通泄、下降等作用,多用于热证、湿证。如大黄泻热通便,杏仁降肺气止咳平喘,苍术治寒湿证,黄柏治湿热证等。

咸,有软坚、散结、泻下等作用。常用于痰核、瘰疬、便秘等病证,如芒硝泻下通便,牡蛎软坚散结治痰核、瘰疬等。

(2)归经

归经是指用中医脏腑、经络理论来说明药物的作用途径和部位。药物性味相同而归经不同,作用部位就不同。如同为寒性药物,黄芩善清上焦热,黄连长于清中焦热,黄柏偏于清下焦热。当然,同一归经的药物,因其性味不同作用亦不同,如黄芩、干姜、杏仁、苏子等均归肺经,其中黄芩擅长清肺热,干姜善于温肺散寒,杏仁以宣肺止咳,苏子以降气平喘等。还有一些药物归属数经,说明该药作用比较广泛。

(3)升降浮沉

升降浮沉同样是药物治病的一种性能特点。升浮药物主向上、向外,有发汗解表、散寒祛风、开窍、催吐作用,常用于病位在上、在表;沉降药物主向下、向内,有平喘止咳、清热泻下、潜阳熄风、敛汗、利尿、止呕等作用,常用于病位在下、在里。

药物升降浮沉与药物气味质地轻重有一定关系,凡味属辛、甘,气属温、热的药物,多为升浮之品;凡味属酸、苦、咸,气属寒、凉的药物,多为沉降之品。此外,炮制会影响药物的升降沉浮,如酒炒药物主升,醋炒主收敛,姜汁炒主散,盐炒主下行。

4. 中药的用法

中药的用法包括配伍、禁忌、用量等内容。

(1)配伍

配伍,是根据病情需要和药物的性能,将两种或两种以上的药物配合在一起应用,以达到增强药效,或减少毒副作用的效果。

(2)禁忌

如果药物一起应用时会削弱药效或产生不良反应,就应避免。中医的"十八反"、"十九畏",就是将常见的中药配伍禁忌编成的歌诀。

十八反歌:本草言明十八反,半蒌贝蔹及攻乌,藻戟遂芫俱战草,诸参辛芍叛藜芦。

十九畏歌:硫黄原是火中精,朴硝一见便相争;水银莫与砒霜见,狼毒最怕密陀僧;巴豆性烈最为上,偏与牵牛不顺情;丁香莫与郁金见,牙硝难合京三棱;川乌草乌不顺犀,人参最怕五灵脂;官桂善能调冷气,若逢石脂便相欺。大凡修合看顺逆,炮爁炙煿莫相依。

　　妊娠用药的禁忌　　凡是损害胎元以致引起流产的药物,都应作为妊娠用药的禁忌。根据药物对胎元损害程度,一般分为禁用和慎用两大类。禁用药物多数为毒性较强、药性猛烈,如巴豆、麝香、水蛭等。慎用药多为破血、通经、行气和祛瘀及辛热的药物,如桃仁、大黄、枳实、肉桂等。

　　(3) 用量

　　药物的用量应注意以下三个方面。

　　1) 药物性质和用量关系:对毒性大、性猛的药物用量宜小;质坚体重的药物用量宜大,质松体轻的药物用量宜轻;根、果等厚味滋腻的药物用量稍重。

　　2) 药物配伍和用量的关系:在一般情况下,同样的药物入汤剂比入丸、散剂的用量要大些;单方用量大于复方,复方中主药用量重于辅药。

　　3) 病情、体质、年龄与用量的关系:一般病情急重、顽固者或身体壮实患者药量宜重,老幼胎产、久病体虚药量宜轻。6～10 岁小儿为成人用量的 1/2,5 岁以下则为成人用量的 1/4。

二、方剂概论

　　方剂是在辨证、立法的基础上,选择适当剂量的药物,按照一定原则配伍组成的。方剂学是研究方剂的组成理论及其应用的一门学科。

　　在医疗实践中,对于较复杂、严重的疾病,采用单味药物往往不能达到理想的治疗效果;通过药物与药物配伍,可以增强疗效;或消除和缓解药物的毒性作用。当然,药物合用不当也会发生相互制约、减弱疗效的现象。

　　方剂已有数千年的历史,其中包括汤、丸、散、膏、丹、酒等不同剂型,并有一套组方原则、组方体例等理论。东汉张仲景著《伤寒杂病论》,将理、法、方、药融于一体,收载方剂 314 首,其组方严谨,疗效卓越,被后世誉为"方书之祖"。

1. 方剂组成与其变化

　　方剂组成的目的是为了提高疗效,扩大治疗范围,同时减弱药物的烈性和毒性,其组成有一定的原则。

(1) 方剂组成

　　方剂一般由君、臣、佐、使四部分组成。君药又称主药,是针对主病或主证起主要治疗作用的药物。臣药又称辅药,其作用一是辅助君药对主病或主证的治疗;二是针对兼病或兼证起主要治疗作用。佐药的作用,一是佐助作用,即配合君、臣药增强治疗作用,或直接治疗次要症状;二是佐制作用,即用以消除或减弱君、臣药的毒性或烈性;三是反佐作用,即病重邪甚,可能拒药时,配用与君药性味相反而在治疗中起相成作用。使药,一是作为引经药,即能引方中诸药至病所;二是作为调和药,即有调和方中诸药作用。如四君子汤有人参、白术、茯苓、甘草组成。人参甘温,主补气虚为君药;白术健脾燥湿为臣药;茯苓利湿健脾为佐药;苓术相须为用,健脾除湿之功更强。甘草甘温和中为使药。四药相配而达益气健脾之功。

每首方剂,不一定面面俱到,但君药是必不可少的,具体药味多少,并不限定,总以精简有效为原则,视病情的轻重,治疗的要求,药物功用而定。

(2) 组成变化

方剂并非一成不变,即使是选用成方也可根据病人的具体情况,予以灵活化载,加减运用,做到"师其法而不拘泥其方"。方剂的组成变化,归纳起来主要有以下两种形式。

药味加减:是指一个方剂在主证、主药不变的情况下,根据其次要的症状或兼证的不同,加减其次要药味,以适应病情需要。

药量调整:是指方中药物不变,只调整其药量,改变方剂药力的大小或改变药物的主次关系,从而影响方剂的功能和主治。

2. 煎药法与服药法

煎药法与服药法是方剂运用的一个重要环节,即使药物的配伍与剂型选择十分严谨,若煎药与服药的方法不当,亦会影响临床疗效。

(1) 煎药法

煎药方法主要是指"汤"剂的煎法。其原则除急用外,应先用温水浸后煎煮。一般需要注意以下几种情况。

1) 煎药器具:煎药不宜与金属器具直接接触,宜用陶瓷锅或搪瓷烧锅等,因为在高温下,药物中的某些成分可能会与金属器具发生反应而起变化。

2) 煎药用水:煎药用水水质必须洁净。用水量须根据所用药物的量而定,一般头煎药加水浸泡以超过药物表面 2～3 cm 为度;二煎药用一小饭碗水,水仍需超过药物表面为宜。

3) 煎药用火:一般药物头汁煎沸后再文火煎 30 分钟,二汁煎沸后 20 分钟即可,两次药汁合并后再分两次服用。如治疗感冒选用解表药物时,因其有效成分以挥发油居多,不宜久煎,用武火煎沸数分钟转文火再煎煮 3～5 分钟即可。补益药物宜用文火久煎,煎开后维持 40～60 分钟,有利于药物有效成分提取。另有特殊煎煮要求的药物,标明"后下"药物,在其他药物将煎煮完毕前 5 分钟加入,如大黄等;标明"先入"药物,应先煎 30 分钟然后放入其他药物一起煎煮,如矿石、贝壳等;"包煎"药物必须放入布袋内煎煮,如车前子、旋覆花等;"另煎"药物,应另用器具煎煮后,然后单服或与其他煎煮药溶入共服,如人参、羚羊角等;还有动物胶类需隔水炖或单独加温烊化。

(2) 服药法

汤剂每天 1 剂,分 2 次服,病情急者可隔数小时一次,昼夜不停服。发汗、泻下药不宜久服,免伤正气。一般汤剂宜温服,解表药要热服,热病凉服,寒病热服。丸、散剂均可用温水送服,加酒服是为其提升宣通,淡盐水送服是为了引药入肾。

补药宜饭前服,驱虫、泻下药宜空腹服,对胃肠有刺激的药物宜饭后服,安神类药物宜睡前服。按病变部位来分,一般来讲,病在胸膈以上的,宜先吃饭后服药;病在心腹以下的,宜先服药后吃饭;病在四肢血脉的,宜空腹且在早晨服药;病在骨髓的,宜吃饱了而在夜间服药。

(王兴娟　陈　瑜　汪天湛)

第二节 各 论

一、解表方药

凡以发散表邪,解除表证为主要作用的药物称为解表药。本类药物大多味辛质轻,能通过发汗达到发散表邪、解除表证的目的。现代药理研究发现,解表药具有发汗、解痉、镇痛、抗病毒、抗菌、抗炎、抗过敏等作用。以解表药为主,用以治疗表证的方剂,称为解表剂。解表药和解表剂按其性能和功效分为辛温解表和辛凉解表两大类。

1. 辛温解表方药

（1）药:本类药物性味多为温,发汗作用较强。适用于恶寒重、发热轻、无汗、头痛身痛、舌苔薄白、脉浮紧等外感风寒表证。某些药物还可治疗水肿、咳喘、麻疹、风湿痹痛兼有表证者。常用药物有麻黄、桂枝、荆芥、防风、紫苏、香薷、细辛、羌活、白芷、生姜等。

麻 黄

为麻黄科植物草麻黄、中麻黄或木贼麻黄的干燥草质茎。主产于河北、山西、内蒙古、甘肃、四川、新疆等地。秋分前后采割,阴干切段,生用、蜜炙或捣绒用。

【性味归经】 辛、微苦,温。归肺、膀胱经。

【功效与应用】

发汗解表 用于恶寒无汗、发热头痛、脉浮紧等风寒感冒表实证,常与桂枝相须以增强发汗解表功效。

宣肺平喘 用于咳嗽、气喘等支气管哮喘实喘证,通常与杏仁配用,加强平喘的作用。若热喘配石膏;寒喘配细辛、生姜等。

利水消肿 用于治疗恶寒、全身水肿、小便不利等急性肾炎症状,每与连翘、生姜、白术相伍。

【用量用法】 3～10 g,煎服。发汗解表、利水消肿宜生用;止咳平喘宜蜜炙。

【注意点】 麻黄发汗力较强,用量不宜过大,凡体虚汗多、虚证咳喘者忌用。麻黄尚有兴奋中枢神经和升高血压作用,因此失眠、高血压患者慎用。

【现代药理研究】 本品含麻黄碱、伪麻黄碱及少量挥发油。有发汗、松弛支气管平滑肌、利尿、收缩血管及升高血压的作用。

桂 枝

为樟科植物肉桂的嫩枝。主产于广西、广东、云南、福建等地。春季割取嫩枝,晒干或阴干,切成薄片或小段用。

【性味归经】 辛、甘,温。归肺、心、膀胱经。

【功效与应用】

发汗解肌 用于外感风寒,头痛、发热恶寒等。表虚有汗,常配白芍、生姜、大枣、甘草;表实无汗,常与麻黄配伍。

温经通阳 用于风寒湿痹,常与附子配伍;用于心阳不足,见心悸、气短、脉结代等,常与炙甘草、人参配伍;治虚寒性月经不调、痛经、经闭等,常与桃仁、红花配伍;治脾阳虚衰,水湿内停,与白术、茯苓配伍;也可与白芍、饴糖等配合,治中焦虚寒、胃脘隐痛等证。

【用量用法】 3～10 g,煎服。

【注意点】 桂枝辛温助热,易伤阴动血,凡温热病、阴虚火旺、血热妄行者忌用。孕妇及月经过多者慎用。

【现代药理研究】 本品含挥发油,其中主要成分为桂皮醛。能使皮肤血管扩张,刺激汗腺分泌,通过发汗而起解热作用。此外,桂皮油有健胃、解痉、镇痛、利尿、强心等作用。

荆 芥

为唇形科植物荆芥的地上部分,主产江苏、浙江、江西、湖北等地。秋冬采收,阴干切段生用或炒炭用。

【性味归经】 辛,微温。归肺、肝经。

【功效与应用】

祛风解表 用于外感风寒证,恶寒发热、头痛无汗,常与防风、羌活等配用。

透疹止痒 用于治疗麻疹不透、风疹、瘙痒等,常与薄荷、蝉衣等同用。

散瘀止血 用于治疗吐血、便血、尿血、衄血、月经过多等,常与仙鹤草、白及、小蓟等同用。

【用量用法】 3～10 g,煎服。解表宜生用,止血宜炒炭用。

【注意点】 荆芥性主升散,凡表虚自汗、阴虚头痛忌服。本品不宜久煎。

【现代药理研究】 荆芥有微弱的解热功能;炒炭后能明显缩短小鼠出血时间;在体外,荆芥煎剂有一定抑菌作用。

防 风

为伞形科多年生草本植物防风的根。主产于黑龙江、吉林、辽宁等地。春秋季采挖,晒干切片生用或炒炭用。

【性味归经】 辛、甘,微温。归膀胱、肝、脾经。

【功效与应用】

散风解表 用于外感表证、头痛身痛、恶风发热等。风寒表证者,与荆芥、羌活等同用;风热表证者,与薄荷、连翘等同用。

祛湿止痛 用于风寒湿痹、关节疼痛、筋脉拘急,与羌活、当归、秦艽等同用。

祛风止痉 用于破伤风角弓反张、牙关紧闭、抽搐痉挛,每与天南星、白附子、天麻等同用。

【用量用法】 3～10 g,煎服。

【注意点】 阴虚火旺及血虚风动者慎用。

【现代药理研究】 本品煎剂有解热作用,乙醇浸出液能明显提高疼痛阈。

(2) 方剂:辛温解表剂适用于外感风寒的表证,常以荆芥、防风、苏叶、等辛温解表药物组成,代表方如荆防败毒散。

荆防败毒散

【组成】 羌活6 g,独活6 g,柴胡9 g,荆芥9 g,防风9 g,前胡9 g,川芎6 g,桔梗6 g,枳壳6 g,茯苓9 g,甘草3 g。

【用法】 水煎取汁,分2次服;重者可日服2剂,分4次服。

【功效】 发汗解表,祛风除湿。

【主治】 外感风寒夹湿。证见恶寒发热、头痛肢痛、无汗、鼻塞声重、咳嗽痰白、胸膈痞满、舌苔薄白、脉浮紧等。

【方解】 方中羌活、独活通治一身上下之风寒湿邪，为君药；柴胡、荆芥、防风辛温解表，川芎行血祛风，并为臣药，助君药解表祛邪之力；前胡祛痰、桔梗开肺气、枳壳降气、茯苓渗湿，皆是佐药，具有利肺气、除痰湿、止咳嗽作用。甘草既能调和诸药，又可化痰，为方中使药。

【注意点】 本方含有挥发性物质，故不宜久煎，以免作用减弱。药后宜避风寒、加衣被，以助药力。

【现代应用与研究】 常用本方加减治疗感冒、流感、产后高热、疟疾、痢疾、接触性皮炎等。

2. 辛凉解表方药

（1）药：辛凉解表药发散作用较辛温解表药缓和，以发散风热为主。适用于外感风热所致的发热、微恶风寒、咽痛口渴、头痛目赤、舌苔薄黄、脉浮数等证候。部分药物还有透疹解毒作用，对于风疹、麻疹和疮疡肿毒初起而兼有风热表证者亦适合。常用的辛凉解表药有柴胡、菊花、葛根、薄荷、桑叶、淡豆豉、牛蒡子、升麻、浮萍、蔓荆子等。

菊　花

为菊科多年生草本植物菊的头状花序，分为白菊花、黄菊花、野菊花。前两者主产于浙江、安徽、河南、四川等省，后者各地皆产，花期采收，阴干生用。

【性味归经】 辛、甘、苦，微寒。归肺、肝经。

【功效与应用】

疏散风热　黄菊花用于外感风热而见发热、头痛患者，常与桑叶、薄荷、连翘等配伍。

平肝明目　白菊花可用于肝阳上亢所致的头晕、头痛、目眩，常与决明子、蝉蜕、夏枯草等同用；亦可与枸杞子、熟地黄、山萸肉等配伍用于目糊昏花的肝肾不足证候。

清热解毒　野菊花用于疔疮肿痛，常与金银花、蒲公英等配伍。

【用量用法】 10～30 g，煎服。野菊花除了内服，还可以煎汤外洗，用于皮肤瘙痒症。

【注意点】 本品性偏寒凉，对于气虚胃寒、食减泄泻者慎用。

【现代药理研究】 菊花浸膏对实验发热兔有解热作用。菊花还能扩张冠状动脉、提高心肌耗氧量，还有降压作用。

葛　根

为豆科多年生落叶藤本植物野葛的根。产于全国各地。春秋两季采挖，切片阴干。生用或煨用。

【性味归经】 甘、辛，凉。归脾、胃经。

【功效与应用】

发表解肌　用于外感发热头痛、项强等。属风热者，常与柴胡、黄芩等配伍；属风寒者，常与麻黄、桂枝等配伍。

生津止渴　用于热病烦渴或消渴证，可与天花粉、麦冬、芦根、生地等同用。

透发麻疹　用于麻疹初起，疹出不畅，常与升麻、蝉蜕等同用。

升阳止泻　用于脾虚泄泻，多配党参、白术、茯苓等；用于湿热泻痢，常与黄芩、黄连等同用。

【用量用法】 10～30 g，煎服。解表、透疹、生津时宜生用，止泻宜煨用。

【注意点】 平时胃气虚弱者,用量宜轻。

【现代药理研究】 本品主要含黄酮类化合物,如大豆苷、大豆苷元、葛根素等。葛根醇浸膏对家兔发热有明显的解热作用,煎剂能轻微降低血糖。葛根总黄酮和葛根素有扩张冠状血管和降低血压的作用。

薄 荷

为唇形科多年生草本植物薄荷的茎叶。我国南北均产,收获期因地而异,一般每年可采收 2～3 次,鲜用或阴干切断生用。

【性味归经】 辛,凉。归肝、肺经。

【功效与应用】

疏散风热 用于外感风热及温病初起,证见发热、微恶寒、头痛等,常与银花、连翘同用。

清头目,利咽喉 用于风热上攻引起的头痛、目赤、咽喉肿痛等,常与菊花、牛蒡子、桑叶等同用。

透疹止痒 用于风热外束肌表,麻疹透发不畅,以及风疹、皮肤瘙痒等,常与蝉衣、牛蒡子等同用。

疏散肝郁 用于肝郁气滞所致的胸闷、胁肋胀痛、月经不调诸证,常与柴胡、白芍同用。

【用量用法】 3～6 g,煎服。后下为宜。

【注意点】 薄荷芳香辛散能耗气发汗,故阴虚血燥、肝阳偏亢、体虚多汗者均不宜用。

【现代药理研究】 本品含薄荷醇、薄荷酮、异薄荷酮等挥发油。口服小量薄荷可使皮肤毛细血管扩张,增强机体散热。薄荷挥发油涂搽于皮肤表面,对皮肤及黏膜的神经末梢有刺激作用,出现清凉感。能稀释痰液,促进分泌,并有利胆作用。

柴 胡

为伞形科多年生草本植物柴胡(北柴胡)和狭叶柴胡(南柴胡)的根或全草。前者主产于辽宁、甘肃、河北、河南等地;后者主产于湖北、江苏、四川等地。春秋两地采挖,可生用、酒炒或醋炒用。

【性味与归经】 苦、辛,微寒。归肝、胆经。

【功效与应用】

和解退热 本品为治疗邪在少阳、寒热往来、胸胁苦满、口苦咽干、心烦喜呕等少阳证之要药,常与黄芩、半夏等同用。

疏肝解郁 用于肝气郁滞、胸胁胀痛、月经不调,常与白芍、当归等同用。

升阳举陷 用于气虚下陷所致的胃下垂、脱肛、子宫下垂、久泻及短气、倦乏等证,常与黄芪、党参、升麻等同用。

【用量用法】 3～10 g,煎服。和解退热宜生用,疏散肝郁宜醋炙。

【注意点】 本品性升散,古人有"柴胡劫肝阴"之说,故凡肝阳上亢、肝风内动、阴虚火旺者忌用。

【现代药理研究】 柴胡皂苷具有镇静、安定、镇痛、解热、镇咳等广泛的中枢神经抑制作用。能增强胆汁排泄,预防胃溃疡发生。其挥发油有一定的抑菌作用。

(2)方剂:辛凉解表剂适用于外感风热之表证,常以银花、连翘、薄荷等辛凉解表药物组成,代表方如银翘散。

银 翘 散

【组成】 银花 12 g,连翘 12 g,桔梗 6 g,薄荷后下 4.5 g,竹叶 9 g,荆芥 6 g,牛蒡子 9 g,甘草 6 g,淡豆豉 9 g,芦根 30 g。

【用法】 水煎服。

【功效】 辛凉透表,清热解毒。

【主治】 风热表证。证见发热无汗或有汗不畅,微恶风寒,头痛口渴,咽红肿痛,咳嗽痰黄,流涕黄浊,舌边尖微红、苔薄黄,脉浮数。

【方解】 方中银花、连翘辛凉透表、清热解毒,为君药,故以二药为方名;薄荷、豆豉、荆芥解表透邪,为臣药;桔梗、牛蒡子、甘草宣肺利咽止咳;竹叶、芦根清热生津,皆是佐使药。全方共奏辛凉解表,清热解毒之功。

【注意点】 本方含挥发性物质,不宜久煎。

【现代应用与研究】 本方加减常应用于感冒、流感、百日咳、急性咽炎、急性扁桃体炎、麻疹、水痘、支气管肺炎、大叶性肺炎、流行性腮腺炎、猩红热等疾病初起而有风热表证者。本方有解热、镇痛、抗过敏及增强巨噬细胞的吞噬功能。

二、补益方药

凡能补益人体气血阴阳不足,以治疗各种虚证的药物,称为补益药。补益药多味甘,药性缓和,能调整和改善阴阳的偏胜,扶正祛邪,增强体质,有利于增强抗病能力或身体的康复。

人体之虚损不足,大体有气虚、血虚、阴虚、阳虚四类,因此补益方药也分为补气、补血、补阴、补阳四种。

1. 补气方药

(1) 药:补气药物能增强机体活动的能力,特别是脾、肺两脏的功能。常用药物有人参、党参、太子参、黄芪、白术、山药、甘草、大枣等。临床应根据不同的气虚证分别选用适当的补气药,兼有血虚、阴虚、阳虚者,可与补血药、补阴药或补阳药配合应用。

人 参

人参为五加科多年生草本植物人参的根。野生者名野人参,人工栽培者称园参。主产吉林、辽宁、黑龙江等地,以吉林抚松为优。生晒参由鲜参洗刷、晒干而成。蒸制后晒干或烘干成红参。经水烫、浸糖后干燥的称糖参。产于朝鲜的称朝鲜参,旧称高丽参,又称别直参,国内类同品称移山参。秋季挖其根,切片或研粉用。

【性味归经】 甘、微苦,微温。归肺、脾经。

【功效与应用】

大补元气 用于大失血、严重的吐泻或久病后,可单用本品大量浓煎服,也可与附子同用。

补脾益肺 用于肺虚喘咳、气短无力、气虚自汗、脾虚食少或慢性腹泻等,常与黄芪、白术、茯苓等同用。

生津止渴 用于热病气津两伤、口渴汗多,常与麦冬、五味子同用;用于消渴病口渴,可与山药、天花粉同用。

宁神益智 用于心神不安、失眠多梦、惊悸健忘等证,常与当归、酸枣仁、龙眼肉同用。

【用量用法】 3～10 g,煎服。宜文火另煎,然后将参汁兑入其他药汤内饮服;或研末吞服,每次 1～1.5 g,日服 2 次。

【注意点】 实证、热证,且不虚者忌服。忌与藜芦、五灵脂、皂荚同用。

【现代药理研究】 本品主要含人参皂苷、人参倍半萜烯、多种糖类、人参黄酮等。人参能调节中枢神经的兴奋和抑制过程,能提高人体反应能力,具有抗疲劳作用。人参提取物能促进糖代谢,促进蛋白质 RNA、DNA 的生物合成。人参浸出液呈低浓度时,能提高心脏收缩力,高浓度时则减弱心脏收缩力,并减慢心率。此外,人参还能提高机体的适应性、抗休克、降血糖、促进糖代谢和脂质代谢。

党　　参

党参为桔梗科植物党参及同属多种植物的根。主产于山西、陕西、甘肃,以山西上党为优。秋季采挖洗净,晒干,切厚片,生用。

【性味归经】 甘,平。归脾、肺经。

【功效与应用】

健脾益肺　用于中气不足的体虚倦怠,食少便溏等证,常与白术、茯苓等同用;对肺气亏虚的咳嗽气促,语声低弱等证,可与黄芪、五味子等同用,以补益肺气,止咳定喘。

补益气血　用于气虚血虚见面色苍白或萎黄,乏力,头晕,心悸等证,常配伍黄芪、白术、当归、熟地等品,以增强其补气补血效果。

补气生津　用于气虚津亏之气短口渴,宜与麦冬、五味子等养阴生津之品同用。

此外,本品亦常与解表药、攻下药等祛邪药配伍,用于气虚外感或里实热结而气血亏虚等虚实夹杂之证,使攻邪时不至伤正。

【用量用法】 煎服,9～30 g。

【注意点】 本品不宜与藜芦同用。

【现代药理研究】 本品含甾醇、党参苷、党参多糖、党参内酯、生物碱、氨基酸、微量元素等。党参能调节胃肠运动、抗溃疡、增强免疫功能;对神经系统的兴奋和抑制过程均有影响;党参皂苷能兴奋呼吸中枢;对动物有短暂的降压作用,但又能使失血性休克的家兔血压回升;能显著升高兔子的血糖,其升血糖的作用与所含糖分有关;能升高动物红细胞、血红蛋白、网织红细胞;还有延缓衰老、抗缺氧、抗辐射等作用。

黄　　芪

为豆科植物膜荚黄芪和蒙古黄芪的根。主产于山西、甘肃、黑龙江、内蒙古等地。一般需生长 4 年以上,秋季采挖,除去地上部分及须根,洗净、切片、晒干。生用或蜜炙用。

【性味归经】 甘,微温。归脾、肺经。

【功效与应用】

补气升阳　用于气虚、中气下陷、久泻脱肛、子宫脱垂、气虚失血、疲倦无力等,常与党参、升麻、柴胡同用。

益气固表　治疗卫气不足、表虚自汗,常与白术、防风同用。

托毒生肌　治疗气血不足,疮痈脓成而不溃者,常与白芷、穿山甲、当归同用;若疮疡久溃不敛,又常与当归、熟地、党参等同用。

利水退肿　用于气虚水肿、小便不利,常与防己、白术同用。

【用量用法】 10～15 g,大剂量可用 30～60 g,煎服。补气升阳宜炙用,其他宜生用。

【注意点】 本品补气升阳,易于助火,又能补气固表,故表实邪盛、气滞湿阻、食积内停、阴虚阳亢、痈疽初起及溃久热毒尚盛者,均不宜用。

【现代药理研究】 本品主要含黄芪多糖。黄芪能增强机体免疫功能,对人体或动物均有中等利尿作用。离体豚鼠心脏灌注黄芪注射液可明显提高心输出量。另外还能保护肝脏,防止肝糖原减少。

白　术

为菊科植物白术的根茎。产于浙江、湖北、江西、安徽等地。秋末采挖其根,晒干或烘干,切片生用,或用麸炒、土炒用。

【性味归经】 苦、甘,微温。归脾、胃经。

【功效与应用】

补脾益气　用于倦怠气短、面色萎黄、脘腹胀满、纳差便溏等脾胃气虚证,常与党参、茯苓、甘草同用。

燥湿利水　用于脾虚失运、水湿内停之水肿、痰饮、腹胀泄泻等证,常与茯苓、泽泻、猪苓同用。

固表止汗　用于脾虚气弱、卫表不固、腠理疏松之自汗,常与生黄芪、防风等相配伍。

安胎　用于妊娠气弱、胎气不安,常与黄芩、续断同用。

【用量用法】 10～15 g,煎服。

【注意点】 本品有燥湿伤阴之弊,故阴虚内热、津液亏耗、燥渴便结者,不宜服用。

【现代药理研究】 本品含苍术酮、苍术醇、白术内酯 A、白术内酯 B 等挥发油。白术煎剂有明显的利尿作用。能调节免疫功能,可降低血糖。对因四氯化碳引起的肝损伤有保护作用。

(2) 方剂:补气剂,能治疗脾、肺、心等脏器的气虚的病证。常以人参、党参、黄芪、白术、山药、炙甘草为主组成方剂,代表方如四君子汤。

四君子汤

【组成】 人参 9 g,白术 9 g,茯苓 9 g,炙甘草 6 g。

【用法】 水煎服。

【功效】 益气健脾。

【主治】 脾胃气虚。证见面色萎黄、语声低微、食少便溏、神倦无力、舌质淡、苔薄白、脉濡软无力。

【方解】 本证可由饮食劳倦所伤、脾胃运化失司、气血化源不足所致。方中人参甘温,主补气虚,为君药;白术健脾燥湿,为臣药;茯苓利湿健脾,为佐药。苓术相须为用,健脾除湿之功更强;炙甘草甘缓和中,为使药。四药相配而达益气健脾之功。

【注意点】 外邪未清,虽有虚象,应以祛邪为先,或攻补兼施;煎煮此类补益剂时间可以稍长,务使药味尽出。服药时间以空腹或饭前为佳。

【现代应用与研究】 常用本方加减治疗慢性胃炎、胃及十二指肠球部溃疡、慢性肝炎等消化系统疾病或其他疾病而有脾胃气虚见证者。此外,本方也作为一般体虚的调补方剂使用。现代药理研究证实,本方能纠正胃肠道功能紊乱,促进溃疡愈合;也有增强机体免疫,促进造血功能等作用。

2. 补血方药

（1）药：本类药物均有补血功效，常用者有当归、熟地黄、何首乌、阿胶、白芍、龙眼肉等，主要用于血虚证；有的还兼能滋养肝肾。

当 归

为伞形科多年生草本植物当归的根。主产于甘肃、陕西、四川、云南等地。秋末季节采挖，洗净烘干，切片入药。

【性味归经】 甘、辛，温。归肝、心、脾经。

【功效与应用】

补血和血 用于心肝血虚、面色萎黄、眩晕心悸等，常配熟地、白芍。

调经止痛 用于血虚而兼有瘀滞的月经不调、痛经、经闭，为妇科要药，常配熟地、白芍、香附。也可治疗跌打损伤、风湿痹阻的疼痛症，常与川芎、赤芍、红花同用。

润燥滑肠 用于血虚肠燥便秘，多配肉苁蓉、生首乌、火麻仁同用。

【用量用法】 10～15 g，煎服。一般生用，通经活血止痛宜酒炒后用。

【注意点】 湿盛中满、大便泄泻者忌服；阴虚内热、月经过多者慎用。

【现代药理研究】 含挥发油及阿魏酸、腺嘌呤等，有抗贫血作用；能镇静止痛，扩张冠状动脉、降低心肌耗氧量，降低血小板聚集及抗血栓形成；对实验性高脂血症其有降脂作用。

熟 地 黄

为玄参科植物地黄的块根，经加工炮制而成。通常以酒、砂仁、陈皮为辅料经反复蒸晒，至内外色黑油润，质地柔软黏腻。切片用，或炒炭用。

【性味归经】 甘，微温。归肝、肾经。

【功效与应用】

补血养阴 治疗血虚萎黄，眩晕，心悸，失眠及月经不调、崩漏等，本品为补血要药，常与当归、白芍、川芎同用；治疗心血虚，心悸怔忡，可与远志、酸枣仁等安神药同用；治疗崩漏下血而致血虚血寒，少腹冷痛者，可与阿胶、艾叶等补血止血、温经散寒药同用。

填精益髓 治疗肝肾阴虚，腰膝酸软、遗精、盗汗、耳鸣、耳聋及消渴等，常与山药、山茱萸等同用；治疗阴虚骨蒸潮热，可与知母、黄柏、龟甲等同用；治疗精血亏虚须发早白，可与何首乌、牛膝、菟丝子等配伍。本品治疗肝肾不足，五迟五软，可配龟甲、锁阳、狗脊等。

【用量用法】 10～30 g，煎服。生用凉血，熟用养血，炒炭止血。

【注意点】 本品性质黏腻，有碍消化，如气滞痰多、脘腹胀痛、食少便溏者忌服。久服或大剂量应用则宜与陈皮、砂仁等同用，防止黏腻碍胃。

【现代药理研究】 含梓醇、地黄素、甘露醇、维生素 A、糖类及氨基酸等，能对抗连续服用地塞米松后血浆皮质酮浓度的下降，并能防止肾上腺皮质萎缩。熟地黄煎剂治疗高血压，血压、血清胆固醇和三酰甘油（甘油三酯）均有下降，且脑血流图和心电图也有所改善。

何 首 乌

为蓼科多年生草本植物何首乌的块根。产于安徽、江苏、四川、贵州等地。秋冬季节挖取后洗净，切片，干燥，称为生首乌；生首乌用黑豆汁拌后，经蒸晒后为制首乌。

【性味归经】 甘、涩,微温。归肝、肾经。

【功效与应用】

补益精血 用于肝肾功能不足,精血亏损引起的头晕眼花、须发早白、腰酸膝软、遗精带下等,常与熟地、当归、枸杞子、菟丝子等同用。

润肠通便 用于血虚阴伤引起的肠燥便秘,常与当归、火麻仁等同用。

解毒散结 用于疮肿、瘰疬、疥癣瘙痒等,常与夏枯草、玄参、紫花地丁同用。

【用量用法】 10～30 g,煎服。补益精血用制首乌;解毒消痈、润肠通便用生首乌。

【注意点】 大便溏泻及痰湿较重者不宜服用。

【现代药理研究】 其提取物能降低肠道内胆固醇的吸收,阻止胆固醇在肝内和动脉内膜的沉积,减轻动脉硬化。生首乌其有效成分大黄酚可促进动物肠管蠕动而有缓泻作用。

阿　　胶

为马科动物驴的皮,经漂泡去毛后熬制而成的胶块。以山东省东阿县产出者最佳。用时烊化冲服或将胶块打碎用蛤粉或蒲黄粉烫炒成珠用。

【性味归经】 甘,平。归肺、肝、肾经。

【功效与应用】

补血止血 本品为补血之佳品,常与当归、熟地、黄芪、党参等补益气血药同用;同时又能治吐血、衄血、便血、崩漏等多种出血证,常与仙鹤草、白及、藕节、茜草、地榆等同用。

滋阴润燥 用于心肾阴虚、失眠心烦,常与黄连、白芍、鸡子黄同用;用于肺阴虚干咳少痰、或痰中带血,常与杏仁、麦冬同用。

【用量用法】 6～15 g,烊化冲服。用于润肺滋阴宜蛤粉炒,用于止血宜蒲黄炒。

【注意点】 本品黏腻,有碍消化,如脾胃虚弱、不思饮食、消化不良,以及呕吐、泄泻者均忌服。

【现代药理研究】 本品能加速红细胞和血红蛋白的生成,调节机体免疫功能,促进健康者的淋巴细胞转化作用。

(2)方剂:补血剂主治血虚病证。常以熟地、当归、白芍、阿胶等药为主组成方剂,代表方如四物汤。

四　物　汤

【组成】 熟地 15 g,当归 9 g,白芍 12 g,川芎 6 g。

【用法】 水煎服。

【功效】 补血调血。

【主治】 血虚所致的妇女月经量少或经闭不行、脐腹作痛,以及一切血虚证而见头晕目花、面无华色、唇甲色淡、爪甲枯瘪、心悸失眠、舌淡、脉细涩者。

【方解】 方以熟地补血滋阴为君药,当归养血活血为臣药,白芍和营养血为佐药,川芎活血行滞为使药。四药组合得体,尽入血分,使补血不留滞,活血不妄行。

【注意点】 如脾胃虚弱,应配以健脾理气、和胃消食的药物,或先醒脾开胃。

【现代应用与研究】 常用本方加减治疗贫血、月经不调、功能性子宫出血、痛经、黄体功能不全、宫外孕、血小板减少性紫癜、过敏性紫癜等。实验研究发现四物汤可促进骨髓造血功能,促进腹腔内游离血液吸收和促进血块分解再吸收,提高机体耐寒能力和抗缺氧能力。

3. 补阴方药

(1) 药:常用补阴药物有沙参、麦冬、枸杞子、鳖甲、龟板、天冬、石斛、玉竹、黄精、百合、女贞子、墨旱莲等,具有生津润燥、滋阴养液等功效,适用于多个脏腑阴虚。

沙　　参

沙参有南沙参和北沙参两类。南沙参为桔梗科沙参属植物轮叶沙参和杏叶沙参及阔叶沙参的根,主产于安徽、四川、江苏等地,常在秋季采挖,洗净,除去栓皮,切段鲜用,或晒干生用。北沙参为伞形科植物珊瑚菜的根。主产于山东、河北、辽宁、江苏等地,夏秋采挖,除去须根,洗净,用开水烫后剥去外皮,润软切片或切段生用。

【性味归经】　甘,微寒。归脾、胃经。

【功效与应用】

养阴清肺　用于阴虚肺燥或热病灼伤肺阴引起的燥咳,虚痨久咳,咽干喉痛,津伤口渴等,常与麦冬、玉竹、桑叶等同用。南沙参长于止咳化痰,北沙参长于润燥生津。

益胃生津　用于热病伤津、舌干口渴等,常与生地、麦冬、玉竹等同用。

【用量用法】　10～15 g,煎服;鲜品 15～30 g。

【注意点】　脾胃虚寒或寒饮喘咳者忌服。反藜芦。

【现代药理研究】　动物实验发现轮叶沙参煎液对家兔有祛痰作用。杏叶沙参可提高细胞免疫和非特异性免疫,但抑制体液免疫。实验证明,北沙参根的乙醇提取物能使正常兔的体温轻度降低,对由伤寒疫苗引起的发热兔也有降温作用,并有一定的镇痛作用。

麦　　冬

为百合科多年生草本植物沿阶草或大叶麦冬须根上的小块根。主产于四川、浙江、湖北等地。夏季采挖,洗净,除去须根,晒干生用。

【性味归经】　甘、微苦,微寒。归肺、心、胃经。

【功效与应用】

养阴润肺　用于阴虚肺热、燥咳痰黏、热病伤津口渴等,常与沙参、百合同用。

益胃生津　用于胃阴不足、舌干口渴,常与沙参、生地、玉竹等同用。

清心除烦　用于心悸寐艰、虚烦少安,常与酸枣仁、竹叶、黄连等配伍。

【用量用法】　6～15 g,煎服。

【注意点】　外感风寒及湿痰内阻之咳嗽,或脾胃虚寒泄泻者,均不宜服用。

【现代药理研究】　麦冬水醇提取物,能降低血糖,并能促进胰岛细胞恢复,增加肝糖元。麦冬皂苷可明显增强离体蟾蜍心脏的心肌收缩力及增加心输出量,对多种实验性心律失常有预防和治疗作用。

枸　杞　子

为茄科植物宁夏枸杞或枸杞的成熟果实。以产于宁夏、河北、甘肃、青海等地的质量最好。夏至前后果实成熟时采摘,晾晒干燥。生用。

【性味归经】　甘,平。归肝、肾经。

【功效与应用】

滋补肝肾　用于肝肾阴虚、头晕目眩、腰膝酸软、遗精消渴、视物昏花等证,常与生地、山萸肉同用。

养肝明目　为明目之良药,用于眼干涩痛、视力减退、视物模糊,常与菊花、熟地或生地同用。

【用量用法】 10～15 g,煎服。

【注意点】 因能滋阴润燥,故外邪实热、脾虚有湿及泄泻者忌服。

【现代药理研究】 本品能调节免疫功能,有抗衰老作用。可引起大鼠血糖显著而持久降低,对正常小鼠的造血功能有促进作用,并有保肝、抗脂肪肝作用。

石　　斛

为兰科草本植物金钗石斛或铁皮石斛的茎,以产于云南、四川等地者为上品。现多为人工栽培。鲜草及干茎均可入药,全年均可采集,但以秋后为佳。

【性味归经】 甘、淡,微寒。归肺、胃、肾经。

【功效与应用】

养阴生津 适用于热病伤阴而见口干燥咳,身热盗汗或虚热未退,心烦呕逆之证,可与麦冬、生地、连翘、花粉、桑叶等合用。

清退虚热 用于胸中虚热,口臭齿龈肿痛,心烦尿赤,咽喉疼痛等证,常与生地、麦冬、黄芪等合用。

【用量用法】 10～15 g,煎服;铁皮石斛等上品亦可泡开水代茶饮。

【注意点】 湿温尚未化燥,苔腻者,不可服用。

【现代药理研究】 本品对人体肺癌、卵巢癌和早幼粒细胞白血病的某些细胞有杀灭作用,具有较强的抗肿瘤活性;也能用于恶性肿瘤的辅助治疗,能改善肿瘤患者的症状,减轻放、化疗的不良反应,增强免疫力,提高生存质量,延长生存时间。

(2)方剂:补阴剂主治各种阴虚证。常用养阴药如地黄、麦冬、沙参、杞子之类组成方剂,代表方如六味地黄丸。

六味地黄丸

【组成】 熟地 24 g,山萸肉 12 g,山药 15 g,泽泻 9 g,丹皮 9 g,茯苓 9 g。

【用法】 水煎服。

【功效】 滋阴补肾。

【主治】 肝肾阴虚。证见腰膝酸软、头晕目眩、牙齿动摇、足跟作痛、耳鸣耳聋、盗汗遗精、小儿囟门未闭、五心烦热、消渴牙痛、口燥咽干、舌红少苔、脉细数。

【方解】 方中熟地滋肾阴、益精髓为主药,并以敛阴养肝的山萸肉加强熟地的补性,更以益气补脾的山药为助,配合而成“三补”。由于肝肾不足常有虚火上炎,故用泽泻泄肾之虚火,使熟地补而不腻;丹皮以泻肝之虚火,使萸肉补而不涩;茯苓健脾渗湿,使山药补而不滞,配合而成“三泻”。本方寓补于泻、以泻助补,“三补”与“三泻”,相反相成,共奏补阴之效。

【注意点】 本方主药熟地黄药性滋腻,有滞脾碍胃之弊,故脾虚食少及大便溏薄者慎用;或配合砂仁、豆蔻等芳香醒脾和胃药物同用。六味地黄丸不能与抗结核的药物利福平同时服用,因其中的成分山茱萸可分解出大量的有机酸,能增加肾脏对利福平的重吸收,加重利福平对肾脏的毒性作用。

【现代应用与研究】 常用本方加减治疗高血压、糖尿病、慢性肾炎、妇女更年期综合征等病且有阴虚见证者。据研究,本方有镇静、降压、利尿、降血糖、降血脂和改善肾功能等作用。

【类方】

杞菊地黄丸 六味地黄丸加枸杞子、菊花。功效滋阴补肾、养肝明目。主治肝肾阴虚证而见视物昏花,或干涩疼痛者。

知柏地黄丸　六味地黄丸加知母、黄柏。功效滋阴降火。主治阴虚火旺、骨蒸潮热、盗汗梦遗等证较甚者。

4. 补阳方药

(1) 药:补阳药主要适用于阳虚证。由于肾阳为一身之元阳,乃诸阳之本,故补阳药主治肾阳虚。常用药物有仙灵脾、杜仲、鹿茸、肉苁蓉、仙茅、胡芦巴、续断、狗脊、补骨脂、锁阳、菟丝子等。

淫 羊 藿

为小檗科植物淫羊藿、箭叶淫羊藿、柔毛淫羊藿、巫山淫羊藿或朝鲜淫羊藿的地上部分。产于四川、陕西、广西、云南、湖北等地,夏秋季采收茎叶晒干入药。本品又名仙灵脾。

【性味归经】　辛、甘、温。归肝、肾经。

【功效与应用】

补肾壮阳　用于肾虚阳痿、遗精早泄、腰膝酸软、肢冷畏寒等证,常与仙茅、肉苁蓉、杜仲等同用。

健筋骨,祛风湿　用于肝肾功能不足的筋骨痿软痹痛、步履艰难、四肢拘挛麻木等证,常与桑寄生、威灵仙、桂枝同用。

【用量用法】　10～15 g,煎服。

【注意点】　阴虚火旺者忌服。

【现代药理研究】　大花淫羊藿可促进狗的精液分泌,其提取液有雄性激素样作用。淫羊藿多糖对实验性阳虚动物骨髓细胞 DNA 合成率有促进作用。

杜 仲

为杜仲科落叶乔木植物杜仲的树皮。主产于四川、云南、贵州、湖北等地。夏秋季采收,去外表粗皮,晒干。生用或盐炒用。

【性味归经】　甘,温。归肝、肾经。

【功效与应用】

补肝肾,强筋骨　用于肝肾亏损引起的腰膝酸痛、筋骨无力、阳痿、尿频等,常与熟地、续断、牛膝等同用。

安胎　用于孕妇体虚、胎元不固、腰酸胎动等证;证属肝肾不足、冲任不固者,可与桑寄生、白术、续断等配伍。

【用量用法】　10～15 g,煎服。

【注意点】　为温补之品,阴虚火旺者慎用。

【现代药理研究】　本品对实验性高血压具有一定的降压作用。杜仲煎剂和醇提取物能对抗垂体后叶素和乙酰胆碱引起的大鼠和兔离体子宫的兴奋,使收缩状态的子宫恢复正常。

鹿 茸

为脊椎动物鹿科梅花鹿或马鹿等的雄鹿头上尚未骨化而带茸毛的幼角。主产于吉林、辽宁、黑龙江、新疆、青海等地。夏秋季锯取,经加工后阴干或烘干,切片或研粉用。

【性味归经】　甘、咸,温。归肝、肾经。

【功效与应用】

温肾补髓、强筋健骨　用于肾阳不足、阳痿、宫寒不孕、肢冷、腰酸、小便清长、久病体弱、下肢软弱无力及小儿发育不良、骨软行迟等证,常与熟地、山萸肉、菟丝子、肉苁蓉等同用。

调经固带　用于妇女冲任虚寒、带脉不固的崩漏不止,带下过多,常与阿胶、当归、乌贼骨、蒲黄等同用。

补血生肌　本品温补精血,常用于再生障碍性贫血、血小板减少、白细胞减少;亦可用于慢性溃疡经久不敛,阴疽内陷不起等证。常与当归、黄芪、肉桂等同用。

【用量用法】　1~1.5 g,研细末,每日3次分服;或入丸、散剂。

【注意点】　本品宜从小量开始,逐渐递增,不宜骤用大量。凡阴虚阳亢、血分有热、胃火亢盛、痰热咳嗽及外感热病者忌服。

【现代药理研究】　含雌二醇、雌酮、胆固醇、卵磷脂、脑磷脂、神经磷脂及多种氨基酸,此外还含有多糖和多种微量元素。可使家兔红细胞、血红蛋白、网织红细胞增加,并可促进红细胞新生。能提高机体的免疫能力,改善睡眠和食欲,并有强心作用。

肉 苁 蓉

为列当科植物肉苁蓉带鳞叶的肉质茎。主产于内蒙古、甘肃、新疆、青海等地。春秋季采挖,待干燥后切片。

【性味归经】　甘、咸,温。归肾、大肠经。

【功效与应用】

补肾助阳　本品温而不燥,补而不峻,用于肾虚阳痿、遗精早泄、尿频失禁、腰膝冷痛等证,常与山萸肉、菟丝子、巴戟肉等同用。

润肠通便　用于老年人肾阳不足、精血亏虚及产后血虚,病后津液不足的便秘,常与地黄、当归、火麻仁等同用。

【用量用法】　10~30 g,煎服。

【注意点】　本品药力和缓,故用量宜大;由于能助阳滑肠,故阴虚火旺及便溏者忌服,肠胃有实热之大便秘结者亦不宜用。

【现代药理研究】　本品能明显提高小鼠肠道推进力,有效对抗阿托品的排便抑制作用。水浸液和乙醇浸出液能使麻醉犬、猫及兔的血压下降。

(2) 方剂:补阳剂主治肾阳不足等证。常以温阳之品如附子、肉桂、苁蓉、鹿角等为主组成方剂。代表方如金匮肾气丸。

金匮肾气丸

【组成】　熟地黄24 g,山药12 g,山萸肉12 g,泽泻9 g,茯苓9 g,丹皮9 g,桂枝3 g,附子6 g。

【用法】　水煎服。

【功效】　温补肾阳。

【主治】　肾阳不足。证见腰痛足软、周身畏寒、少腹拘急冷痛、小便不利或清长频数、下利清谷、阳痿早泄、水肿、舌质淡而胖、脉沉细迟。

【方解】　本方虽有桂枝、附子,为温补肾阳之剂,但组方中含有滋补肾阴的六味地黄丸,取意"阴中求阳","少火生气",而达温补肾阳之目的;同时应用滋补肾阴之品可防止补阳药劫伤肾阴之弊。

【注意点】　如尿色红赤、口干烦热、舌红、脉细数者,均不宜使用本方。

【现代应用与研究】　本方常用于治疗慢性肾炎、糖尿病、慢性支气管炎、肾上腺皮质减退、甲状腺功能减退、骨质增生症而出现肾阳不足之患者,实验研究发现本方有改善神经-内分泌-免疫功能的作用。

三、清热方药

凡以清泄热邪为主要功能的药物,称清热药。热证是一个重要而常见的证型,主要包括现代医学的多种急性传染性疾病,也包括一些非感染性疾病。清热药性属寒凉,有清热泻火、凉血、解毒等作用。近代研究表明,本类药具有抗病原微生物、解毒、抗炎,增强机体免疫功能及解热等作用。清热药可分为清热解毒药、清热泻火药、清热燥湿药、清热凉血药、清虚热药五类。

凡以清热药为主,具有清热、泻火、解毒、凉血、滋阴透热等作用的方剂,统称为清热剂。

1. 清热解毒方药

(1) 药:清热解毒有金银花、板蓝根、大青叶、蒲公英、白花蛇舌草、连翘、紫花地丁、败酱草、鱼腥草等,适用于温热病、疮痈、疖肿、丹毒、斑疹、咽喉肿痛、痄腮、痢疾等的治疗。

金 银 花

金银花为忍冬科多年生植物忍冬的花蕾,产于全国各地。夏初采集花蕾,晒干或阴干入药。

【性味归经】 甘,寒。归肺、胃、大肠经。

【功效与应用】

清热解毒 本品在清热之中又有轻微宣散之功,故可用于外感风热或温病初起,发热而微恶风寒者;常与连翘、薄荷、牛蒡子等同用。用于外科疮、痈、疖肿等热毒壅盛证时可单用,亦可与蒲公英、野菊花、紫花地丁等配伍。

凉血止痢 治疗泻痢、下痢脓血者,常与白头翁、黄连、黄芩同用。

【用量用法】 10～15 g,煎服。治血痢便血,宜用银花炭。

【注意点】 本品性凉,脾胃虚寒及气虚疮疡者忌用。

【现代药理研究】 本品能抗多种病原微生物,能显著促进白细胞的吞噬功能。

板 蓝 根

板蓝根为十字科植物菘蓝、草大青或爵床科植物马蓝的根,主产于江苏、河南、安徽、陕西等地。秋季采挖、晒干、生用。

【性味归经】 苦,寒。归心、肺、胃经。

【功效与应用】

清热解毒 主治温疫热病、疮疖肿痛。现多用于流行性感冒、流行性乙型脑炎、流行性脑脊髓膜炎、病毒性肺炎、腮腺炎及咽喉炎等,常与大青叶、蒲公英等同用。

凉血止血 用于血热妄行的吐血、衄血、发疹等,常与赤芍、丹皮、紫草等同用。

【用量用法】 10～30 g,煎服。

【注意点】 本品苦寒,脾胃虚寒者忌服。

【现代药理研究】 主含靛苷、靛蓝、靛玉红等,对感冒病毒和多种杆菌有抑制作用。

蒲 公 英

蒲公英为菊科植物蒲公英及其多种同属植物的带根全草,全国各地均有分布。夏秋两季采收,洗净入药,鲜用或阴干用。

【性味归经】 苦、甘,寒。归肝、胃经。

【功效与应用】

解毒消痈 用于疗毒疮肿、乳痈、肺痈、肠痈、咽喉肿痛、淋巴结炎、急性扁桃体炎、肝炎、胆囊炎等,常与银花、连翘、野菊花、赤芍等同用。

利湿通淋 用于湿热黄疸及小便淋漓涩痛,前者多与茵陈配伍,后者常与金钱草、白茅根同用。

清肝明目 用于肝火上炎引起的目赤肿痛,常与菊花、夏枯草、黄芩等同用。

【用量用法】 10～30 g,大剂量可用到 60 g,煎服。外用适量,捣烂敷患处。

【注意点】 本品性寒,脾胃虚寒及痈疽属虚寒阴证忌用。

【现代药理研究】 全草含蒲公英甾醇、胆碱、菊糖、果胶等。对金黄色葡萄球菌有显著的抑制作用,对伤寒杆菌、痢疾杆菌和大肠埃希菌(大肠杆菌)也有一定的抑制作用,还有利胆、利尿、健胃、轻度泻下作用。

白花蛇舌草

白花蛇舌草为茜草科植物白花蛇舌草的全草。产于我国长江以南各省。夏秋季采收,洗净,晒干,切段入药。

【性味归经】 微苦、甘,寒。归胃、大肠、小肠经。

【功效与应用】

清热解毒、消痈散结 用于疮疖肿毒,常与金银花、野菊花同用;治肠痈(阑尾炎)可配红藤、败酱草;治咽喉肿痛,可配玄参、桔梗;治毒蛇咬伤,可鲜用捣敷患处,并配半边莲、紫花地丁等内服;治疗胃癌、直肠癌、食道癌等各种癌症,常配半枝莲、蜀羊泉、藤梨根等。

利尿通淋 用于热淋、小便不利,常与车前草、瞿麦、石苇同用;用于湿热黄疸,可与茵陈、山栀、金钱草等同用。

【用量用法】 15～60 g,煎服。外用适量。

【注意点】 孕妇慎用。

【现代药理研究】 本品用于治疗胃癌、直肠癌、食管癌等各种癌症,常配半枝莲、蜀羊泉、藤梨根等。实验研究提示高浓度水煎剂能抑制铜绿假单胞菌、伤寒杆菌、变形杆菌,粗制剂高浓度时对艾氏腹水癌、吉田肉瘤及多种白血病细胞有抑制作用。

(2) 方剂:清热解毒剂适用于各种火热毒盛而造成的身热面赤、烦躁狂乱、头面红肿、口渴咽干、溲赤便秘或各种疮疡疔毒等证,代表方如五味消毒饮。

五味消毒饮

【组成】 金银花 30 g,野菊花 30 g,蒲公英 30 g,紫花地丁 30 g,紫背天葵 30 g。

【用法】 水煎服,或煎后加酒 1～2 匙和服,药渣可捣烂敷患处。

【功效】 清热解毒,消肿散结。

【主治】 热毒疮疡,疔疮肿痛。证见疮疡疔毒红、肿、热、痛,或有发热、舌红脉数。

【方解】 疔毒乃因感受火毒,内生积热而成。方以金银花为主药,清热解毒,消痈散结;野菊花、蒲公英、紫花地丁、紫背天葵清热解毒之力颇峻,且又能凉血消肿散结,合而应用,其力益宏。或加少量黄酒通行血脉,以加强消散作用。

【注意点】 脾虚便溏者慎用,阴疽肿痛者忌用。

【现代应用与研究】 本方多用于各种感染性疾病,如多发性疖肿、蜂窝织炎、急性扁桃体炎、急性乳腺炎、阑尾炎、结膜炎、慢性骨髓炎等。药理研究证实,以本方制成注射液能抑制铜绿假单胞菌生长,加入痰液培养可使金黄色葡萄球菌及肺炎双球菌等转阴,说明本方具有一定的广谱抗菌作用。

2. 清热泻火方药

(1) 药:本类药物适用于急性热病而见高热、烦躁、口渴、汗出、谵语、发狂、小便短赤、舌苔黄燥、脉洪实有力等证。并可用治肺热、胃热、心火、暑热引起的多种实热证。常用清热泻火药有石膏、知母、栀子、夏枯草、竹叶、芦根等。

石 膏

为一种含水硫酸钙矿石。主产于湖北、安徽、四川、甘肃、贵州等地。采挖后除去杂质,研碎生用或煅用。

【性味归经】 辛、甘,大寒。归肺、胃经。

【功效与应用】

清热泻火 石膏药性大寒,治壮热、烦渴、脉洪大的热性病证,常与知母相须为用。

清胃热 用于胃火上炎所致的头痛、牙龈肿痛、口干口疮等,常与生地、牛膝同用。

清肺热 用于肺热咳嗽气喘,常与麻黄、杏仁、甘草、黄芩同用。

生肌敛疮 可单用石膏煅后研末外用,以治疮疡溃不收口、水火烫伤、湿疹等,或与黄柏、青黛同用。

【用量用法】 15~60 g,外用适量。入汤剂宜生用打碎先煎,外用宜用煅石膏。

【注意点】 脾胃虚寒及阴虚内热者忌用。

【现代药理研究】 生石膏主要为含水硫酸钙,此外还有硫酸铁、硫酸镁、氢氧化铝等;煅石膏主要含脱水硫酸钙。内服生石膏煎剂可增加血液中游离的钙离子浓度,抑制神经应激能力及抑制体温调节中枢而降温。体外培养明显增强肺泡巨噬细胞的吞噬功能,可协同人参、知母的降糖作用。煅石膏外用可降低血管通透性,消炎,减少渗出。

知 母

知母为百合科多年生草本植物知母的根茎,主产于河北、山西、内蒙古、陕西等地。春秋季采挖,去须根晒干,切片入药。生用或盐水炒用。

【性味归经】 苦、甘,寒。归肺、胃、肾经。

【功效与应用】

清热泻火 用于气分实热,壮热汗出、烦渴少安、脉洪大等,常与石膏同用;用于肺热燥咳,痰少或黄黏者,常与贝母、黄芩同用。

清退虚热 用于阴虚火旺、骨蒸潮热、盗汗、心烦、干咳、咳血等,常与黄柏、生地、龟板同用。

生津止渴 用于胃热口渴或糖尿病消渴证,常与天花粉、麦冬、葛根同用。

【用量用法】 6~12 g,煎服。

【注意点】 本品性寒质润,能润肠,故脾虚便溏者不宜用。

【现代药理研究】 知母煎剂有抗病原微生物作用,其浸膏对家兔及实验性发热有解热作用;对正常家兔和小鼠的实验性糖尿病均有降低血糖作用。知母还能拮抗激素对肾上腺皮质的抑制作用。

栀 子

栀子为茜草科常绿灌木植物栀子的成熟果实,长江以南各省均产。秋冬季采收,晒干入药。生用、炒用或炒焦、炒炭用。

【性味归经】 苦、寒。归心、肺、胃、三焦经。

【功效与应用】

泻火除烦 用于温热病邪热客心、烦躁郁闷等,长于泻心、肺、胃经之火邪而除烦,常与淡豆豉配用;若高热烦躁、神昏谵语者,则与黄连、黄芩、连翘配伍。

清热利湿 用于急性传染性肝炎等湿热黄疸、发热、小便短赤者,常伍以茵陈、大黄。

凉血止血 用于血热妄行之吐血、尿血、衄血等证,常与生地、白茅根、侧柏叶、丹皮等同用。

【用量用法】 6～10 g,煎服。清热泻火宜生用,止血宜炒黑用。外用适量,研成细末。

【注意点】 栀子苦寒清降,故脾胃虚寒、食少便溏者不宜用。

【现代药理研究】 本品对溶血性链球菌、皮肤真菌有抑制作用。能解热镇静,促进胆汁分泌和血中胆红素的排泄;能明显改善外伤所致小鼠和家兔实验性软组织损伤。

(2) 方剂:温病学说将外感热病分为卫、气、营、血 4 个阶段。清热泻火剂以清气分热为主,适用于身热、烦渴、大汗、心烦、脉洪大等证候。常以石膏、知母、竹叶、山栀等药为主组成方剂,代表方如白虎汤。

白 虎 汤

【组成】 石膏 30 g,知母 12 g,甘草 3 g,粳米 15 g。

【用法】 以水先将米煮熟,去米,入三味同煎,分 2 次服。

【功效】 清热泻火,生津止渴。

【主治】 气分热盛。证见高热烦躁、口渴欲饮、面赤恶热、大汗出、脉洪大而数。

【方解】 热在气分,治当以清解为法。方中石膏清热泻火为君药;知母清热生津为臣药;甘草、粳米和胃护津,以防寒凉伤中之弊,共为佐使。

【注意点】 凡表证未解,邪未传里,未出现气分实热时,不宜应用本方;阴盛格阳,表现为真寒假热现象,禁用本方。

【现代应用与研究】 本方常用于治疗一些感染性疾病,或糖尿病、风湿热、中暑、小儿夏季热等伴有高热烦躁、口渴欲饮、大汗出、脉洪大者。实验证明白虎汤具有明显的退热作用,能增强巨噬细胞的吞噬功能,提高血清溶菌酶含量,促使淋巴细胞转化。药理实验表明,单用石膏退热虽快,但作用短暂;知母退热虽缓,却较持久。两药合用,退热效果更显著。

3. 清热燥湿方药

(1) 药:清热燥湿药物有黄芩、黄连、黄柏、龙胆草、秦皮、白鲜皮、苦参等,适用于湿热内蕴所致的发热、口渴、胸腹痞闷、纳谷不佳、倦怠乏力、舌苔黄腻、小便短赤等证。对于肝胆湿热的黄疸、胁痛,湿热下注的泄泻、痢疾、带下、小便淋沥涩痛,以及湿疹痈肿等具有治疗作用。

黄 芩

黄芩为唇形科多年生草本植物黄芩的根,主产于山西、河北、内蒙古、山东、河南等地。山西产量最多,河北承德质量最好。春秋两季采挖,去泥土、须根,切片入药。生用、酒炒或炒炭用。

【性味归经】 苦,寒。归肺、胆、胃、大肠经。

【功效与应用】

清热燥湿 用于湿热菌痢,大便脓血、腹痛、里急后重,苔黄腻者,常与黄连、白头翁同用;治湿热黄疸,常与茵陈、栀子同用;治下焦湿热,小便涩痛,常与木通、白茅根同用。

泻火解毒　本品长于清上焦湿热,治疗肺热咳嗽,常配桑白皮、知母、地骨皮;治疗疮痈肿毒、咽喉肿痛,常与银花、连翘、牛蒡子、板蓝根等配伍。

清热安胎　治疗胎热胎动不安,常与白术等同用。

止血　治疗内热亢盛,迫血妄行的吐血、咳血、尿血、便血、月经量多等,常与槐花、白茅根、三七同用。

【用量用法】　3～10 g,煎服。清热解毒多生用,清肺热多酒炒,安胎多炒用,止血多炒炭。

【注意点】　脾胃虚寒者忌用。

【现代药理研究】　黄芩主要含黄酮类,有较广的抗菌谱。黄芩苷、黄芩素及黄芩乙醇浸膏均有利胆作用,黄芩苷尚有保肝作用。其黄酮成分对高脂血症大鼠有显著降低血脂作用。

黄　　连

黄连为毛茛科植物黄连、三角叶黄连或云连的根茎,主产于四川、云南、湖北等地。秋季采挖,去须根及泥土,晒干。生用或姜汁炒用。

【性味归经】　苦,寒。归心、胃、肝、大肠经。

【功效与应用】

清热燥湿　用于湿热泄泻、痢疾、里急后重等,常与葛根、白头翁、黄芩同用。

泻火解毒　用于急性热病,见高热、烦躁、神昏谵语等。本品以清中焦湿热见长,对心火亢盛,烦躁失眠等病证,常与黄芩、栀子等同用;对胃火偏盛,有烦渴多饮见证,常与天花粉、地黄等合用。治疗耳目肿痛、口舌溃疡、痈肿疔疮、湿疹等,常与黄芩、栀子、连翘等同用。

【用量用法】　1.5～5 g,煎服。外用适量。

【注意点】　脾胃虚寒者忌用,阴虚津亏者慎用。

【现代药理研究】　黄连含有小檗碱、甲基黄连碱等。小檗碱对痢疾杆菌、伤寒杆菌、百日咳杆菌等有抑制作用,并有显著的利胆作用。黄连甲醇提取液有抗炎作用,能消除软组织肿胀。小檗碱对 2 型糖尿病大鼠有治疗作用。

黄　　柏

黄柏为芸香科落叶乔木植物(关黄柏)和黄皮树(川黄柏)除去栓皮的树皮。关黄柏主产于辽宁、吉林、河北等地;川黄柏主产于四川、云南、贵州等地。3～6 月份采收,去净粗皮,晒干入药。切条生用或盐水炒用。

【性味归经】　苦,寒。归肾、膀胱、大肠经。

【功效与应用】

清热燥湿　本品长于清下焦湿热。用于湿热泻痢,常与黄连、白头翁同用;用于湿热下注,下肢肿痛及尿频、尿急、尿痛等泌尿系统感染,常与牛膝、苍术、车前子等同用;用于湿热黄疸,常与栀子、茵陈同用;用于湿热带下,秽浊黄稠,常与白果、芡实、苡仁同用。

泻火解毒　治疗热毒壅盛的疮疡肿毒、湿疹、烧伤等既可内服,也可外用。内服常配黄芩、栀子,外用可配苦参、大黄、滑石等研末撒敷,麻油调敷。

清退虚热　治疗阴虚发热,骨蒸劳热、梦遗滑精,常与知母、生地黄、龟板同用。

【用量用法】　3～12 g,煎服。外用适量。

【现代药理研究】　主要含小檗碱、黄柏碱等多种生物碱。黄柏对金黄色葡萄球菌、肺炎双球菌、白喉杆菌、痢疾杆菌等有抑制作用;黄柏醇提取液及黄柏流浸膏具有明显而持久的降压作用;药根碱有正性肌力作用和抗心律失常作用。

(2)方剂:清热燥湿方剂适用于湿热证,证见痢疾、黄疸、热淋、湿疹、疮疡、白带等,代表方如黄连解毒汤。

黄连解毒汤

【组成】　黄连 9 g,黄芩 9 g,黄柏 9 g,栀子 9 g。

【用法】　水煎服。

【功效】　清热燥湿,泻火解毒。

【主治】　三焦湿热盛。证见发热烦躁、谵妄狂乱、口燥咽干、吐衄发斑;或湿热黄疸、尿频尿急、便溏臭秽、白带黄稠、舌红苔黄、脉数有力等证。

【方解】　本方具强有力的泻火解毒、清化湿热的功效。其中黄连泻心火为君药,兼清中焦之火;黄芩清肺热,泻上焦之火为臣药;黄柏泻下焦之火,栀子通泻三焦之火从膀胱而出,使火邪去而湿热除,合用为佐使。四药相伍共收清热解毒之功。

【注意点】　本方集大苦大寒之品于一方,易于化燥伤阴,如出现热伤阴液、舌质红绛者,不宜使用。

【现代应用与研究】　常用本方加减治疗败血症、脓毒血症、痢疾、肺炎、泌尿系统感染、乙型脑炎、流行性脑脊髓膜炎等。实验证明,本方的解毒功效主要与抗病原微生物作用、抗细菌毒素作用、解热抗炎作用及调节免疫功能有关。

4. 清热凉血方药

(1)药:常用清热凉血药有生地、丹皮、玄参、赤芍、紫草、水牛角等,适用于热性病高热神昏、身发斑疹、舌质红绛以及血热妄行所致的鼻衄、吐血、便血等证。

生 地 黄

生地黄为玄参科多年生草本植物地黄的根茎,主产于河南、浙江、陕西等地。秋季采挖,洗净泥土,烘干,切片入药。生用、鲜用或炒炭用。

【性味归经】　甘、苦,寒。归心、肝、肾经。

【功效与应用】

清热凉血　用于温热病,热入营血、身热口干、舌红或绛,常与玄参、丹皮同用;热病后期,低热缠绵或慢性病阴虚内热,常与青蒿、鳖甲同用。

凉血止血　用于热在血分,迫血妄行的吐血、衄血、尿血、崩漏等,常与赤芍、丹皮同用。

养阴生津　用于热病伤津、热甚伤阴所致的消渴口干、肠燥便秘、舌红剥苔等病证,常与麦冬、沙参、玄参、玉竹同用。

【用量用法】　10～30 g,煎服。止血宜炒炭用。

【注意点】　本品性寒而滞,故脾虚湿困、腹满便溏者忌用。

【现代药理研究】　地黄醇提取物有促进家兔血液凝固的作用,口服地黄炭也能缩短小鼠尾部出血时间;地黄醇浸膏有强心作用。生地粗提取物能拮抗地塞米松对肾上腺皮质的抑制作用;地黄提取物对实验性糖尿病有降低血糖的作用。

丹 皮

丹皮为毛茛科多年生落叶小灌木植物牡丹的根皮,主产于安徽、山东等地。秋季采收,晒干,生用或炒用。

【性味归经】 苦、辛,微寒。归心、肝、肾经。

【功效与应用】

清热凉血 丹皮能清营血之实热,用于温热病热入营血而见高热、身发斑疹、吐血、衄血、尿血等,常与赤芍、生地同用。本品尚能治阴虚发热,常与知母、鳖甲、青蒿同用。

活血散瘀 用于血滞经闭、痛经、癥瘕积聚、跌仆伤痛等,常与当归、赤芍、红花、桃仁同用;用于痈疡肿毒、肠痈腹痛,常与蒲公英、大黄、桃仁等同用。

【用量用法】 6~12 g,煎服。

【注意点】 血虚有寒、月经过多及孕妇慎用。

【现代药理研究】 丹皮对痢疾杆菌、伤寒杆菌、金黄色葡萄球菌、溶血性链球菌、肺炎双球菌等多种细菌有不同程度的抑制作用。丹皮甲醇提取物、丹皮酚能增强肝、肺中吞噬细胞的吞噬功能。丹皮酚有明显的降压和镇静、催眠、镇痛、解热作用。

水 牛 角

水牛角为牛科动物水牛的角,主产于华南、华东地区。取角后,水煮,除去角塞,干燥,镑片或锉成粗粉。生用,或制为浓缩粉末用。

【性味归经】 苦,寒。归心、肝经。

【功效与应用】

清热定惊 治温热病热入血分,高热神昏谵语,惊风抽搐,可用水牛角浓缩粉配伍石膏、玄参、羚羊角等;治热病神昏配牛黄、珍珠母、黄芩等;若治血热癫狂,可配石菖蒲、玄参、连翘等。

清热凉血 治疗血热妄行斑疹、吐衄,可配伍生地黄、牡丹皮、赤芍等。

清热解毒 治疗痈肿疮疡,咽喉肿痛,可配伍黄连、黄芩、连翘等。

【用量用法】 镑片或粗粉煎服,15~30 g,宜先煎3小时以上。水牛角浓缩粉冲服,每次1.5~3 g,每日2次。

【注意点】 脾胃虚寒者忌用。

【现代药理研究】 含胆甾醇、肽类及多种氨基酸、微量元素。提取物及水煎剂有强心作用;其注射液有降压作用。本品有增加血小板计数、缩短凝血时间、降低毛细血管通透性、抗炎等作用;其煎剂有镇惊、解热作用;本品对被大肠埃希菌、乙型溶血性链球菌攻击的小鼠有明显的保护作用,对垂体-肾上腺皮质系统有兴奋作用。

(2) 方剂:清热凉血剂适用于热入血分证。多以生地、赤芍、丹皮等清热凉血之品组成方剂,代表方如犀角地黄汤。

犀 角 地 黄 汤

【组成】 犀角0.3 g(研粉调服或磨汁冲服),生地30 g,芍药12 g,丹皮9 g。

【用法】 水煎服。每日1剂,重症、急病可每日2剂。

【功效】 清热解毒,凉血散瘀。

【主治】 温热病热入血分,证见发热狂躁、神昏谵妄、斑疹明显,或吐血、衄血、便血、尿血、舌绛起刺、脉细数。

【方解】 本方犀角清热凉血、泻火解毒;生地既可助犀角凉血泻营分之热,又可滋热邪所伤之阴;芍药、丹皮清热凉血,活血散瘀,既能增凉血之力,又可防瘀血之患。本方具备清热凉血、滋阴增液、活血化瘀3种功效,使热清而无耗阴之虑,血止而无留瘀之弊。

【注意点】 凡气虚,阳虚不能摄血之证,均忌用。因犀角属禁用之品,现改用水牛角30~60 g,水煎代之。

【现代应用与研究】 常用本方加减治疗过敏性紫癜、血小板减少性紫癜、流行性出血热、流行性乙型脑炎、急性白血病、急性黄色肝萎缩、肝性脑病(肝昏迷)、尿毒症、败血症等属于血热病证者。实验证明,本方具有抑制血小板聚集、抗凝血和抗血栓形成作用;并具有显著的解热、镇静、抗惊功效。还可增加肾上腺皮质功能,增强机体对感染极期的耐受能力和非特异性抵抗力。

5. 清虚热药

(1)药:常用清虚热的药物有青蒿、地骨皮、银柴胡、白薇、胡黄连等,主要作用为清退虚热,用于阴虚内热所致的发热、骨蒸潮热、手足心热、口燥咽干、虚烦不眠、盗汗、舌红少苔、脉细数等证。

青 蒿

青蒿为菊科一年生草本植物青蒿和黄花蒿的全草,我国大部分地区均产。夏秋季采收,阴干或晒干,切段。生用或鲜用。

【性味归经】 苦、辛,寒。归肝、胆经。

【功效与应用】

退虚热 用于阴虚发热,骨蒸劳热或温病后期,夜热早凉、低热不退,常与秦艽、鳖甲、地骨皮等同用。

清热解暑 用于暑热外感、头痛口渴,常与藿香、佩兰、滑石、连翘等同用。

清胆截疟 用于疟疾寒热往来,常与黄芩、半夏等同用。

凉血止血 用于鼻衄,鲜品捣汁加冷开水冲服或鲜品捣烂塞鼻均可;治疗紫癜常与生地、当归、鳖甲等同用。

【用量用法】 10~30 g,煎服。外用宜用鲜品,适量捣碎绞汁。

【注意点】 入汤剂不宜久煎;脾胃虚弱、肠滑泄泻者不宜用。

【现代药理研究】 青蒿乙醚提取中性部分和其稀醇对鼠疟、猴疟和人疟均呈现显著抗疟作用。青蒿素及衍生物具有抗动物血吸虫、华支睾吸虫的作用。青蒿注射液,对百(日咳)、白(喉)、破(伤风)三联疫苗致热的家兔有明显的解热作用。

地 骨 皮

地骨皮为茄科落叶灌木植物枸杞的根皮,我国大部分地区均产。春秋季节采挖,剥取根皮,晒干,切段生用。

【性味归经】 甘,寒。归肺、肾经。

【功效与应用】

凉血除蒸 用于血热妄行的吐血、衄血、尿血等,常与白茅根、侧柏叶等同用;用于阴虚潮热、骨蒸盗汗、内热消渴,常与知母、鳖甲、生地等同用。

清泄肺热 用于肺热咳喘或咳血,常与桑白皮、甘草、黄芩等相配伍。

【用量用法】 10~15 g,煎服。

【注意点】 脾虚便溏及外感风寒发热者不宜用。

【现代药理研究】 地骨皮的乙醇提取物、水提取物及乙醚残渣水提取物对热原发热兔有显著解热作用。灌服地骨皮煎剂可使兔血糖降低。

(2) 方剂:清虚热剂具有滋阴清热作用,适用于阴血亏损所致的骨蒸潮热、低热不退、颧红消瘦、盗汗淋漓、舌红绛少苔等证。常用养阴清热药物青蒿、鳖甲、生地等组成的方剂,代表方如青蒿鳖甲汤。

青蒿鳖甲汤

【组成】 青蒿 6 g,鳖甲(先煎)15 g,生地 12 g,知母 9 g,丹皮 9 g。

【用法】 水煎服。

【功效】 养阴清热。

【主治】 阴虚潮热或低热。如热病后期,邪伏阴伤,或其他慢性疾病过程中出现的潮热骨蒸,阴虚火旺者。

【方解】 方中鳖甲滋阴以退虚热,青蒿苦寒芳香、清中有透,两者同为主药。同时配以生地、知母、丹皮等养阴生津、凉血降火。综观全方,有养阴液、清虚热、透热邪之功。

【注意点】 温病初起,或邪在气分,或阴虚欲抽搐者,均不宜使用本方。

【现代应用与研究】 常用本方加减治疗各种热病后期,结核病、无名热、自主神经功能紊乱、术后低热、白血病、热痹、鼻衄等。实验表明,本方组成药物均有明显的解热和抗炎作用。

四、祛痰止咳平喘方药

化痰药能减少或祛除痰涎;止咳平喘药能减轻或制止咳嗽和气喘。一般痰多常致咳喘,咳喘亦每多挟痰,而化痰药多兼止咳平喘之效,止咳平喘药亦多兼化痰之功,故合称为祛痰止咳平喘药。本类药物不仅用于因痰引起的咳嗽、气喘,还可用于因痰所致的瘰疬、瘿瘤、癫痫、惊厥等证。临床应用除根据各药的特点选择外,还须辨证而灵活配伍。如兼有表证者,配伍解表药;兼里热者,配清热药;兼有里寒者,配温里药;虚劳内伤咳嗽者,配补益药。此外,若癫痫惊厥,则宜配伍安神药、开窍药和平肝熄风药;瘿瘤瘰疬,宜配伍软坚散结药。凡以祛除痰涎、止咳平喘药物为主,用以治疗痰饮、咳喘等病证的方剂,称为化痰止咳平喘剂。

从痰的性质来说,不外热痰、寒痰、湿痰、燥痰数种。治疗之法:热痰宜清化,寒痰宜温化,湿痰宜燥湿化痰,燥痰宜润燥化痰。限于篇幅,本节只作清化热痰、温化寒痰方药的介绍;鉴于咳喘与痰的密切关系,止咳平喘剂在此一并讲述。

1. 清化热痰方药

(1) 药:常用清化热痰的药物有瓜蒌、贝母、前胡、竹茹、竹沥、海藻、昆布、天竺黄、葶苈子、海蛤壳等,本类药物多属寒性,适用于痰热郁肺、痰稠色黄、咯痰不利以及痰热所致的癫痫、惊厥、中风、瘿瘤等。

瓜　蒌

瓜蒌为葫芦科多年生草质藤本植物栝楼和双边栝楼的成熟果实,主产于我国河北、山东、安徽等地。采摘后悬挂晾干。整个果实为全瓜蒌,果皮为瓜蒌皮,种子为瓜蒌仁,分别入药。

【性味归经】 甘,寒。归肺、胃、大肠经。

【功效与应用】

清热化痰 用于肺热咳嗽、稠痰难咯之证,常与桔梗、贝母同用;用于痰热互结、黄痰难咯、胸闷及便秘者,常与黄芩、枳实、胆南星同用。

理气宽胸 用于胸膈痞闷或作痛等,常与薤白配伍。

消肿疗痈 用于热毒郁结所致的肺痈、咳脓吐血,常与银花、鱼腥草、苇茎同用;用于乳痈肿痛,常与蒲公英、野菊花同用。

润肠通便 用于肠燥便秘,常与火麻仁、郁李仁同用。

【用量用法】 10～30 g,煎服。清热化痰、利气宽胸用瓜蒌皮;润肺化痰、润肠通便用瓜蒌仁;全瓜蒌兼见以上功效。

【注意点】 脾胃虚寒、大便稀溏者不宜服。反乌头。

【现代药理研究】 瓜蒌皮提取的总氨基酸有较强的祛痰作用。瓜蒌仁含有大量脂肪油,易致泻。瓜蒌煎剂在体外对大肠埃希菌、金黄色葡萄球菌等有抑制作用。瓜蒌注射液对实验性动物有扩张冠状动脉作用,并能增加冠状动脉血流量。

贝　　母

川贝母为百合科多年生草本植物川贝母、暗紫贝母,以及甘肃贝母或棱砂贝母的地下鳞茎,主产于四川、云南、甘肃、西藏等地。浙贝母为百合科多年生草本植物浙贝母的地下鳞茎,原产浙江象山县,故又称为象贝。两者均为夏季采挖,洗净晒干入药,生用。

【性味归经】 川贝母苦、甘、微寒;浙贝母苦、寒。均归肺、心经。

【功效与应用】

化痰止咳 川贝母多用于肺虚久咳、痰少咽燥等,常与沙参、麦冬等同用;用于外感风热或痰火郁结的咳嗽,常与桑叶、牛蒡子同用。

清热散结 浙贝母用于瘰疬疮痈肿痛及乳痈、肺痈等证,常与玄参、牡蛎、蒲公英、连翘同用。

【用量用法】 5～10 g,煎服。或研细末冲服,每次1～2 g。

【注意点】 属寒湿痰嗽者,不宜用;反乌头。

【现代药理研究】 川贝母所含生物碱为川贝母素等;浙贝母所含生物碱为贝母素甲等。川贝母素有降压、兴奋子宫等作用。贝母素甲有扩张支气管平滑肌、减少气管分泌、兴奋子宫、扩瞳及降压等作用。

(2) 方剂:热痰的生成,系因邪热内盛,不得清解,煎熬津液,郁而生痰。本类方剂适用于热痰病证,常用清热化痰药如瓜蒌、胆南星等配伍苦寒清热的黄芩、黄连组成,代表方如清气化痰丸。

清气化痰丸

【组成】 胆南星15 g,制半夏15 g,瓜蒌仁10 g,陈皮10 g,黄芩10 g,杏仁10 g,枳实10 g,茯苓10 g。

【用法】 水煎服。或共研细末,姜汁为丸。每服6 g,温开水送服。

【功效】 清热化痰,降气止咳。

【主治】 痰热内结。证见咳嗽痰黄、黏稠难咯、胸膈痞满,甚则气急呕恶、舌质红、苔黄腻、脉滑数。

【方解】 方中以胆南星为君,取其味苦性凉,清热化痰,治痰火之壅闭;用黄芩、瓜蒌仁降肺火、化痰热,以助胆南星之力;治痰当须理气,又以枳实、陈皮下气化痰,共为臣药;佐以茯苓、半夏健脾化湿、降逆化痰以治生痰之源;杏仁宣肺化痰以肃贮痰之器;姜汁化痰以为使,取其糊丸。众药合用,使气顺则火自降,热清则痰自消。

【注意点】 历代方书中与本方同名者,尚有《丹溪心法附余》清气化痰丸及《杂病源流犀烛》清气化痰丸,其组成、功能、主治略有不同,需注意区别。

【现代应用与研究】 常用本方加减治疗肺炎、慢性支气管炎、肺脓肿、支气管扩张、肺气肿、哮喘等疾病而辨证属痰热内蕴者。

2. 温化寒痰方药

（1）药:常用温化寒痰的药物有半夏、天南星、旋复花、桔梗、白芥子、白前、白附子等,其药物性多温燥,有温肺化痰和燥湿化痰之功。应用于痰多清稀易于咯出的寒痰、湿痰。证见咳嗽气喘、痰稀色白、舌苔白腻,以及因痰湿阻于经络所致的肢节酸痛、眩晕、阴疽流注、瘰疬等,常配合温寒化湿药物同用。

半　　夏

半夏为天南星科多年生草本植物半夏的块茎,我国大部分地区均产。夏秋季采挖,洗净晒干,即生半夏;用生姜、明矾等炮制后使用,称制半夏。

【性味归经】 辛,温,有毒。归脾、胃、肺经。

【功效与应用】

燥湿化痰 用于脾不化湿、痰涎壅滞所致的咳嗽痰多、胸闷气逆等证,常与陈皮、茯苓同用;若见痰多清稀之寒痰咳嗽,则与细辛、干姜等同用。

降逆止呕 用于寒饮呕吐,常与生姜同用;胃热呕吐则与黄连、竹茹同用;胃虚呕吐,常配人参、白蜜等;妊娠呕吐,可与苏梗、砂仁等同用。

消痞散结 用于痰热互结、胸脘痞闷等,常与黄连、瓜蒌同用;用于痰核、瘰疬,常与海藻、昆布同用;用于痈疽发背及乳痈,可取生半夏研末、鸡蛋清调敷患处。

【用量用法】 6～10 g,煎服。外用宜用生半夏适量,研末调敷。

【注意点】 因其性温燥,一切血证及阴虚燥咳、津伤口渴者忌用。反乌头。

【现代药理研究】 生半夏、制半夏给猫灌胃,有镇咳作用;给鸽或狗灌胃,有中枢性镇吐作用。半夏新鲜鳞茎中可分离出外源性凝集素 PTA（低分子蛋白质）,可凝聚人肝瘤细胞、艾氏腹水癌及腹水型肝癌细胞。半夏蛋白还具有很强的抗兔胚泡着床作用。

天　南　星

天南星为天南星科多年生草本植物天南星、东北天南星或异叶天南星的干燥块茎,主产于河南、河北、福建、四川等地。秋冬季采挖,除去茎叶、须根和外皮,洗净晒干,即为生南星。经白矾水浸泡,再与生姜共煮,切片晒干,称制南星。用胆汁制者,称胆南星。

【性味归经】 苦、辛,温。有毒。归肺、肝、脾经。

【功效与应用】

燥湿祛痰 用于顽痰咳嗽及湿痰壅滞、胸膈胀闷者,常与半夏、茯苓、枳实同用;用于寒痰咳嗽,常与半夏、生姜同用;用于肺热咳嗽、痰黏黄稠,可与黄芩、瓜蒌等同用。

祛风解痉 用于风痰眩晕、（中风）痰壅、口眼㖞斜、半身不遂、手足顽麻、癫痫、破伤风等,常与半夏、白附子、全蝎、防风同用。

解毒消肿 用于疮疖肿痛、瘰疬等,外用本品加醋调汁拭患处;治蛇咬伤,可取新鲜南星捣烂外敷于伤口,或加雄黄、白酒调后外敷。

【用量用法】 5～10 g。煎服;外用适量。

【注意点】 本品燥烈有毒,易伤阴堕胎,故阴虚燥痰和孕妇忌用。又因生南星毒性大,一般不可内服。

【现代药理研究】 家兔灌服南星煎剂有轻微的恶心反应,引起支气管分泌物增加,而表现显著的祛痰作用。南星煎剂可明显对抗士的宁所致动物惊厥,有明显的镇静作用。鲜天南星提取液对 Hela 细胞有较强的抑制作用,能抑制小鼠移植性肿瘤。

(2)方剂:寒痰的生成,系因外感寒邪,或阳虚运化失职,湿聚而成。温化寒痰剂常由干姜、细辛、半夏等组成,代表方如小青龙汤、苓甘五味姜辛汤等。

小青龙汤(《伤寒论》)

【组成】 麻黄9g,桂枝6g,细辛4.5g,干姜6g,制半夏9g,五味子6g,白芍9g,甘草3g。

【用法】 水煎服。

【功效】 温肺化饮,平喘止咳。

【主治】 寒饮伏肺。证见咳嗽气喘、咯痰清稀、色白量多,舌苔薄白而润,脉浮或滑。亦治寒饮内伏,外感风寒,咳喘兼有表证者。

【方解】 方中麻黄、桂枝发汗解表、宣肺平喘为主药;辅以干姜、细辛温肺散寒而化水饮;五味子敛肺止咳,以防肺气耗散太过;半夏燥湿祛痰;白芍与桂枝同用,能调和营卫;甘草调和诸药,兼能化痰。诸药组合具有外以散寒解表,内以温肺化饮的作用。

【注意点】 阴虚干咳无痰、肺虚咳喘,以及肾不纳气喘促者,皆忌用。

【现代应用与研究】 常用本方加减治疗感冒、支气管哮喘、急性和慢性支气管炎、百日咳、肺气肿、肺源性心脏病等。实验证明小青龙汤全方及方中大部分药物有松弛血管平滑肌的作用。

3. 止咳平喘方药

(1)药:常用止咳平喘药物有杏仁、百部、苏子、紫菀、枇杷叶、款冬、白果、桑白皮、马兜铃、葶苈子等,其功效有的偏于止咳,有的偏于平喘,或兼而有之。适用于咳嗽气喘的病证。

杏　仁

杏仁为蔷薇科落叶乔木植物山杏、辽杏、西伯利亚杏及杏的成熟种子,主产于山西、河北、陕西、内蒙古、山东等地。夏季采收,除去果肉及核壳,取种仁,晾干,将仁捣碎入药。

【性味归经】 苦、辛,微温。有小毒。归肺、大肠经。

【功效与应用】

止咳平喘　用于多种咳嗽气喘证。治风热咳嗽,与桑叶、菊花等同用;治风寒咳嗽,与苏叶、半夏同用;治燥热咳嗽,与桑叶、贝母等同用;治肺热咳嗽,与麻黄、生石膏、甘草同用。

润肠通便　用治老年人或产后血虚大便燥结,常与生地、火麻仁同用。

【用量用法】 6～10g。煎服。

【注意点】 有小毒,勿过量;婴儿慎用。

【现代药理研究】 苦杏仁苷经水解后产生的微量氢氰酸能镇静呼吸中枢,降低其兴奋性而起到止咳平喘作用,但过量可导致呼吸麻痹而死亡。苦杏仁油有润肠、通便驱虫(蛔虫、蛲虫、钩虫)和抑菌(伤寒、副伤寒杆菌)作用。杏仁热水提取物对子宫颈癌 JTC-26 株的抑制率达 50%～70%。

百　部

百部为百部科多年生草本植物直立百部、蔓生百部或对叶百部的干燥块根,主产于山东、河南、安徽、江苏、江西、贵州、四川、陕西等地。春秋季采挖,去须根,沸水中烫软,晒干切段入药,生用或蜜炙用。

【性味归经】 甘、苦,微温。归肺经。

【功效与应用】

润肺止咳 治外感咳嗽,常与紫菀、荆芥同用;治肺虚久咳,常与沙参、川贝母同用;治疗肺结核咳吐痰血,常与白及、黄芩同用。

灭虱杀虫 凡头虱、体虱、阴虱等,可用百部制成20%酒浸液外擦。煎剂内服或灌肠用于治疗蛲虫病。

【用量用法】 6～10 g。煎服。外用适量。

【注意点】 脾虚食少、便溏者忌用。

【现代药理研究】 百部含多种生物碱,对多种致病菌如人型结核杆菌、肺炎双球菌、白喉杆菌等有抑制作用。百部碱能降低呼吸中枢兴奋性、抑制咳嗽反射而镇咳。对多种人体寄生虫,尤其对虱子、蛲虫、阴道滴虫有较好的杀灭作用。

苏 子

苏子为唇形科一年生植物紫苏的成熟果实,我国大部分地区均产。秋季采收后晒干。生用或炒香后入药。

【性味归经】 辛,温。归肺、大肠经。

【功效与应用】

降气化痰,止咳平喘 用于痰壅气逆、寒咳气喘、胸膈满闷等,常与白芥子、莱菔子、厚朴、半夏同用。

润肠通便 本品能润燥行滞、通便除胀,用于肠燥便秘,常与瓜蒌仁、杏仁、火麻仁等同用。

【用量用法】 6～15 g,煎服。

【注意点】 气虚久嗽、脾虚便溏者忌用。

【现代药理研究】 苏子脂肪油能明显降低高脂血症大鼠血清总胆固醇和低密度脂蛋白含量。紫苏油对变形杆菌、酵母、黑面霉菌、青霉菌及自然界中的真菌均有抑制作用。

紫 菀

紫菀为菊科植物紫菀的根及根茎,主产于东北、华北、西北及河南、安徽等地。春、秋季采挖,除去有节的根茎,编成辫状晒干,切厚片生用,或蜜炙用。

【性味归经】 苦、辛、甘,微温。归肺经。

【功效与应用】

润肺化痰止咳 治疗风寒犯肺,咳嗽咽痒,咯痰不爽,配荆芥、桔梗、百部等;治疗阴虚劳嗽,痰中带血,则配阿胶、贝母等以养阴润肺,化痰止嗽。

开宣肺气 用于肺痈、胸痹及小便不通等证。

【用量用法】 煎服,5～10 g。

【注意点】 外感暴咳生用,肺虚久咳蜜炙用。

【现代药理研究】 含紫菀皂苷 A～G、紫菀苷、紫菀酮、紫菀五肽、紫菀氯环五肽、丁基-D-核酮糖苷、槲皮素、无羁萜、表无羁萜醇、挥发油等。水煎剂及苯、甲醇提取物均有显著的祛痰作用;紫菀对大肠埃希菌、痢疾杆菌、伤寒杆菌、副伤寒杆菌、铜绿假单胞菌有一定抑制作用。

枇 杷 叶

枇杷叶为蔷薇科植物枇杷的叶,主产于广东、江苏、浙江、福建、湖北等地。春末夏初时季采收壮实的叶片,晒干后刷去叶背细毛,洗净切碎,生用或蜜炙用。

【性味归经】 苦,微寒。归肺、胃经。

【功效与应用】

化痰止咳 用于风热燥火等所致的咳喘痰稠,常与桑白皮、杏仁等同用。

和胃降逆 用治胃热烦渴、呕吐等证,常与半夏、竹茹、茅根同用。

【用量用法】 5~15 g。包煎服。止呕宜生用,止咳宜蜜炙用。

【注意点】 寒咳及胃寒呕逆者,慎用。

【现代药理研究】 所含苦杏仁苷在下消化道被微生物酶分解出微量氢氰酸,后者对呼吸中枢有镇静作用。枇杷叶的乙醇提取物能明显抑制角叉菜胶诱导的大鼠足肿胀,有抗炎作用。枇杷叶的甲醇提取物中分离得倍半萜糖苷丙可明显抑制小鼠的糖尿病。

(2)方剂:止咳平喘剂,适用于新、久诸般咳喘。方中常用的止咳药物有百部、紫菀、款冬、杏仁等,代表方如止嗽散。

止 嗽 散

【组成】 紫菀 12 g,百部 9 g,白前 9 g,陈皮 6 g,桔梗 6 g,荆芥 6 g,甘草 6 g。

【用法】 水煎服。

【功效】 止咳化痰,宣肺疏表。

【主治】 外感风邪所致的咳嗽咽痒、咯痰不畅,兼微恶风发热,舌苔薄白,脉浮。

【方解】 方中紫菀、百部专于止咳,白前降气止咳祛痰,陈皮理气止咳祛痰,桔梗宣肺止咳祛痰,荆芥祛风解表,甘草调和药性,亦能止咳化痰,配桔梗还有利咽作用。全方温而不燥,散寒不助热,解表不伤正,对外感久咳、表邪未尽、喉痒而咯痰不畅者效果较好。

【注意点】 阴虚劳嗽勿用。

【现代应用与研究】 本方加减常用于治疗肺炎、支气管炎、百日咳、胸膜炎、感冒等疾病引起的咳嗽。实验证明桂枝、百部有镇咳作用,桔梗、紫菀有祛痰作用。

五、祛湿方药

凡具祛除湿邪,用以治疗湿证的药物,称为祛湿药。祛湿药临床可以治疗水湿内停引起的水肿、泄泻、暑湿、淋浊、癃闭、黄疸、湿疹等。

凡以祛湿药物为主,具有化湿利水、通淋排泄作用,治疗水湿病证的一类方剂,统称祛湿剂。凡湿温、泄泻、水肿、黄疸、淋浊等,皆可随证选用。根据治法与方剂的功用不同,祛湿剂又分为芳香化湿、利水渗湿、苦温燥湿、清热化湿、温阳化湿五类。限于篇幅,本节着重介绍前两类。

1. 芳香化湿方药

(1)药:芳香化湿药气味芳香,性偏温燥,具有化湿健脾的功效,适用于湿浊内阻、脾运失职所致的脘胀痞满、胸闷吐泻、食少体倦、口甘多涎、大便溏薄、舌苔白腻等证。此外,湿温、暑湿等证亦可选用。常用的芳香化湿药物有藿香、佩兰、苍术、厚朴、砂仁、白豆蔻、草豆蔻、草果等。

苍 术

苍术为菊科多年生草本植物茅苍术(南苍术)或北苍术的根茎,主产于江苏、湖北、内蒙古等地。春秋季采挖,晒干,用米泔水润透切片,炒至微黄用。

【性味归经】 辛、苦,温。归脾、胃经。

【功效与应用】

燥湿健脾 用于湿困脾胃而见脘腹胀满、不思饮食、恶心呕吐、倦怠乏力、腹泻、舌苔浊腻等,常与厚朴、陈皮等同用。

祛风胜湿 用于风湿或寒湿引起的肢体关节沉重、疼痛,常与桂枝、防风、秦艽同用;若湿热下注、足膝肿痛、痿软无力,配黄柏同用。

明目 用于眼目昏涩及夜盲者,常与黑芝麻、猪肝同用。

【用量用法】 6～10 g,煎服。

【注意点】 由于性味温散燥烈,故阴虚内热、津亏便结、表虚多汗者不宜使用。

【现代药理研究】 本品含挥发油。挥发油小剂量有镇静作用,大剂量对中枢神经有抑制作用。苍术丙酮提取物能明显促进胃肠运动。苍术可抗实验性急性肾炎及胃溃疡,可拮抗乙酰胆碱、氯化钡对离体豚鼠回肠的收缩作用。

藿 香

藿香为唇形科多年生草本植物广藿香或藿香的地上部分,藿香又名土藿香,全国大部分地区有产;广藿香主产于广东。夏秋季采收,切段阴干,生用或鲜用。

【性味归经】 辛,微温。归脾、胃、肺经。

【功效与应用】

解暑化湿 用治夏季伤暑或湿阻中焦,证见头昏胸闷、恶心呕吐、脘腹胀满等,常与苍术、厚朴同用;又可用于暑天外感风寒、内伤生冷而致恶寒发热、头痛脘痞、呕恶泄泻者,常与紫苏、厚朴、陈皮、白术等配伍。

和中止呕 本品治疗湿浊阻滞引起的呕吐最为适宜,常配半夏、丁香。若湿热呕吐者配黄连、竹茹;脾胃虚弱者配党参、甘草;妊娠呕吐者配砂仁、半夏等。

行气止痛 用于治疗脾胃气滞、脘腹胀痛,常与枳实、木香、砂仁同用。

【用量用法】 6～10 g,鲜品加倍。煎服,不宜久煎。

【注意点】 阴虚火旺、舌绛光滑者不宜用。

【现代药理研究】 藿香中所含的挥发油,能刺激胃黏膜,促进胃液分泌,助消化,还有扩张微血管而略有发汗作用。土藿香煎剂对常见的致病性皮肤真菌感染有抑制作用。

砂 仁

砂仁为姜科多年生草本植物阳春砂、海南砂或缩砂的干燥成熟果实。阳春砂主产于广东阳春、信宜、高州等县;海南砂主产于海南岛及湛江地区;缩砂主产于越南、泰国、缅甸、印度尼西亚等地,夏秋季采收后晒干。生用。

【性味归经】 辛,温。归脾、胃经。

【功效与应用】

化湿开胃 用于湿阻中焦及脾胃气滞之证。凡脾胃湿阻及气滞所致的脘腹胀满、不思饮食、呕吐泄泻等均可应用,常配厚朴、苍术、白豆蔻。

温中行气 用于寒湿冷泻、脘腹冷痛,常与附子、干姜、白术同用。

安胎　用于妊娠恶阻、胎动不安,常与苏梗、桑寄生、续断、白术等同用。

【用量用法】　3~6 g,煎服,宜后下。

【注意点】　阴虚有热者忌用。

【现代药理研究】　本品含挥发油,能促进胃液分泌,排除消化道积气,对实验性胃肠痉挛有松弛作用。有明显对抗溃疡形成的作用。

(2) 方剂:本类方剂适用于湿浊内盛、脾虚湿困、运化失职所致的胸腹痞闷、呕吐泄泻、大便溏薄、舌苔白腻等证。常以苍术、厚朴、藿香、佩兰等芳香化湿、辟秽除浊作用的药物为主组成,代表方如平胃散。

平　胃　散

【组成】　苍术 15 g,厚朴 9 g,陈皮 9 g,甘草 3 g。

【用法】　水煎服。或用生姜、大枣煮汤调服。

【功效】　燥湿健脾,行气和胃。

【主治】　湿阻脾胃。证见脘腹胀满、便溏食少、恶心呕吐、嗳气吞酸、肢体沉重、倦怠嗜卧、舌苔白腻而厚、脉濡缓等。

【方解】　方用辛香苦温之苍术燥湿健脾为君药;厚朴理气燥湿除满为臣药;陈皮理气和胃兼化痰湿为佐药;甘草甘缓和中、调和诸药为使药。诸药相合,重在芳香燥湿,次及行气化湿,使湿浊得化,气机调畅,运化得复。

【注意点】　方中药物性能苦辛温燥,易耗伤阴血,血虚阴亏者慎用。

【现代应用与研究】　本方加减常用来治疗急性和慢性胃炎、胃神经官能症、胃和十二指肠球部溃疡、胃下垂、胃扩张、传染性肝炎等疾病而见湿郁气滞、舌苔白腻或厚腻而滑润者。

2. 利水渗湿方药

(1) 药:利水渗湿药一般性味多甘淡或微寒,又称淡渗利湿药,具有利水退肿、利尿通淋、利湿退黄等功效。适用于小便不利、水肿、淋证、黄疸、湿疮、泄泻、带下、湿痹等水湿所致的各种病证。常用利水渗湿的药物有茯苓、茵陈、泽泻、薏苡仁、猪苓、车前子、滑石、木通、通草、金钱草等。

茯　苓

茯苓为多孔菌科真菌茯苓的菌核,多寄生于松科植物赤松或马尾松等树根上,主产于云南、贵州、四川、湖北、河南、安徽等地。全年均可采集,阴干、切片生用。

【性味归经】　甘、淡,平。归心、脾、肾经。

【功效与应用】

利水渗湿　用于水肿、小便不利、痰饮等,常与桑白皮、大腹皮、泽泻等同用。

健脾补中　用于脾虚湿盛、纳谷不佳、神倦便溏,常与党参、白术、甘草等同用。

宁心安神　用于心悸、失眠,常与酸枣仁、龙眼肉等同用。

【用量用法】　10~15 g。煎服。

【注意点】　阴虚而无湿热、肾虚而小便自利,或虚寒精滑者,均不宜用。

【现代药理研究】　茯苓对清醒家兔实验证明有利尿作用,对肾炎水肿严重的病人,利尿作用显著。茯苓煎剂有镇静作用,与戊巴比妥钠有协同作用。茯苓水制浸膏、乙醇浸膏对家兔均有降血糖作用。茯苓多糖能提高小鼠腹腔单核细胞的吞噬力,对小鼠体液免疫有促进作用。

茵　陈

茵陈为菊科多年生草本植物茵陈蒿或滨蒿的幼苗,主产于陕西、山西、安徽等地。春季采收,晒干。生用。

【性味归经】　苦,微寒。归脾、胃、肝、胆经。

【功效与应用】

清利湿热退黄　用于阳黄,身目黄色鲜明、发热、腹满便秘、小便短赤等,常与栀子、大黄同用;用于阴黄,色黄晦暗、纳少脘闷、神疲畏寒等,则与附子、干姜等配伍。亦常用于湿疮瘙痒,流黄水,可煎汤内服或外洗。

驱蛔止痒　治疗胆道蛔虫,常与乌梅、川椒、槟榔同用。

【用量用法】　10～30 g,水煎服,不宜久煎。外用适量。

【注意点】　用于阴黄,宜量少,多用则易损伤脾胃阳气。

【现代药理研究】　含侧柏醇、侧柏酮、丁香油酚等挥发油。利胆作用较显著。对人体结核杆菌、金黄色葡萄球菌、痢疾杆菌有抑制作用。实验研究发现茵陈尚有保肝、降压、降血脂、利尿等作用。

泽　泻

泽泻为泽泻科多年生沼泽植物泽泻的块茎,主产于福建、四川、江西等地。冬季采挖,以水浸透切片、晒干。生用或麸炒、盐炒用。

【性味归经】　甘、淡,寒。归肾、膀胱经。

【功效与应用】

利水通淋　本品对下焦湿热者尤宜,用于湿热下注,小便不利、水肿、淋浊、带下等,常与猪苓、茯苓同用。

渗湿止泻　用于湿盛泄泻,常与白术、茯苓、车前子等同用。

【用量用法】　10～15 g。煎服。

【注意点】　无湿热者不宜用,肾虚精滑者慎用。

【现代药理研究】　动物实验证明,泽泻流浸膏腹腔注射利尿作用显著;泽泻提取物对家兔实验性高胆固醇血症有明显的降胆固醇作用和抗动脉粥样硬化作用。此外,泽泻还有抗脂肪肝、降血糖、降压作用。

薏　苡　仁

薏苡仁为禾本科多年生草本植物薏苡的成熟种仁,主产于山东、福建、河北等地。秋末采收,晒干除去外壳及外皮,生用或炒用。

【性味归经】　甘、淡,微寒。归脾、胃、肺经。

【功效与应用】

健脾止泻　用于脾虚湿盛之泄泻,常与党参、白术、茯苓、扁豆同用。

清热排脓　本品上能清肺热,下能利肠胃之湿。用于肺痈、胸闷痛、咳吐脓痰等,常与苇茎、桃仁、冬瓜仁同用;用于肠痈、发热腹痛,常与败酱草、丹皮同用。

渗湿除痹　治疗风湿、一身尽痛、筋脉拘急或脚气胫肿等,常与茯苓、防己、蚕砂同用。

【用量用法】　10～30 g,煎服。健脾止泻多炒用。

【注意点】　津液不足及孕妇慎用。

【现代药理研究】　薏苡仁醇提物腹腔注射对小鼠艾氏腹水癌有抑制作用,能明显延长动物的生存时间。对金黄色葡萄球菌、痢疾杆菌、伤寒杆菌有抑菌作用,薏苡仁还有镇静解热与镇痛作用。

(2)方剂:本类方剂适用于水湿壅盛所致的癃闭、淋浊、水肿、泄泻等证,常以猪苓、茯苓、泽泻等利水渗湿药为主组成,代表方如五苓散。

五 苓 散

【组成】 泽泻 18 g,茯苓 12 g,猪苓 9 g,白术 9 g,桂枝 6 g。

【用法】 水煎服。

【功效】 利水渗湿,温阳化气。

【主治】 水湿停聚,膀胱气化不利。证见尿少水肿、小腹胀满,或外有表证、内停水湿、头痛、发热、烦渴引饮,或水入即吐、小便不利、痰饮、腹泻等。

【方解】 方中重用泽泻以利水渗湿;茯苓、猪苓协助泽泻以增强其利水除湿之功;白术健脾燥湿;桂枝辛温,既可外解表邪,又可温化膀胱之气,气化则水行。五药相合,一可渗湿以利水湿,二可健脾以运水湿,三可化气以行水湿,适用于各种水湿证内停之证。

【注意点】 方中药性偏于渗利,只宜暂用,不可久服。

【现代应用与研究】 常用本方加减治疗肾炎水肿、心脏病水肿、肝硬化腹水、尿潴留、泌尿系统感染、内耳眩晕症等。据研究,五苓散及方中的泽泻和桂枝均有明显升高心钠素的作用,对纠正水盐代谢紊乱有一定疗效。

六、祛风湿方药

凡以祛除风湿、解除痹痛为主要作用的药物,称祛风湿药。这类药物还兼有散寒、舒筋、通络、活血、止痛及强壮筋骨等作用,适用于风寒湿痹、肢体疼痛、关节不利、麻木不仁、筋脉拘急、腰膝酸痛、下肢痿弱、半身不遂等证。临床常用祛风湿的药物有独活、威灵仙、秦艽、防己、木瓜、桑枝、海风藤、伸筋草、豨莶草、五加皮、桑寄生等。

凡以祛除风湿药物为主,具有祛风湿、通经络以及镇痛等作用的方剂,称为祛风湿剂。祛风湿剂适用于"痹证"的治疗。痹证的发生主要由于正气虚弱以致风寒湿邪乘虚而入,留于皮肤、肌肉、经络、关节,使气血不得宣通所致。常以独活、桑寄生、羌活、秦艽等祛风湿药物为主组成方剂,代表方如独活寄生汤、蠲痹汤等。

(1)药

独 活

独活为伞形科多年生草本植物重齿毛当归的根,主产于湖北、四川、安徽、浙江等地。春秋采挖,晒干,切片。生用或炒用。

【性味归经】 辛,苦,微温。归肾、膀胱经。

【功效与应用】

祛风湿止痛 用于风湿痹痛,对腰以下之痹痛尤宜;对风寒湿邪着于肌肉关节,不论新久,均可应用。常与防风、桑寄生、杜仲等配伍。

散寒解表 用于外感风寒、内有湿邪者,证见头痛、全身肢节重着酸痛、微恶风寒,常与羌活、川芎、防风等同用。

【用量用法】 3～10 g,煎服。

【注意点】 阴虚血燥者慎用。

【现代药理研究】 独活煎剂能明显延长动物疼痛反应时间,同时有镇静和催眠作用。对血小板聚集及血栓形成有抑制作用。独活静脉注射可使呼吸加深加快。独活煎剂体外对结核杆菌有抑制作用。

威 灵 仙

威灵仙为毛茛科植物威灵仙、棉团铁线莲或东北铁线莲的根及根茎,主产于江苏、安徽、浙江等地。秋季采挖,除去泥沙,晒干,生用。

【性味归经】 辛、咸、温。归膀胱经。

【功效与应用】

祛风除湿,通络止痛 用于风湿痹痛、肢体麻木、筋脉拘挛、腰膝酸痛以及跌打损伤,常与独活、桑寄生、络石藤等同用。

软坚消鲠 用于诸骨鲠喉,可单味煎汤,缓缓咽下;亦可与米醋、乌梅同用。

解毒消肿 用于慢性咽炎、扁桃体炎、食管炎、小儿龟头炎,亦用于乳腺癌的治疗。

【用量用法】 6~12 g,治骨鲠可用至 30 g,煎服。

【注意点】 本品性走窜,久服易伤正气,体弱者慎用。

【现代药理研究】 威灵仙有降低尿酸水平,利尿,镇痛及解热作用。对离体兔肠平滑肌有抗组胺作用。

(2) 方剂

独 活 寄 生 汤

【组成】 独活 9 g,桑寄生 9 g,杜仲 9 g,牛膝 9 g,细辛 3 g,秦艽 9 g,茯苓 9 g,桂心 1.5 g,防风 9 g,川芎 6 g,人参 9 g,甘草 6 g,当归 9 g,芍药 9 g,地黄 9 g。

【用法】 水煎服。

【功效】 祛风湿,补气血,益肝肾,止痹痛。

【主治】 肝肾两亏、气血不足、风湿痹痛、腰膝酸软、肢节不利、麻木不仁、舌淡苔白、脉细弱。

【方解】 本方用独活、细辛、防风、秦艽祛风湿而止痛;用人参、茯苓、甘草、地黄、芍药、当归、川芎双补气血,其中四物汤又有活血之功,具有"治风先治血,血行风自灭"的意义;再加桑寄生、杜仲、牛膝补肝肾、健腰膝、壮筋骨;桂心温通血脉以止痛。综合全方,祛邪扶正,标本兼顾,可使血气足而风湿除,肝肾强而痹痛愈。

【注意点】 阴虚内热、出血患者慎用。痹证日久难愈者,还须配合虫类药剔风搜邪。

【现代应用与研究】 常用本方加减治疗坐骨神经痛、腰背或四肢的慢性劳损、风湿性关节炎、类风湿关节炎、强直性脊柱炎、颞颌关节功能紊乱综合征等。动物实验证实本方能提高痛阈。

七、温里方药

凡药性温热,具有温补阳气、温散里寒的药物,称为温里药。里寒证主要为两个方面:一是寒邪内侵,证见脘腹冷痛、泻利呕吐;二是素体阳气衰弱,证见畏寒肢冷、面色苍白、小便清长、大便溏薄、舌淡苔白、脉象沉细;甚则大汗亡阳、四肢逆冷、脉微欲绝。临床常用温里药物有附子、乌头、干姜、肉桂、吴茱萸、荜茇、荜澄茄、丁香、高良姜、小茴香、花椒等。

凡以温热药为主,具有温里助阳、散寒通脉等作用,用于治疗阴寒在里的方剂,称为温里剂。温里剂通常可分为温中祛寒、回阳救逆和温经散寒三类。限于篇幅,本节重点介绍主治脾胃虚寒证温中祛寒方剂。

（1）药

附　子

附子为毛茛科多年生草本植物乌头的旁生块根（子根）,母根称乌头,产于四川、云南、陕西等地。夏季采挖后除去须根及泥沙,经加工炮制后应用。

【性味归经】　辛、甘,大热。有毒。归心、肾、脾经。

【功效与应用】

回阳救逆　附子能上助心阳以通脉,下补肾阳以益火。用治心肾阳气衰微及大汗、大吐、大泻后引起的四肢厥冷、冷汗不止、脉微欲绝的亡阳证,常与干姜、人参、甘草同用。

补火助阳　用于脾胃虚寒,见有脘腹冷痛、大便溏泄者,每与党参、白术、干姜等同用;用于肾阳不足,见有腰部冷痛、阳痿、水肿等,常与杜仲、仙灵脾、续断等同用;用于心阳衰弱,见有心悸气短、胸痹心痛者,常与党参、桂枝等同用。

祛寒止痛　用治寒湿偏盛、周身骨关节疼痛,常与桂枝、白术等配用。

【用量用法】　6～12 g,煎服。宜先煎 30～60 分钟,以减轻其毒性作用。

【注意点】　孕妇及阴虚者忌用。

【现代药理研究】　生附子含乌头碱、次乌头碱、中乌头碱、消旋去甲基乌药碱等。乌头碱可使离体或在体蛙心出现短暂的强心作用。消旋去甲基乌药碱不仅有强心作用,还能增加冠状动脉血流量和减少心肌耗氧量等,使 β-受体兴奋,因此附子有良好的抗休克作用。乌头、附子的水煎液有局部麻醉止痛作用。动物试验显示附子能兴奋垂体肾上腺皮质系统。

干　姜

干姜为姜科多年生草本植物姜的干燥根茎,主产于四川、广东、湖北、广西等地。冬季采挖,洗净晒干或烘干,切片生用或炮焦或炒炭用。

【性味归经】　辛,热。归脾、胃、心、肺经。

【功效与应用】

温中散寒　用于脾胃虚寒,见脘腹冷痛、呕吐泄泻、食欲不振等,常与党参、白术、甘草同用。

温肺化饮　用于寒饮伏肺,见咳嗽气喘、形寒背冷、痰多清稀等,常与麻黄、细辛、五味子同用。

回阳救逆　干姜能通心助阳、祛除里寒,与附子同用,能够辅助附子的回阳救逆之功,且可减低附子的毒性作用。

【用量用法】　3～10 g,煎服。

【注意点】　阴虚有热及孕妇忌用。

【现代药理研究】　含姜烯、水芹烯、姜烯酮、姜辣素、姜酮等挥发油成分,对血管运动中枢和呼吸中枢具有兴奋作用,能增进血液循环,使血压上升,促进发汗。有健胃、镇吐、抑制胃酸和胃液分泌作用,因此能拮抗溃疡。干姜醚提取物和水提取物都有明显的抗炎作用。

肉　桂

肉桂为樟科常绿乔木植物肉桂的干皮及枝皮,主产于广西、广东、云南等地。立秋后剥去粗皮,阴干,切片或研末用。

【性味归经】 辛、甘，大热。入心、肝、肾、脾经。

【功效与应用】

补火助阳 用于肾阳不足而见畏寒肢冷、腰膝软弱、尿频、阳痿等证，常与附子、熟地、山茱萸配用；用于脾肾阳虚而见腰酸肢冷、脘腹冷痛、食少便溏等，常与附子、干姜、白术同用。

祛寒止痛 用于寒凝气滞或寒凝血瘀所致的各种疼痛，如寒痹腰痛，常与独活、桑寄生配伍；妇女血寒经闭、痛经，则与当归、川芎、红花等同用。

【用量用法】 3～5 g，入汤剂应后下；如研末冲服，每次 0.5～1 g，每日 2 次。

【注意点】 阴虚火旺、里热实证、血热妄行及孕妇忌用。

【现代药理研究】 含桂皮油或肉桂油。能扩张血管、促进血液循环、增加冠状动脉和脑血流量，使外周血管阻力下降。桂皮油能促进胃肠蠕动，对胃黏膜有缓和的刺激作用，还可引起子宫充血，故有通经作用。

（2）方剂

理 中 汤

【组成】 人参 9 g，干姜 9 g，白术 12 g，炙甘草 6 g。

【用法】 水煎服。

【功效】 温中祛寒，补气健脾。

【主治】 脾胃虚寒。证见脘腹隐痛、喜按喜温、呕吐泻利、食少不渴、神倦乏力、舌淡苔白、脉沉迟弱等。

【方解】 方中人参补中益气；干姜温中祛寒；白术助人参补中燥湿，上述三药一补一温一燥，配合甚当；再用炙甘草补益中气、调和诸药。数药合用，使中寒去、脾胃健、阳气复，则诸证得除。

【注意点】 本方药性偏于温燥，感冒发热、阴虚内热者忌用。

【现代应用与研究】 常用本方加减治疗急性和慢性胃炎、胃及十二指肠球部溃疡、胃扩张、慢性结肠炎、慢性肝炎、胆道术后"T"管引流液过多等脾胃虚寒者。本方能促进实验性胃溃疡的愈合，对醋酸引起的腹痛及乙酰胆碱导致的痉挛有明显的镇痛和解痉作用。

八、理气方药

理气药大多气香性温，味辛、苦，具有调气健脾、行气止痛、顺气降逆、疏肝解郁或破气散结等功效。适用于气机不畅所致的气滞、气逆等证。临床常用的理气药有陈皮、青皮、枳实、枳壳、香附、厚朴、木香、乌药、沉香、丁香、川楝子等。

凡以理气药为主，具有疏畅气机、调整脏腑功能，用以治疗气滞、气逆病证的方剂，称为理气剂。本类方剂，适用于肝气郁结、肺气不降、胃气上逆等气机失调的病证，并分为行气与降气两类。限于篇幅，本节重点介绍行气方剂。

（1）药

陈 皮

陈皮为芸香科常绿小乔木植物橘及其同属多种植物的成熟果实的果皮，其种子称橘核，树叶名橘叶；陈皮去白名橘红，取其筋络名橘络，均可入药。陈皮主产于广东、福建、四川等地，季果实成熟后采收果皮，晒干用。

【性味归经】 辛、苦，温。归脾、肺经。

【功效与应用】

理气调中　用于脾胃气滞、脘腹胀满、嗳气、恶心呕吐等,常与木香、砂仁、枳壳、竹茹同用。若兼倦怠乏力者,与党参、白术、甘草等配伍。

燥湿化痰　用于痰湿中阻而致胸脘痞闷、腹胀呕恶及痰湿壅滞、肺失宣降而致咳嗽痰多气逆等。前者常与苍术、厚朴等配伍;后者则与半夏、茯苓等同用。

【用量用法】　6～10 g。煎服。

【注意点】　本品易耗气助热,故舌红少津、内有实热或阴虚内热者慎用。

【现代药理研究】　陈皮可降低家兔离体肠管紧张性,使胃肠的收缩幅度减小,并对实验性肠管痉挛性收缩有解痉作用。陈皮挥发油对消化道有缓和刺激作用,能促进胃液分泌,有助于消化。能刺激呼吸道黏膜,使分泌液增多,痰液稀释而利于排出;并有舒张支气管的作用。离体兔心灌注实验表明,陈皮煎剂尚能扩张冠状动脉。

枳　　实

枳实为芸香科小乔木植物酸橙或香橼和枸橘的未成熟果实,主产于四川、江西、福建、浙江等地。夏初采后晒干,切片。生用或炒用。

【性味归经】　苦、辛、微寒。归脾、胃、大肠经。

【功效与应用】

破气消积　用于肠胃积滞、脘腹胀满、腹痛便秘、泄痢不畅等证,常与厚朴、木香、槟榔、大黄等同用。

化痰除痞　本品长于破气化痰,以通痞塞。对湿阻气滞、脾虚不能运化水湿而见脘腹胀满闷塞者,常配白术、陈皮;用于寒凝气滞而见胃痛气塞者,可配木香、生姜;如属胸痹而兼见胸闷脘胀者,可配合瓜蒌、薤白、桂枝、厚朴等品。

【用量用法】　6～10 g,煎服。

【注意点】　孕妇及脾胃虚弱者慎用。

【现代药理研究】　枳实含挥发油、苷类。煎剂能使胃肠蠕动收缩节律增加,可治疗胃扩张、胃肠无力性消化不良、脱肛及子宫平滑肌松弛;使疲劳的胃肠、子宫平滑肌重新兴奋。煎剂有明显升压作用,使冠状动脉、脑、肾血流明显增加,血管阻力下降,而外周循环血管阻力增加,有利于休克状态时重要脏器的血供。

香　　附

香附为莎草科多年生草本植物莎草的根茎,主产于广东、河南、四川、浙江等省。9～10月份采收,挖取根茎,洗净,晒干。生用或醋炒用。

【性味归经】　辛、微苦、甘,平。归肝、三焦经。

【功效与应用】

疏肝理气　用于肝气郁结而致的胸胁胀满、脘腹疼痛,常与柴胡、枳壳、陈皮、木香等同用。

调经止痛　对肝气郁结所致的月经不调,并伴有乳胀胁痛、腹痛等证者最为适宜。常与柴胡、当归、乌药同用。

【用量用法】　6～12 g,煎服。

【注意点】　气虚、阴虚、血热者慎用。

【现代药理研究】　香附醇提取物皮下注射能明显提高小鼠的痛阈,有止痛作用。香附能抑制子宫收缩,对子宫平滑肌张力有弛缓作用。香附油对金黄色葡萄球菌有抑制作用。

厚 朴

厚朴为木兰科落叶乔木植物厚朴的根皮、干皮、枝皮,主产于四川、湖南、湖北等地。立夏至夏至采取树皮,阴干后切片,再晒干入药。

【性味归经】 苦、辛,温。归脾、胃、肺、大肠经。

【功效与应用】

行气燥湿 用于湿阻中焦、脘闷腹胀、呕恶纳呆、腹痛泄泻、舌苔厚腻等证,常与苍术、陈皮同用。

降逆平喘 用于痰湿壅肺、咳嗽气喘痰多者,常与麻黄、杏仁、半夏、细辛同用。

【用量用法】 6～10 g,煎服。

【注意点】 孕妇慎用。

【现代药理研究】 其挥发油能刺激味觉,反射性地引起唾液、胃液分泌,胃肠蠕动加快,而有健胃助消化作用。对组胺所致十二指肠痉挛有一定的抑制作用。体外实验发现厚朴对多种革兰阳性菌和革兰阴性菌、若干皮肤真菌有抑制作用。

(2) 方剂

越 鞠 丸

【组成】 香附 9 g,川芎 6 g,山栀 9 g,苍术 9 g,神曲 9 g。

【用法】 水煎服。丸剂每次 6 g,日服 2 次。

【功效】 行气解郁。

【主治】 胸膈痞闷、脘腹胀痛、嗳腐吞酸、恶心呕吐、饮食不消、苔腻略黄、脉弦。

【方解】 气、血、痰、火、湿、食六郁之征,以气郁为主。本方为治疗六郁的常用方,而重于行气解郁;气行则血行,气畅则痰火湿食诸郁亦易消散。方中用香附行气解郁,以治气郁为主药;川芎活血化瘀,以治血郁;山栀清热泻火,以治火郁;苍术燥湿运脾,以治湿郁;神曲消食导滞,以治食郁,均为辅助药物。气机畅达,五郁得解,痰郁亦易消除,故方中不另用化痰药物。

【注意点】 本方所治六郁均属实证,若为虚证,则不宜用本方治疗。

【现代应用与研究】 常用本方加减治疗溃疡病、慢性胃炎、慢性肝炎、肋间神经痛、痛经等病证。现代药理研究证实,川芎、苍术、栀子均有镇静作用;香附有镇痛、健胃作用,另能松弛子宫平滑肌的痉挛;神曲可促进消化。

九、活血化瘀方药

凡以通利血脉、促进血行、消散瘀血为主要作用的药物,称为活血化瘀药。其活血作用强者,又称破血药。本类药物大多具有辛温行散之性,具有行血、散瘀、通经、利痹、消肿、止痛等作用。适用于血行不畅、瘀血内阻之证,如血瘀经闭、痛经、产后瘀阻腹痛、癥瘕积块、胸痹、胁痛、肢体不遂、风湿痹痛、痈疡疮肿及跌仆损伤、骨折瘀肿疼痛等证。现代药理研究证实,本类药物有扩张外周血管、增加器官血流量、改善血液"浓、黏、凝、聚"的倾向,拮抗血栓形成,改善微循环等作用。常用的活血祛瘀药物有丹参、川芎、桃仁、红花、鸡血藤、乳香、没药、延胡索、郁金、姜黄、三棱、莪术、益母草、五灵脂、穿山甲、地鳖虫、水蛭、泽兰等。

凡以活血药为主,具有促进血行、消散瘀血,以治血瘀证的方剂,称为活血剂。代表方有血府逐瘀汤、桃核承气汤等。

（1）药

丹　参

丹参为唇形科多年生草本植物丹参的根及根茎，主产河北、安徽、江苏、四川等地。春秋季采挖，洗净，晒干，切片。生用或酒炒用。

【性味归经】　苦，微寒。归心、心包、肝经。

【功效与应用】

活血祛瘀　用于月经不调、血滞经闭、产后瘀滞腹痛、心腹疼痛、癥瘕积聚、肢体疼痛、跌打损伤等。治疗妇科病证时常与红花、桃仁、益母草等配伍；治疗心腹疼痛时常与檀香、砂仁配伍；治疗肢体疼痛、跌打损伤，常与当归、红花、川芎等同用。

凉血消痈　治疗痈肿疮毒，身发斑疹，常与银花、连翘、穿山甲等同用。

养血安神　治疗心烦不寐、心悸怔忡等，常与柏子仁、酸枣仁、首乌藤等同用。

【用量用法】　6～15 g。煎服。

【注意点】　反藜芦。

【现代药理研究】　丹参含丹参酮及丹酚酸等。丹参可扩张冠状动脉、增加冠状动脉血流量、降低冠状动脉阻力，促进侧支循环及体内的血流再分配，使原来流动缓慢或瘀滞的血液流速加快，使聚集的血细胞发生解聚，对缺血性脑病有治疗作用。丹参能保护肝损伤，促进肝细胞再生，抗肝纤维化；可延长艾氏腹水癌小鼠的存活时间，并对喜树碱的抗癌活性有增效作用。

川　芎

川芎为伞形科多年生草本植物川芎的根茎，为四川特产药材。夏季采挖，洗净，除去须根，烘干，切片。生用或酒炒用。

【性味归经】　辛，温。归肝、胆、心包经。

【功效与应用】

活血行气　前人称其为血中之气药，具有通达气血的功能。用于月经不调、痛经、闭经、难产、产后瘀滞腹痛、胁肋作痛、肢体麻木，以及跌打损伤、疮痈肿痛等，常与当归、赤芍、丹参、郁金等同用。

祛风止痛　本品能上行头目，为治头痛之要药。治疗外感风寒头痛，常配白芷、防风、细辛；治疗风热头痛，常配菊花、石膏；治疗血瘀头痛，常配赤芍、红花、丹参；治疗血虚头痛，常配当归、熟地、白芍；治疗风湿痹阻，肢节疼痛，可与羌活、独活、防风等同用。

【用量用法】　6～10 g，煎服。

【注意点】　阴虚火旺，孕妇、月经过多及出血性疾病者忌用。

【现代药理研究】　川芎含挥发油、川芎嗪、阿魏酸等。川芎生物碱及其酚类部分能扩张冠状动脉，增加冠状动脉血流量，降低心肌耗氧量；能扩张外周血管，降低外周血管阻力，增加脑及肢体血流量；能抑制血小板聚集和抗血栓形成。

桃　仁

桃仁为蔷薇科小乔木桃或山桃的种仁，主产于四川、陕西、河北、山东、贵州等地。果实成熟时收集果核，敲取果仁，晒干去皮入药。

【性味归经】　苦、甘，平。归心、肝、大肠经。

【功效与应用】

破血逐瘀　用于痛经、血滞经闭、产后瘀滞腹痛、癥瘕、跌仆损伤等，常与红花、当归、川芎、赤芍等同用。治肺痈，常与鲜芦根、生苡仁、冬瓜仁同用；治肠痈，常与大黄、牡丹皮、红藤等同用。

润肠通便　用于肠燥便秘，常与火麻仁、柏子仁、瓜蒌仁等同用。

【用量用法】　6～10 g，煎服。

【注意点】　孕妇及有出血倾向者忌用。

【现代药理研究】　桃仁有抑制血小板聚集，延长小鼠出血及凝血时间；能够促进纤维蛋白凝块溶解，抗血栓形成；能显著增加兔脑血流量、犬动脉血流量，并降低血管阻力，改善血流动力学和微循环。桃仁中富含脂肪油，能够润滑肠道促进排便，亦能使小鼠尿量明显增加。

红　　花

红花为菊科植物红花的筒状花冠，产于河南、湖北、四川、云南、浙江等地。夏季开花，当花色由黄转为鲜红时采摘，阴干。生用。

【性味归经】　辛，温。归心、肝经。

【功效与应用】

活血通经　用于血瘀经闭、痛经、产后恶露不尽，常与桃仁、当归、川芎同用。

祛瘀止痛　用于跌打损伤瘀痛、关节肌肉疼痛、冠心病心绞痛、癥瘕积聚等证，常与桃仁、乳香、没药、丹参等同用。

【用量用法】　6～10 g，煎服。

【注意点】　孕妇忌用；溃疡病、出血性疾病者慎用。

【现代药理研究】　红花含红花黄素、红花苷亚油酸、亚麻酸等。红花能扩张冠状动脉，增加心肌营养血流量，降低冠状动脉阻力；对外周血管也有扩张作用，改善微循环。红花还能抑制血小板聚集，增加纤维蛋白溶解酶活性，抑制血栓形成。红花煎剂对实验动物的子宫有收缩作用，对妊娠动物子宫的作用尤明显；对脑梗死动物的脑组织有保护作用。

（2）方剂

血府逐瘀汤

【组成】　桃仁12 g，红花9 g，当归9 g，川芎6 g，赤芍9 g，牛膝9 g，生地9 g，桔梗6 g，柴胡3 g，枳壳9 g，甘草3 g。

【用法】　水煎服。

【功效】　活血祛瘀，行气止痛。

【主治】　胸中血瘀。证见胸痛、头痛日久不愈，痛如针刺而有定处，或呃逆日久、内热烦闷、心悸失眠、急躁易怒、舌质暗红、舌有瘀斑及瘀点、唇暗或面目黯黑、脉涩或弦紧。

【方解】　方中桃仁、红花、当归、川芎、赤芍、牛膝活血祛瘀，且牛膝尚能引瘀血下行；生地清血分瘀热，与当归相配，尚能养血；桔梗、柴胡、枳壳流畅胸中气滞，气行则血行；甘草调和诸药。合而用之可使血行瘀去，气畅热清，诸证悉愈。

【注意点】　本方活血祛瘀之品较多，无瘀血者忌用，孕妇忌用。

【现代应用与研究】　现常用本方加减治疗冠心病、风湿性心脏病、肺源性心脏病、胸部挫伤、肋软骨炎、血管神经性头痛、脑血栓、乳腺炎、乳腺增生、原发性痛经、宫外孕等。药理研究证实,本方有降血压、抗心律失常、抗动脉粥样硬化等作用;能改善微循环和抗血小板凝聚;还有抗炎、增加免疫和抗肝纤维化等作用。

【类方】

通窍活血汤　本方去牛膝、桔梗、柴胡、枳壳、甘草、生地、当归,加老葱、生姜、大枣、麝香。功效活血通窍、行瘀通经。主治瘀阻头面部引起的诸证。

膈下逐瘀汤　本方去生地、牛膝、桔梗、柴胡,加五灵脂、丹皮、乌药、延胡索、香附。功效活血祛瘀、行气止痛。主治瘀血积于膈下,形成腹部积块疼痛,或小儿痞块、痛处不移、卧则腹坠者。

少腹逐瘀汤　本方去生地、桃仁、红花、枳壳、柴胡、甘草、桔梗、牛膝,加小茴香、干姜、延胡索、没药、肉桂、蒲黄、五灵脂。功效活血祛瘀、温经止痛。主治下焦虚寒、瘀血积于少腹所致的痞块、月经不调、痛经等证。

身痛逐瘀汤　本方去生地、枳壳、赤芍、柴胡、桔梗,加秦艽、羌活、没药、五灵脂、香附、地龙。功效活血行气、通痹止痛。主治瘀血阻于经络所致的周身疼痛之证。

补阳还五汤　本方去生地、枳壳、柴胡、甘草、桔梗、牛膝,加黄芪、地龙。功效活血祛瘀、补气通络。主治气虚血瘀引起的脑卒中后遗症、小儿脊髓灰质炎后遗症以及其他原因引起的偏瘫、截瘫。

十、止血方药

凡具有止血作用的药物,称为止血药。止血药有凉血止血、收敛止血、化瘀止血、温经止血等不同作用,主要适用于出血病证,如咯血、吐血、尿血、便血、崩漏、紫癜及创伤出血等。现代药理研究证实,本类药物能促进凝血过程、缩短凝血时间、促进局部血管收缩及抑制纤维蛋白溶酶活性等。常用止血药物有小蓟、大蓟、三七、白及、地榆、槐花、白茅根、侧柏叶、仙鹤草、血余炭、茜草、花蕊石、艾叶、藕节等。

凡以止血药为主要组成,治疗出血病证的方剂,称为止血剂。止血剂适用于血液离经妄行而出现的吐血、咯血、便血、尿血、崩漏以及皮下出血,外伤出血等。代表方如十灰散。

（1）药

小　蓟

小蓟为菊科多年生草本植物刺儿菜或刻叶刺儿菜的全草,我国各地均产。夏秋采收,洗净,晒干,切段。生用,尤以鲜品为佳。

【性味归经】　甘、微苦,凉。归心、肝经。

【功效与应用】

凉血止血　用于血热妄行所致的咯血、衄血、吐血、尿血及崩漏等证。本品能凉血泄热止血,兼可利尿,擅治尿血,常与蒲黄、木通、滑石等同用。

解毒消痈　用于热毒疮痈,可单用内服,或取鲜品捣烂外敷。

【用量用法】　10～15 g(鲜品 30 g)。煎服。外用适量。

【注意点】　脾胃虚寒者忌服。

【现代药理研究】　小蓟水煎液及醚提取物能缩短血凝及出血时间。小蓟的水浸出液、乙醇浸出液和乙醇-水浸出液对实验动物能产生显著而持久的降压作用。小蓟生用有利尿作用和轻微的利胆作用。

三　七

三七为五加科多年生草本植物三七的根,主产于云南、广西、江西等地。秋末冬初时采挖,洗净,晒干,切片入药。

【性味归经】　甘、微苦,温。归肝、胃经。

【功效与应用】

化瘀止血　用于人体内外各种出血,并能活血化瘀,具有止血不留瘀的特长,对出血兼有瘀滞者尤为适宜,可研末单用,也可配合白及、大黄同用。

活血定痛　用于各种瘀滞疼痛以及跌打伤疼痛,常与桃仁、红花、川芎等同用。

【用量用法】　内服:煎汤5~10 g;研末冲服1.5~3 g。外用:适量调敷。

【注意点】　凡出血而见阴虚口干者,须配滋阴凉血药同用。

【现代药理研究】　含人参皂苷、三七皂苷等。三七根流浸膏能缩短家兔凝血时间,有止血作用,能扩张冠状动脉、增加冠状动脉血流量、提高耐缺氧能力,并能减慢心率。三七注射液及皂苷能抗心律失常。三七对中枢神经细胞有明显的镇静催眠及镇痛作用。

白　及

白及为兰科多年生草本植物白及的地下块茎,产于我国长江流域至南部及西南各省。夏秋季采挖,洗净入药。鲜用或晒干切段用,亦可打粉用。

【性味归经】　苦、甘、涩,微寒。归肺、肝、胃经。

【功效与应用】

收敛止血　白及主要用于肺、胃出血,用于治疗咯血,常与蛤粉、枇杷叶同用;用于胃出血,常与三七、大黄共研末服用。

消肿生肌　用于疮疡初起末溃,常与银花、皂角刺、乳香、天花粉同用;如疮疡已溃、久不收口及手足皲裂,常研末外用。

【用量用法】　6~10 g煎服,研末1~3 g冲服。外用适量。

【注意点】　传统认为本品与乌头相反。

【现代药理研究】　实验表明白及胶液静脉注射可显著缩短凝血时间及凝血酶原形成时间,加速红细胞凝聚,形成人工血栓。白及水提物覆盖肝、脾等创面,可自行黏着,止血迅速。白及对盐酸引起的大鼠胃黏膜损伤有明显的保护作用。白及胶浆能促进家兔创伤肉芽生长及愈合。白及胶涂膜剂治疗烧伤,能抗感染,且结痂快的功效。

地　榆

地榆为蔷薇科植物地榆的根,产于全国各地。秋季采挖,除去泥土须根,晒干切片。生用或炒用。

【性味归经】　苦、酸,微寒。归肝、胃、大肠经。

【功效与应用】

凉血止血　用于便血、痔血、血痢、尿血、崩漏等证。本品宜于治疗下部出血,尤其是便血、痔血等,常与槐花同用。

消肿止痛　地榆研末治烫伤,麻油调涂或配大黄粉同用。

【用量用法】　10~15 g,煎服。外用研末适量。

【注意点】　虚寒血证及出血有瘀血者忌用。

【现代药理研究】　地榆能抑制纤维蛋白溶酶活性,缩短凝血、出血时间。地榆粉外用治疗兔、犬实验性烫伤有显著的收敛作用。

（2）方剂

十 灰 散

【组成】 大蓟，小蓟，荷叶，侧柏叶，茅根，山栀，茜草，大黄，牡丹皮，棕榈皮。

【用法】 上药各等分，烧灰存性，研极细末，每日 9～15 g。丸剂，每服 3～9 g，均日服 2～3 次。亦可水煎服用，各药用量按常规剂量应用。

【功效】 凉血止血。

【主治】 血热妄行所致的呕血、吐血、咯血、咳血、便血、尿血、鼻衄等。

【方解】 全方十味，均烧灰存性，故名。火热迫血妄行，易致出血诸证。方中大蓟、小蓟、荷叶、茜草、侧柏叶、茅根凉血止血；棕榈皮收敛止血；山栀清热泻火；大黄导热下行，使气火降而止血，并配伍丹皮凉血祛瘀，使血止而不留瘀。全方以凉血止血为主，兼有清降、祛瘀、收涩的作用。

【注意点】 止血应治本，注意审因论治。

【现代应用与研究】 本方对消化道、呼吸道出血，来势紧急，属于血热者，均可急用内服。现代药理研究证实，本方能缩短出血和凝血时间，并能收缩血管，促进血液凝固。

十一、平肝熄风方药

凡以平熄肝风或平肝潜阳为主要作用的药物，称为平肝熄风药。药理研究证实，本类药物有镇静抗惊厥、降压作用。主要适用于肝风内动、惊痫抽搐、肝阳上亢、头晕目眩等。临床常用平肝熄风药有天麻、钩藤、石决明、牡蛎、珍珠母、代赭石、刺蒺藜、全蝎、蜈蚣、白僵蚕、地龙等。

凡以熄风止痉药物为主，具有平熄肝风作用的方剂，称为平肝熄风剂，代表方如天麻钩藤饮、羚羊钩藤汤、镇肝熄风汤等。

（1）药

天 麻

天麻为兰科多年寄生草本植物天麻的块茎，主产于四川、贵州、云南、湖北等地。冬春季采收，去须根、外皮，洗净煮透，晾干压扁，微火烘干，切片备用。

【性味归经】 甘，平。归肝经。

【功效与应用】

熄风镇痉，平肝潜阳　用于肝风内动、惊痫抽搐、角弓反张，常与钩藤、全蝎同用；用于肝阳上亢的眩晕，可与钩藤、石决明等配伍；如风痰眩晕，可与半夏、白术、茯苓同用。

祛风止痛　用于风湿痹痛、肢体麻木、手足不遂，常与杜仲、牛膝、秦艽等同用。

【用量用法】 3～10 g，煎服；研末吞服，每次 1 g，日服 1～3 次。

【注意点】 虚证病人不宜独用。

【现代药理研究】 天麻对中枢神经系统有镇静、抗惊厥、镇痛作用；能降低冠状血管和脑血管阻力，对垂体后叶素所致实验性心脏缺血有保护作用，并能提高动物耐缺氧的能力；另有降压作用。

钩 藤

钩藤本品为茜草科植物钩藤及其同属多种植物的带钩茎枝，主产于广东、湖南、江西、广西等地。秋冬季采后晒干，切段生用。

【性味归经】 甘,微寒。归肝、心包经。

【功效与应用】

熄风止痉 用于热病惊痫抽搐、中风瘫痪、口眼歪斜、肢节挛急等,常与蜈蚣、全蝎、天麻同用。

清热平肝 用于肝经有热、头胀头痛,或肝阳上亢、头晕目眩等证,常与夏枯草、黄芩、白菊花、石决明等同用。

【用量用法】 10～15 g,煎服,不宜久煎(或后下),否则会使生物碱含量下降。

【注意点】 体质素虚,无火邪者勿服。

【现代药理研究】 钩藤含钩藤碱、异钩藤碱等。钩藤对各种动物的正常血压和高血压都有降压作用,对实验动物有明显的镇静作用。钩藤醇浸剂能对抗豚鼠实验性癫痫的发作;此外有抑制肠平滑肌和抗组胺作用,可缓解支气管平滑肌痉挛。

全　　蝎

全蝎为钳蝎料动物东亚钳蝎的干燥体,主产于河南、山东、湖北、安徽等地。清明至谷雨前后捕捉者,称为"春蝎",此时未食泥土,品质较佳;夏季产量较多,称为"伏蝎"。饲养蝎一般在秋季,隔年收捕一次。野生蝎在春末至秋初捕捉,捕得后,先浸入清水中,待其吐出泥土,置沸水或沸盐水中,煮至全身僵硬,捞出,置通风处,阴干。

【性味归经】 辛,平。有毒。归肝经。

【功效与应用】

熄风止痉 治疗各种原因导致的惊风、痉挛抽搐,常与蜈蚣同用;治疗小儿急惊风高热、神昏、抽搐,常与羚羊角、钩藤、天麻等清热、熄风药配伍;治疗小儿慢性惊风抽搐,常与党参、白术、天麻等益气健脾药同用;治疗痰迷癫痫抽搐,可与郁金、白矾等份研细末服用;若治疗破伤风痉挛抽搐、角弓反张,可与蜈蚣、天南星、蝉蜕等配伍;治疗风中经络、口眼斜,可与白僵蚕、白附子等同用。

攻毒散结 治疗诸疮肿毒,用全蝎、栀子,麻油煎黑去渣,入黄蜡为膏外敷;消颌下肿硬,以本品焙焦,黄酒下;治疗流痰、瘰疬、瘿瘤等,配伍马钱子、半夏、五灵脂等。

通络止痛 对风寒湿痹久治不愈、筋脉拘挛,甚则关节变形的顽痹,可用全蝎配伍麝香少许,共为细末,温酒送服。临床亦常与川乌、白花蛇、没药等祛风、活血、舒筋活络之品同用;治疗偏头痛,常配合天麻、蜈蚣、川芎、僵蚕等同用。

【用法用量】 煎服,3～6 g;研末吞服,每次 0.6～1 g;外用适量。

【注意点】 本品具有毒性,用量不宜过大。孕妇慎用。

【现代药理研究】 本品含蝎毒,一种类似蛇毒神经毒的蛋白质;并含三甲胺、甜菜碱、牛磺酸、棕榈酸、软硬脂酸、胆甾醇、卵磷脂及铵盐等;还含钠、钾、钙、镁、铁、铜、锌、锰等微量元素。现代研究发现,有镇痛活性最强的蝎毒素Ⅲ、抗癫痫肽(AEP)等。东亚钳蝎毒和从粗毒中纯化得到的抗癫痫肽(AEP)有明显的抗癫痫作用;全蝎对士的宁、烟碱、戊四氮等引起的惊厥有对抗作用;全蝎提取液有抑制动物血栓形成和抗凝作用;蝎身及蝎尾制剂对动物躯体痛或内脏痛均有明显镇痛作用;蝎尾镇痛作用比蝎身强 5 倍;全蝎水、醇提取物分别对人体肝癌和结肠癌细胞有抑制作用。

(2)方剂

天麻钩藤饮

【组成】 天麻 9 g,钩藤(后下)9 g,石决明(先煎)30 g,山栀 9 g,黄芩 9 g,杜仲 9 g,桑寄生 9 g,益母草 9 g,牛膝 9 g,夜交藤 15 g,朱茯苓 9 g。

【用法】 水煎服。

【功效】 平肝熄风,清热安神。

【主治】 肝阳上亢、肝风内动所致的眩晕、头痛、热上冲头、耳鸣眼花、震颤、失眠,甚至半身不遂、舌红、脉弦数等证。

【方解】 方中天麻、钩藤、石决明均有平肝熄风之效,为本方之主药;山栀、黄芩清热泻火,火降风易熄;杜仲、桑寄生滋补肾阴;益母草活血通络;牛膝引血下行;夜交藤、朱茯苓安神定志。诸药合用,共奏平肝熄风、滋阴泻火、安神定志之效。

【注意点】 本方专治内风,如果外风引动内风,或内风兼夹外风,治疗时应分清主次,内外兼顾。

【现代应用与研究】 常用本方加减治疗高血压病、高血压脑病、先兆子痫、高热惊厥、癫痫、神经官能症等。本方对高血压犬有明显的降压作用;能使正常大鼠的大脑皮质兴奋过程减弱,而抑制过程增强。此外,本方还有抗血小板凝集和改善脑循环的作用。

十二、消导方药

凡以消食导滞为主要作用的药物,称为消导药。消导药多甘平,入脾、胃两经,具开胃健脾、消食化积之功。适用于食积不化所致脘腹胀满、纳呆厌食、嗳气吞酸、恶心呕吐、大便失常或脾胃虚弱等证。临床常用导滞药物有山楂、神曲、麦芽、谷芽、莱菔子、鸡内金等。

凡以消导药为主,具有消食导滞、和中化湿作用,用以治疗食积停滞的方剂,称为消导剂。代表方有保和丸、枳实导滞丸等。

（1）药

山 楂

山楂为蔷薇科落叶灌木或小乔木植物野山楂或山楂的果实,主产于河南、江苏、山东等地。秋季采收,切片,晒干,生用或炒用。

【性味归经】 酸、甘,微温。归脾、胃、肝经。

【功效与应用】

消食化积 用于食滞不化、肉积不消、脘腹胀满、腹痛泄泻等,常与麦芽、神曲、莱菔子等同用。

活血散瘀 用于产后瘀阻腹痛、恶露不尽或瘀阻闭经等,常与当归、香附、红花同用;用于疝气偏坠胀痛,常与川楝子、玄胡索、木香等同用。

【用量用法】 10～30 g,煎服。

【注意点】 脾虚无积者忌用,孕妇慎用。

【现代药理研究】 山楂能增加胃消化酶的分泌,促进消化;可使血管扩张,冠状动脉血流增加,对心肌缺血具有保护作用;山楂久服有降低胆固醇作用。

麦 芽

麦芽为禾本科一年生草本植物大麦的成熟果实经水润发芽后干燥而成,我国各地均产,生用或炒用。

【性味归经】 甘,平。归脾、胃、肝经。

【功效与应用】

消食化积 治疗面食、谷食、乳汁积滞不化,胃脘胀满、纳少泄泻等证,常与神曲、山楂、白术同用。

退乳消胀　用于断乳或乳汁郁滞所致乳房胀痛,常用生麦芽煎汁分服。

【用量用法】　10～15 g,煎服;回乳须用至 60～120 g。

【注意点】　哺乳期妇女忌服。

【现代药理研究】　含淀粉酶、蛋白酶、麦芽糖、葡萄糖等,麦芽煎剂对胃酸与胃蛋白酶的分泌似有轻度的促进作用。麦芽浸剂口服可使家兔与正常人血糖降低。

鸡　内　金

鸡内金为雉科动物鸡的砂囊的角质内壁,剥离后洗净晒干,生用或炒用。

【性味归经】　甘,平。归脾、胃、小肠、膀胱经。

【功效与应用】

健胃消食　用于消化不良、食积不化、脘腹胀满、不思饮食、小儿疳积等,常与山楂、麦芽、谷芽、莱菔子等同用。

固精止遗　治疗肾气不固的遗精,常与芡实、莲肉、菟丝子等同用;治小儿遗尿、尿频,常与桑螵蛸、益智仁、龙骨同用。

化坚消石　治疗胆结石,常与金钱草、郁金、茵陈等配伍;治疗石淋、砂淋(泌尿系统结石)可与车前草、石苇、海金砂等同用。

【用量用法】　3～10 g,煎服;研末服,每次 1.5 g,每日 2 次。

【注意点】　鸭内金易与此药混淆,应注意区分。

【现代药理研究】　口服鸡内金后,胃液的分泌量、酸度及胃运动明显增强,对胰液分泌有促进作用,能增强胃蛋白酶、胰脂肪酶的活性。

（2）方剂

保　和　丸

【组成】　山楂 30 g,神曲 9 g,莱菔子 15 g,半夏 9 g,茯苓 9 g,连翘 9 g,陈皮 9 g。

【用法】　水煎服。丸剂每次 6 g,日服 3 次。

【功效】　消食和胃。

【主治】　食积停滞。证见胸脘痞满或胀痛、嗳腐吞酸、厌食呕吐、大便稀溏、舌苔厚腻、脉滑。

【方解】　本方能使食积得化、胃气得和,故得"保和丸"之名。方中山楂、神曲、莱菔子均能消食导滞,其中山楂尤善消肉食油腻之积,神曲善化谷食积滞,莱菔子善消面食之积,并能化痰下气,宽畅胸腹。配以半夏、陈皮、茯苓和胃化痰湿,连翘消食积停滞的郁热。

【注意点】　气虚阴亏、表证未解、胃肠无热均不宜用;孕妇禁用。若脾胃素虚,或积滞日久,正气虚弱者,应酌配健脾扶正药,使消食不伤正,扶正以祛邪。

【现代应用与研究】　常用本方加减治疗消化不良、小儿疳积、小儿腹泻、慢性胃炎、胆道感染、神经性呕吐、胃柿石、幽门不完全梗阻等病证。

十三、泻下方药

凡能引起腹泻或润肠,促进排便,或攻下逐水的药物,称为泻下药。泻下药具有通利大便、清热泻火、逐水消肿的作用。主要适用于大便秘结、肠胃积滞,或实热内结、冷积便秘、水肿停饮等里实证。

根据泻下作用的强弱及应用范围的不同,分为攻下药、润下药和逐水药三类。常用攻下药有大黄、芒硝、番泻叶、巴豆、芦荟等;常用润下药物有火麻仁、郁李仁、胡麻仁、蜂蜜等;常用逐水药有甘遂、芫花、大戟、商陆、牵牛子等。凡以泻下药为主,具有通导大便、排除肠胃积滞、荡涤实热、攻逐水饮与寒积等作用,治疗里实证的方剂,统称为泻下剂。泻下剂又分为攻下剂、润下剂和峻下逐水剂三类,限于篇幅,本节着重介绍攻下剂,代表方为大承气汤。

（1）药

大　黄

大黄为蓼科多年生草本植物掌叶大黄、唐古特大黄或药用大黄的根和根茎,主产于青海、西藏、四川、甘肃等地。秋末茎叶枯萎或次春发芽前采挖,干燥,切片入药。生用、酒炒、炒炭或制熟用。

【性味归经】　苦,寒。归脾、胃、大肠、肝、心经。

【功效与应用】

攻下泻火　用于胃肠实热的大便燥结、腹痛拒按,常与芒硝、枳实相伍;若因寒积便秘者,常与附子、干姜同用。

凉血解毒　用于热毒而致吐血、衄血、目赤、咽痛、牙龈肿痛、口疮糜烂、湿热黄疸、肠痈、疮痈及水火烫伤等,常与黄连、黄芩等同用。

活血祛瘀　用于瘀血闭经、产后瘀阻、癥瘕积聚、跌打损伤,常与桃仁、地鳖虫、当归等同用。

【用量用法】　3～12 g,煎服;或研末吞服每次 0.1～1 g,每日 2～3 次;外用适量。生大黄用于攻下,需后下。

【注意点】　孕妇、月经期、哺乳期妇女慎用或忌用。

【现代药理研究】　大黄含蒽醌衍生物,能提高远段和中段结肠的张力,并使其肠蠕动加强,抑制大肠内水分的吸收,使水分滞留于肠腔而促进排便。大黄对多种革兰阳性和阴性细菌、流感病毒均有抑制作用,对阿米巴原虫和阴道滴虫有抑制和杀灭作用。大黄可促进胆汁分泌,并使胆汁中胆红素和胆汁酸含量增加。大黄酚可改善毛细血管脆性,缩短凝血时间;此外还尚有降低胆固醇、降压、扩张血管、健胃强心、抗心律失常等作用。

芒　硝

芒硝为含硫酸钠的天然矿物精制而成的结晶体,产于河北、河南、山东、山西、江苏等省的碱土地区。将天然产品用热水溶解过滤,放冷析出结晶,通称朴硝或皮硝。再取朴硝与萝卜片同煮,取上层液,冷却析出结晶,即芒硝。

【性味归经】　咸,苦,寒。归胃、大肠经。

【功效与应用】

软坚泻下　用于胃肠实热积滞、大便燥结、腹满、胀痛拒按,常与大黄合用。

清热解毒　用于目赤肿痛、口疮、咽痛、肠痈等,常与冰片、硼砂合用。外敷尚可治疗乳痈肿痛,并可作为回乳之用。

【用量用法】　10～15 g,冲入药汁或开水溶化后服用;外用适量。

【注意点】　非实热者及孕妇忌用。

【现代药理研究】　芒硝成分为硫酸钠。口服芒硝后,肠道渗透压增加,吸收体内水分至肠腔内,使肠道内容物容积增加,肠壁受刺激而增强蠕动,产生腹泻。少量多次口服芒硝可引起胆囊收缩,利于胆汁的排出。

火 麻 仁

火麻仁为桑科一年生植物火麻的成熟果实,我国各地均有栽培。秋季采收后晒干,打碎生用。

【性味归经】 甘,平。归脾、胃、大肠经。

【功效与应用】

润肠通便 用于老年人、产妇及体弱者,因津枯血少所致的肠燥便秘,亦可用于热邪伤阴或素体火旺所致的便秘,常与生地、当归、杏仁、白芍等同用。

【用量用法】 10～30 g,煎服。

【注意点】 本品不宜久服,内服大剂量(60 g 以上)宜谨慎,以免引起中毒。

【现代药理研究】 本品能刺激肠黏膜分泌增加,蠕动加快,减少大肠吸收水分,有泻下作用。

(2) 方剂

大 承 气 汤

【组成】 大黄 12 g,芒硝 9 g,厚朴 15 g,枳实 12 g。

【用法】 先煎厚朴、枳实,后下大黄,去渣,溶芒硝,温服。一般服头煎后,2～3 小时后仍未泻下时,再服二煎,如大便已畅,余药则可停服。

【功效】 峻下热结。

【主治】 大肠热结便秘实证。证见大便不通、脘腹胀满拒按、下腹可扪及粪块,或下利清水臭秽,或高热神昏、潮热谵语、抽搐发狂、舌苔黄厚而干或焦黄起刺、脉沉实有力或滑数等。

【方解】 方中大黄苦寒攻下、泻火解毒;芒硝咸寒润燥、软坚破结;厚朴宽中行气;枳实破气消积。本方泻下药与行气药相配伍,可使泻下作用增强,有峻下热结之功。前人归纳本方适应范围是"痞、满、燥、实"四字。"痞"是指脘腹部有胀闷阻塞感,按之较硬;"满"是指自觉腹胀满,按之有抵抗感;"燥"是指肠燥,肠内有硬结的燥块,舌苔干燥等;"实"是指腑实,即肠内有宿食、积粪等有形的实邪。方中四药与"痞满燥实"四证相对应,即枳实消痞、厚朴除满、芒硝润燥、大黄泻实。

【注意点】 气虚阴亏、表证未解、胃肠无热均不宜用。孕妇禁用。

【现代应用与研究】 常用本方加减治疗肠梗阻、急性胆囊炎、胆石症、急性胰腺炎、急性阑尾炎、胆管蛔虫症;又可用治火热炽盛引起的头痛、目赤、牙痛、吐血等病证。本方能明显增加肠道蠕动,增加肠容积,扩张血管,增加游离肠襻血流量,降低毛细血管通透性,还有促进胆汁分泌、胆囊收缩、松弛奥狄括约肌及抗感染等作用。

【类方】

小承气汤 本方去芒硝,减少枳实、厚朴用量。其攻下通便作用较大承气汤为轻,因无芒硝的软坚作用,故治疗以痞满而无燥粪者为宜。

调胃承气汤 大承气汤去枳实、厚朴,加炙甘草。泻下通便之力较缓。主治燥实而无痞满,或燥粪结而未甚者,用甘草和中益气,使泻下而不伤胃气。

十四、安神方药

凡以安定神志为主要作用的药物称为安神药,主要适用于心气虚、心血虚、心火盛,以及其他原因所致的心神不宁、心悸怔忡、失眠多梦、惊风、癫痫、癫狂等证。根据药物来源及应用特点的不同,安神药分为重镇安神和养心安神两类。

凡以安神药物为主,治疗神志不安病证的方剂,称为安神剂。安神剂分为重镇安神剂和养心安神剂两类。

1. 重镇安神方药

(1) 药:本类药物多为质地沉重的金石贝壳类物质,具有镇心安神作用,多用于心悸失眠、惊痫发狂、烦躁易怒等阳气躁动、心神不安的实证。常用重镇安神药物有磁石、龙骨、牡蛎、琥珀等。

龙　　骨

龙骨为古代哺乳动物如三趾马、犀类、鹿类、牛类、象类等的骨骼化石,产于山西、内蒙古、陕西、河北、甘肃、湖北等地。采挖后除去泥沙杂质,打碎贮于干燥处。

【性味归经】　甘,涩,微寒。归心、肝经。

【功效与应用】

镇静安神　用于神志不安、心悸失眠,以及惊痫、癫狂等证,常与牡蛎同用。

平肝潜阳　用于阴虚阳亢所致的烦躁易怒、头晕目眩等证,常与牡蛎、白芍、代赭石等同用。

收敛固涩　用于遗精、带下、虚汗、崩漏等多种体虚滑脱的病证,常与牡蛎、五味子、芡实等同用。本品还可与枯矾配伍,研末外敷,治疗疮疡溃破,久不愈合及湿疹流水等证。

【用量用法】　15～30 g,宜先煎,外用适量。

【注意点】　有湿热、实邪者忌用。

【现代药理研究】　主要含碳酸钙、磷酸钙;还含铁、钾、钠、氯、硫酸根等。龙骨对中枢神经有抑制作用;另有收敛、固涩、止泻作用。

磁　　石

磁石为天然等轴晶系磁铁矿的矿石,产于河北、山东、辽宁、江苏等地。采后除去杂质置于干燥处保存。击碎生用,或醋淬研细用。

【性味归经】　辛,咸,寒。归肝、心、肾经。

【功效与应用】

潜阳安神　用于阴虚阳亢所致的烦躁不宁、心悸、失眠、头痛、头晕及癫痫等证,常与朱砂、石决明、白芍、生地等同用。

聪耳明目　用于肝肾阴虚所致的耳鸣、耳聋、目糊目昏等证,常与熟地、山萸肉、五味子、枸杞子等同用。

纳气平喘　磁石有益肾镇纳之功,故适用于肾虚不能纳气引起的虚喘,常与五味子、熟地、胡桃肉等同用。

【用量用法】　15～30 g,先煎;或入丸、散,每次 1～3 g。

【注意点】　吞服后不易消化,如入丸散,不可多服;脾胃虚弱者慎用。

【现代药理研究】　磁石含四氧化三铁及一些微量元素。本品含铁量高,铁在散剂里溶出量较大。铁具有补血、强壮之效，可改善中枢神经系统功能，并有镇静作用。

（2）方剂：重镇安神剂适用于肝郁气滞、郁而化火、心阳偏亢、扰乱心神所致的烦乱失眠、惊悸怔忡、癫痫等证，代表方如朱砂安神丸。

朱砂安神丸

【组成】 朱砂 0.6 g，黄连 4.5 g，生地 12 g，当归 6 g，炙甘草 4.5 g。

【用法】 水煎服，丸药则每服 6～9 g，睡前开水送服。

【功效】 镇心安神，清热滋阴。

【主治】 惊悸怔忡、失眠多梦、胸中烦热、舌质红、脉细数。

【方解】 方中朱砂既镇心安神，又清心火为君药；黄连协助朱砂以清心火为臣药；生地、当归滋阴养血，共为佐药；炙甘草调和诸药为使药。诸药合用，使心火得清、阴血得养，神归于舍则安。

【注意点】 丸中朱砂含硫化汞，不宜多服、久服，以防汞中毒。此外，不宜与碘化钾及其他含碘、含溴化钾药物同用，否则，有可能导致严重的医源性肠炎。

【现代应用与研究】 常用于治疗神经衰弱、癔病、抑郁症或更年期综合征等。

2. 养血安神方药

（1）药：常用的养血安神药物有酸枣仁、远志、柏子仁、合欢皮、夜交藤、秫米等，多为植物种子，质润性补，用于心气不足或阴虚血少、心神失养的心悸怔忡、失眠多梦等证。

酸 枣 仁

酸枣仁为鼠李科落叶灌木或乔木酸枣的成熟种子，主产于河北、河南、山东、山西、陕西等地。秋末冬初果实成熟时采收，除去枣肉，碾破核，取种仁，晒干。生用或炒用。

【性味归经】 甘，平。归心、肝经。

【功效与应用】

养心安神 酸枣仁养阴血、益心肝、安定心神，主要用于血虚不能养心或虚火上炎出现的心悸失眠等证，常与丹参、熟地、柏子仁、茯苓等同用。

敛汗 用于体虚自汗、盗汗，常与牡蛎、浮小麦、五味子同用。

【用量用法】 10～15 g，捣碎煎服；亦可研末，睡前吞服，每服 1.5～3 g。

【注意点】 凡有实邪郁火者慎用。

【现代药理研究】 酸枣仁对小鼠、大鼠、豚鼠、兔、猫、犬均有镇静、催眠、镇痛作用；其水提物对实验动物心律失常有拮抗作用，尤其对乌头碱所致心律失常既有预防，又有治疗作用。

远 志

远志为远志科多年生草本植物远志或宽叶远志的根，主产于山西、陕西、吉林、河南等地。春秋季采挖，洗净，晒干，生用或炙用。

【性味归经】 辛、苦，微温。归肺、心经。

【功效与应用】

宁心安神 用于心血不足、心肾不交的惊悸失眠、健忘等证，常与酸枣仁、地黄、柏子仁等同用。

祛痰开窍 远志能促使痰涎排出，以治咳嗽、咯痰不爽等，常与桔梗、杏仁、贝母等同用；用于痰迷心窍所致的精神错乱、神志恍惚、惊痫等，可与菖蒲、郁金配伍。

消散痈肿　用于痈疽肿毒、乳房肿痛,为研末加酒送服,或外用调敷均可。

【用量用法】　3～10 g,煎服;外用适量。

【注意点】　因所含皂苷而刺激胃,有胃炎及溃疡病者慎用。

【现代药理研究】　全远志、皮、木质部分均有催眠作用,并有较强的抗惊厥作用。其祛痰作用强于桔梗。

(2) 方剂:养血安神剂适用于阴血不足、虚阳偏亢所致的虚烦不眠,证见心悸盗汗、梦遗健忘、舌红苔少;代表方如酸枣仁汤。

酸枣仁汤

【组成】　酸枣仁 18 g,川芎 6 g,茯苓 9 g,知母 9 g,甘草 3 g。

【用法】　水煎服。

【功效】　养血安神,清热除烦。

【主治】　虚烦不得眠、心悸盗汗、头目眩晕、咽干口燥、脉弦或细数。

【方解】　方中酸枣仁养肝血、安心神为君药;川芎调血养肝、疏达肝气为臣药;茯苓宁心安神,知母清热除烦均为佐药;甘草调和诸药,并能补虚劳为使药。合之使心肝得养,心神自安。

【注意点】　历代方书中与本方同名者,尚有《三因极——病证方论》酸枣仁汤、《杂病源流犀烛》酸枣仁汤,其组成、功效、主治均不同,当辨别。

【现代应用与研究】　常用本方加减治疗神经衰弱、更年期综合征、抑郁症、夜游症,以及心血管疾病引起的心悸、眩晕、失眠、盗汗等。现代药理研究证实,本方对大脑有催眠和镇静作用,并能抑制其过度亢进和兴奋的神经细胞。

(陈　瑜　汪天湛)

第三节　常用中成药

中成药是按规定的处方和工艺,将中药材加工成丸、散、膏、片、胶囊、注射液等不同剂型。剂型不同,药物的起效时间、持续程度、作用特点等都有所不同,现将常见的不同剂型的作用特点说明如下。

(1) 丸剂:将药物研成细末,以蜜、水或米、糊、酒、醋、药汁等作为黏合剂制成的圆形固体剂型。本品吸收缓慢,药力持久,服用、携带、储存方便。蜜丸质柔润,作用缓慢,兼有矫味和补益功效,适用于慢性疾病。水剂较蜜丸、糊丸易于崩解,吸收快,丸粒小,易于吞服,适用于多种疾病。浓缩丸是新工艺制成的含有效成分高,体积小,易于吸收。

(2) 散剂:将药物粉碎均匀混合而制成干燥粉末,按用途分为内服与外用两种。内服可直接冲服或煎煮服用;外用散剂,如外敷的生肌散、金黄散、吹喉的冰硼散等。散剂具有吸收快,制作简单,便于携带,节省药材等优点。

(3) 膏剂:将药物用水或植物油煎熬浓缩而成的剂型。膏剂有膏滋、药膏、膏药之分。膏滋,又称煎膏,药物水煎取汁浓缩后,加入蜂蜜或糖制成半流状制剂,易吸收,常用于滋阴润燥,或养血补益,如枇杷膏、益母膏、十全大补膏等。药膏,又称软膏或油膏,多用于外科疮疡肿疖等疾病,如三黄软膏等。膏药,又称硬膏,是中医药学特有的剂型,用油类将药物煎熬至一定程度，去渣后加黄丹、白蜡等收膏，形成暗黑色的药膏，摊匀于布或纸等裱褙材料上，供跌打损伤、风湿痹痛和疮疡等疾病贴敷用，如狗皮膏，还有新型加入助透剂的巴布膏。

（4）片剂：将药材细粉或浓缩浸膏及辅料混合剂制成的片状剂型，其用途与丸剂相类似，但片剂比丸剂生效时间快、用量小。

（5）胶囊：将散剂装于明胶制成的两节嵌合的空胶囊内而成，具有散剂的特点，但胶囊服用方便，吸收好，生效快。

（6）冲剂：将药物细粉或提取物等制成干燥颗粒状，保留了汤药的一些特性，适用于各种疾病。

（7）注射剂：将药物提取后制成，其作用迅速而显著，如丹参注射液、柴胡注射液等。

另外，还有丹、酒、茶、药露、口服药等多种剂型，限于篇幅，不一一赘述。

一、内科疾病常用中成药

1. 呼吸系统疾病用药

感冒退热冲剂

【组成】 大青叶、板蓝根、连翘、拳参。

【功效与主治】 清热解毒。用于风热感冒、上呼吸道感染、急性扁桃腺炎、咽喉炎等病证。

【用法与用量】 冲服。每日3次，每次1袋。体温在38℃以上者，每日4次，每次2袋。

【按语】 本品以清热解毒为主，适用于风热型感冒，风寒型感冒不宜应用。此外，还可用于热毒所引起的疮疡、疖肿、扁桃体炎、咽喉炎等病证。

午时茶（散剂）

【组成】 藿香、防风、白芷、柴胡、羌活、前胡、陈皮、苍术、枳实、川芎、连翘、山楂、六曲、干姜、甘草、制川朴、紫苏、桔梗、红茶。

【功效与主治】 发散风寒，和胃消食。用于风寒感冒，寒湿阻滞或食积内阻引发的呕吐泄泻等病证。

【用法与用量】 冲服，每日2次，每次1袋（或2块）。

【按语】 午时茶以辛温解表为主，对风寒型感冒初起畏寒明显伴有发热者为宜；亦适于感冒伴有消化不良或食积患者，服午时茶时以热饮，然后盖被入睡，身出微汗为宜。

川芎茶调丸

【组成】 川芎、羌活、防风、白芷、细辛、薄荷、荆芥、甘草。

【功效与主治】 散风止痛。用于风寒头痛、偏头痛及风寒感冒初起的头痛、鼻塞等。

【用法与用量】 吞服。每日2次，每次6g。

【按语】 本品以川芎为主药，川芎具有"上行头目，下行血海"功能，其既能活血调经，又能治头痛，对风寒型感冒头痛、鼻塞等有较好的疗效。

藿香正气片（片/胶囊、水剂）

【组成】 藿香、紫苏、生姜、木香、茯苓、苍术、陈皮、半夏、厚朴、甘草。

【功效与主治】 发散风寒，化湿和胃。用于风寒感冒，急性胃肠炎等病证。

【用法与用量】 口服，每日2～3次，每次4片（粒），或1支。

【按语】 本品主治外感风寒,内伤湿滞病证,但对水土不服所致的胃肠疾病如吐泻腹胀、食欲不振、食积等同样适用。

双黄连口服液

【组成】 金银花、连翘、黄芩等。

【功效与主治】 辛凉解表,清热解毒。用于上呼吸道感染有发热、咽痛、咳嗽等症状者。

【用法与用量】 冲服,每日 3 次,每次 1 袋。

【按语】 本品以清热解毒药为主,故对炎性病证有一定的疗效。

急支糖浆

【组成】 麻黄、鱼腥草、金荞麦、四季青、枳壳、前胡、紫菀、甘草。

【功效与主治】 清热消炎,化痰止咳。用于感冒后咳嗽、急性支气管炎、慢性支气管炎急性发作,以及支气管哮喘伴有感染者。

【用法与用量】 口服,每日 3～4 次,每次 20～30 ml,小儿酌减。

【按语】 本方由清肺降火的鱼腥草、金荞麦、四季青等药物组成,对呼吸道急性炎症有独特疗效。

半夏露(糖浆)

【组成】 半夏、远志、紫菀、枇杷叶、枳壳、麻黄、桔梗、陈皮、杏仁水、薄荷油、安息香酸钠。

【功效与主治】 止咳化痰。用于支气管炎后期,咳嗽痰多者。

【用法与用量】 口服,每日 3 次,每次 10 ml。

【按语】 本品含薄荷油成分较多,饮服时咽喉部有清凉感,故对于咽痒伴有咳嗽者尤宜。但对于胃寒疼痛者,不宜多饮。

祛痰灵(口服液)

【组成】 鲜竹沥、鱼腥草、枇杷叶、桔梗、半夏等。

【功效与主治】 清热解毒,化痰止咳。用于支气管炎咳嗽、痰稠厚者。

【用法与用量】 口服。每日 2～3 次,每日 1 支(每支 20 ml)。

【按语】 本品对痰黄稠而咳不爽者尤为适用。

参贝北瓜膏

【组成】 党参、浙贝母、鲜北瓜、南沙参、鲜生姜、砂糖等。

【功效与主治】 平喘化痰,润肺止咳、补中益气。用于咳嗽痰多、慢性支气管炎及哮喘。

【用法与用量】 冲服,每日 3 次,每次 15 g。

【按语】 本品以益气润肺为主,适宜于慢性咳嗽而口干津少者。

补肾防喘片

【组成】 附子、生地、熟地、山药、补骨脂、仙灵脾、吐丝子、陈皮。

【功效与主治】 温补肾阳。用于喘息型支气管炎、支气管哮喘、老年慢性气管炎的缓解期。

【用法与用量】 口服,每日 3 次,每次 4～6 片,小儿酌情。

【按语】 本品尤适合哮喘患者在季节性发作前服用,能起到预防作用。

2. 心、脑血管系统疾病用药

麝香保心丸

【组成】 麝香、牛黄、人参、冰片、苏合香、蟾酥。

【功效与主治】 芳香温通,益气强心。用于心绞痛、胸闷,或心肌梗死等心血管疾病。

【用法与用量】 吞服,每日 3 次,每次 1～2 丸,或症状发作时含服。

【按语】 本品既可作为治疗冠心病心绞痛的急症用药,又可预防心绞痛发作而长期服用。孕妇禁用。

丹参注射液(注射液/片剂)

【组成】 丹参。

【功效与主治】 活血化瘀,通脉养心,安神。用于冠心病、心绞痛、心肌梗死等心血管疾病。

【用法与用量】 肌内注射,每日 1～2 次,每次 2～4 2ml(每支2ml);静脉滴注,每日 1 次,每次 10～20 ml(用 5％葡萄糖注射液 500 ml 稀释后静脉滴注);片剂,口服,每日 3 次,每次 4 片。

【按语】 丹参具有活血化瘀、养心安神作用,常用于血瘀证患者,临床应用十分广泛,如心脑血管疾病、失眠等病证。

复方丹参滴丸

【组成】 丹参、三七、冰片。

【功效与主治】 活血化瘀,理气止痛。用于心绞痛。

【用法与用量】 口服或舌下含服,每日 3 次,每次 10 粒。

【按语】 本品作用快捷。

通心络(胶囊)

【组成】 人参、水蛭、全蝎、土鳖虫、蜈蚣、蝉蜕、赤芍、冰片。

【功效与主治】 益气活血,通络止痛。用于冠心病心绞痛。

【用法与用量】 口服,每日 3 次,每次 2～4 粒。

【按语】 本品适用于心气虚弱,血瘀络阻所致胸闷心悸、气短乏力等病证,亦可用于脑梗死恢复期患者。

银杏叶片

【组成】 银杏叶提取物。

【功效与主治】 活血化瘀,通脉舒络。用于脑卒中后遗症、冠心病、心绞痛等病证。

【用法与用量】 口服。每日 3 次,每次 1 片。

【按语】 主要成分为总黄酮醇苷。

诺迪康(胶囊)

【组成】 红景天。

【功效与主治】 益气活血,通脉养心。用于冠心病、心绞痛、脑血管疾病及顽固性偏头痛。

【用法与用量】 口服。每日 3 次,每次 1～2 粒,温开水送服,小儿酌减。

【按语】 本品适用于气虚血瘀型心脑血管疾病患者;另有抗高原反应的作用。

珍合灵片

【组成】 珍珠层粉、灵芝、甘草。

【功效与主治】 养心安神。用于心悸、失眠等。

【用法与用量】 口服，每日3次，每次3～4片。失眠者可一次10片，顿服。

【按语】 本品中珍珠、灵芝均为安神药物，前者侧重于重镇安神，后者侧重于养心安神，因此本品对不论是虚、实证的心悸、失眠均有效。

速效枣仁安神胶囊

【组成】 酸枣仁(炒)、丹参、五味子(醋炙)。

【功效与主治】 养心安神，镇静。用于心神不安、失眠、多梦、惊悸等。

【用法与用量】 口服，每日1次，每次1粒，睡前服用。

【按语】 本品具有较强的镇静催眠效应，尚有抗惊、镇痛、抗过敏作用。

珍菊降压片

【组成】 野菊花膏粉、珍珠层粉、盐酸可乐宁、双氢氯噻嗪、芦丁。

【功效与主治】 用于高血压病。

【用法与用量】 口服，每日3次，每次1片。

【按语】 本品系中西药复合制剂，主要适用于轻度高血压患者。

华佗再造丸

【组成】 当归、川芎、冰片、白芍、红参、五味子、马钱子、红花、南星等。

【功效与主治】 活血化瘀，化痰通络，行气止痛。用于瘀血或痰湿闭阻经络后脑卒中瘫痪、拘挛麻木、口眼歪斜、言语不清等。

【用法与用量】 口服，每日3次，每次8g，连服10天，停药1天，30天为1个疗程，可连服3个疗程。初服见效则可继续服用至痊愈。预防用药为每日2次，每次4g。服药期间如有燥热感，可用白菊花蜂蜜水送服，或减半服用，必要时暂时停服用1～2天。

【按语】 本品为治疗和预防心脑血管疾病及脑卒中常用药，既能改善脑部血液循环，促进出血病灶吸收，恢复脑神经功能，又能通利血脉，治疗脑血栓引起缺血性脑卒中。孕妇忌服。

3. 消化系统疾病用药

猴菇菌片

【组成】 猴菇菌培养产物。

【功效与主治】 用于胃溃疡、十二指肠溃疡、慢性胃炎。

【用法与用量】 口服，每日3～4次，每次4片。

【按语】 本品具有保护胃黏膜作用，故为治疗消化性溃疡常用之品，也可作为胃癌、食管癌防治的辅助药物。

胃苏冲剂

【组成】 紫苏梗、香附、陈皮、佛手、香橼、枳壳、槟榔、鸡内金等。

【功效与主治】 理气消胀，和胃止痛。用于慢性胃炎、胃溃疡等。

【用法与用量】 冲服，每日2次，每次9g或1袋。

【按语】 本品治疗气滞所致胃脘胀痛、消化不良为特征的病证。

胃复春片

【组成】 香茶菜、枳壳等。

【功效与主治】 健脾益气，活血解毒。用于慢性萎缩性胃炎、肠腺化生、肠上皮不典型增生，以及胃癌术后辅助治疗。

【用法与用量】 口服，每日3次，每次4片。饭前服用为宜，3个月为1个疗程。

【按语】 本品既能健脾益气，又能活血化瘀，攻补兼施，为胃癌手术后辅助治疗常用药物。

参苓白术丸

【组成】 党参、白术、山药、莲子肉、茯苓、薏苡仁、白扁豆、甘草、砂仁、陈皮、桔梗。

【功效与主治】 健脾益气，和胃利湿。用于慢性胃肠炎、慢性肾炎、小儿腹泻等。

【用法与用量】 吞服，每日2次，每次9g。

【按语】 用于脾虚挟湿的消化不良，慢性胃肠炎及小儿脾虚腹泻。

人参健脾丸

【组成】 人参、白术、枳实、陈皮、神曲、山楂、麦芽。

【功效与主治】 健脾理气消食。用于脾胃虚弱之消化不良、慢性胃炎、胃溃疡等。

【用法与用量】 口服。每日3次，每次9g。

【按语】 用于脾虚的消化不良。

保和丸（丸/片剂）

【组成】 山楂、神曲、半夏、茯苓、陈皮、连翘、麦芽、莱菔子。

【功效与主治】 消食和胃。用于消化不良、慢性胃炎等。

【用法与用量】 口服，每日2～3次，每次6g或4片。

【按语】 用于消化不良病证。

香连丸

【组成】 黄连、木香。

【功效与主治】 清热燥湿。用于急性和慢性菌痢，急性和慢性肠炎。

【用法与用量】 吞服，每日2～3次，每次6g，小儿酌减。

【按语】 尤其适用于慢性腹泻。

四神丸

【组成】 补骨脂、肉豆蔻、吴茱萸、五味子。

【功效与主治】 温补脾肾，固肠止泻。用于慢性肠炎，溃疡性、过敏性结肠炎。

【用法与用量】 吞服，每日2次，每次9g，睡前服，淡盐水或温开水送服为宜。

【按语】 适用于脾肾阳虚所致的五更泻。

清宁丸

【组成】 大黄、绿豆、大麦、黑豆、槐枝、桑枝、车前草、黄芩、厚朴、陈皮、白术、半夏、香附。

【功效与主治】 清热解毒，缓下。用于便秘、牙痛、咽喉炎、感染性炎症发热。

【用法与用量】 吞服，每日1次，每次1丸。

【按语】 可治内积实热所致的喉肿牙痛、目赤便秘；尤其适用于便秘而口气重者。

麻 仁 丸

【组成】 火麻仁、杏仁、大黄、厚朴、白芍、枳实。

【功效与主治】 润肠通便。用于久病、术后、产后及老年人便秘,痔疮出血。

【用法与用量】 吞服,每日 2 次,每次 1 丸或 6 g。

【按语】 适宜于老年人津液不足或血枯便秘。

垂盆草冲剂

【组成】 垂盆草。

【功效与主治】 清利湿热。用于急性肝炎、慢性肝炎的活动期。

【用法与用量】 冲服,每日 3 次,每次 1 包。

【按语】 垂盆草具有清热解毒功效,能降低丙氨酸转氨酶(ALT),为临床治疗急性肝炎及慢性活动性肝炎常用药物。

苦参素注射液

【组成】 苦参素等。

【功效与主治】 清利湿热。用于慢性乙肝。

【用法与用量】 肌内注射,每日 1 次,每次 400~600 mg(每支 200 mg)。

茵栀黄注射液

【组成】 茵陈、山栀子、黄芩苷等。

【功效与主治】 清热解毒,抗菌消炎。用于黄疸型肝炎、新生儿 ABO 型溶血型黄疸等。

【用法与用量】 肌内注射。每日 2 次,每次 1 支。

【按语】 本品是根据古方"茵陈蒿汤"加减而制成的注射剂。现代药理研究证实,本品具有利胆、促进肝细胞再生等作用。因此,对急性黄疸型肝炎、胆囊炎、胆石症等病证所引起的黄疸有较好的疗效。

胆 宁 片

【组成】 大黄、虎杖、青皮、陈皮等。

【功效与主治】 疏肝利胆,清热通下。用于急性和慢性胆囊炎。

【用法与用量】 口服,每日 3 次,每次 5 片,饭后服。

【按语】 本品以疏肝利胆为主,故适宜于肝郁气滞,湿热郁结所致的急性和慢性胆囊炎患者。

4. 泌尿系统疾病用药

济生肾气丸

【组成】 熟地黄、山茱萸、山药、丹皮、泽泻、茯苓、附子、肉桂、车前子、牛膝。

【功效与主治】 温阳利水消肿。用于肾虚致四肢水肿,小便不利的慢性肾炎。

【用法与用量】 吞服,每日 2~3 次,每次 9 g。

【按语】 本品又名"肾气丸",是在附桂八味丸的基础上增加补肾利水的牛膝、车前子而组成,功能为温肾补阳利水,故适用于肾阳虚水肿证。

前 列 通 片

【组成】 黄芪、琥珀、黄柏、车前子、肉桂、蒲公英。

【功效与主治】 益气活血祛瘀,清利湿热。用于前列腺炎、前列腺增生症(肥大)等。

【用法与用量】 吞服,每日 3 次,每次 6 片,30～45 天为 1 个疗程。

【按语】 本品由益气活血清利药物组成,对尿频尿急,小便胀痛等症状有较好的疗效。

肾康宁(丸剂)

【组成】 黄芪、丹参、茯苓、益母草、淡附片等。

【功效与主治】 温肾益气,渗湿利水。用于慢性肾炎、肾功能不全。

【用法与用量】 吞服,每日 3 次,每次 5 片。

【按语】 本品适用于因肾气亏损所引起的腰酸、乏力、畏寒及夜尿增多病证。

三金胶囊

【组成】 金樱根、金刚刺、海金砂等。

【功效与主治】 清热解毒,利湿通淋,益肾。用于急性和慢性肾盂肾炎、急性膀胱炎、尿路感染等。

【用法与用量】 口服,每日 3～4 次,每次 2 粒。

【按语】 本品适宜于肾虚湿热下注所致的尿频、尿急、尿痛等泌尿道感染患者。

金锁固精丸

【组成】 芡实、潼蒺藜、莲肉、莲须、煅龙骨、煅牡蛎。

【功效与主治】 固精止遗。用于男子遗精、滑精。

【用法与用量】 吞服,每日 2 次,每次 10 g。

【按语】 本品适用于脾肾不足所致的遗精、早泄病证。

5. 内分泌、代谢性疾病用药

消 渴 丸

【组成】 黄芪、生地黄、天花粉、优降糖。

【功效与主治】 益气生津,滋肾养阴。用于多饮、多食、多尿、消瘦、体倦乏力等糖尿病患者。

【用法与用量】 吞服,每日 3 次,每次 5～10 丸,待见疗效时可逐渐减量为每日 2 次的维持剂量,或遵医嘱。

【按语】 由于本品含优降糖成分,故应严格掌握剂量,并不能随意加用其他降糖药物。注意事项同优降糖。

糖脉康颗粒

【组成】 黄芪、生地黄、赤芍、丹参、牛膝、麦冬、黄精等。

【功效与主治】 养阴清热,活血化瘀,益气固肾。用于 2 型糖尿病及并发症。

【用法与用量】 吞服,每日 3 次,每次 1 袋。

【按语】 本品适用于气阴两虚,血瘀所致的口渴、乏力、肢体麻木或刺痛等 2 型糖尿病患者。

血脂康胶囊

【组成】 红曲等。

【功效与主治】 化湿祛痰,活血化瘀,健脾消食。用于高脂血症。

【用法与用量】 口服,每日 2 次,每次 2 粒,早晚饭后服用;轻、中度患者每日 2 粒,晚饭后服用或遵医嘱。

【按语】 本品含辛伐他汀不饱和脂肪酸、必需氨基酸等成分。

6. 风湿疾病用药

益肾镯痹丸

【组成】 地黄、当归、仙灵脾、骨碎补、地龙、蜂房、全虫、地鳖虫等。

【功效与主治】 温补肾阳，通络止痛。本品主治风湿所致的手指晨僵、关节疼痛及红肿、屈伸不利、肌肉疼痛、瘦削或僵硬畸形。适用于类风湿关节炎、风湿性关节炎、颈和腰椎骨骨质增生、肩关节周围炎等。

【用法与用量】 口服，每次 8 g；疼痛剧烈者可加至 12 g，日服 3 次。饭后温开水送服。1 个月为 1 个疗程，可连续服用。

【按语】 本品具有抗炎、消肿、镇痛，调节机体细胞免疫和体液免疫的功能，能改善局部症状，同时能降低血细胞沉降率、抗"O"，促进类风湿因子阴转。孕妇禁服；妇女月经期经行量多时忌用；舌红苔黄，内热偏重者慎用。对曾服用多种药物治疗的病人，在疼痛减轻后才可逐渐递减原服药物，避免骤然停药。部分病人服用后会出现皮肤发痒、过敏及口干、便秘、胃脘不适等表现。

二、外科疾病用药

六 神 丸

【组成】 牛黄、麝香、蟾酥、冰片、珍珠、雄黄。

【功效与主治】 清热解毒，消炎止痛。用于咽喉肿痛、扁桃腺炎、口腔炎、牙周炎、腮腺炎、急性咽喉炎、乳腺炎、痈疽疔疮等。

【用法与用量】 吞服，每日 2 次，每次 8 粒。小儿 1 岁服 1 粒，4～8 岁服 5～6 粒，9～15 岁服 8 粒；外用，取 10 粒用开水或米醋少许烊化成糊状，每日数次敷患处。

【按语】 本品具有良好的清热解毒、消肿的功效，既可内服，又可外用。用于热疖疔疮、咽喉肿痛等有良好疗效。

金 银 花 露

【组成】 金银花。

【功效与主治】 清热解毒。用于暑热烦渴、热疖痈肿、痱子、小儿胎毒。

【用法与用量】 饮服，每日 3 次，每次 60～120 ml。

【按语】 本品为金银花蒸馏制得的挥发油水溶液，气味清香、甘凉、滋润，具有清热解毒功效。既有治疗作用，又可解渴，小儿夏季服用可预防发生疖肿。

乳 癖 消（片剂）

【组成】 鹿角、蒲公英、昆布、鸡血藤、三七、海藻、玄参、红花等 15 种中药。

【功效与主治】 清热活血，软坚散结。用于乳腺囊性增生病及乳腺炎前期。

【用法与用量】 口服，每日 3 次，每次 6 片。

【按语】 本品对乳房胀痛等乳腺疾病均能起到治疗效应。

消 痔 膏

【组成】 煅田螺、煅咸橄榄核、冰片。

【功效与主治】 清痔消肿止痛。用于痔疮。

【用法与用量】 外用，用油调外敷痔上，每日 2 次。

三、妇科疾病用药

逍 遥 丸

【组成】 柴胡、当归、白芍、薄荷、白术、茯苓、甘草。

【功效与主治】 疏肝解郁,理血调经。用于月经不调、经前乳房胀痛、胸胁胀痛等证。

【用法与用量】 吞服,每日 2 次,每次 6 g。

【按语】 本品为治疗属肝气郁结证候的月经不调,以及经前乳房胀痛的常用药物。

艾附暖宫丸

【组成】 醋制香附、当归、艾炭、川芎、白芍、地黄、黄芪、吴茱萸、肉桂、川断。

【功效与主治】 暖宫散寒,养血调经。用于痛经、闭经、月经不调、不孕症。

【用法与用量】 吞服,每日 2 次,每次 6 g。

【按语】 本品对因血虚寒凝所致宫冷不孕、闭经、痛经疗效较好。

乌鸡白凤丸

【组成】 乌骨鸡、鹿角胶、白芍、丹参、山药、香附、人参、当归、熟地黄、川芎、鳖甲、天门冬、芡实、黄芪、甘草、银柴胡、牡蛎、鹿角霜、桑螵蛸。

【功效与主治】 补养气血,调经止带。用于月经不调,崩漏带下。

【用法与用量】 化服,每日 2 次,每次 1 丸(每丸 9 g)。

【按语】 本品对因气血虚弱的月经不调、崩漏带下者有较好的疗效。

固 经 丸

【组成】 龟板、白芍、黄柏、黄芩、椿根皮、香附。

【功效与主治】 养阴清热,养血固经。用于阴虚内热的月经过多、月经先期等。

【用法与用量】 吞服。每日 2 次,每次 6~9 g。

【按语】 本品偏于养阴清热、凉血止血。

妇科千金片

【组成】 千金拔、金樱根、当归、党参、穿心莲等。

【功效与主治】 清热化湿,补益气血。用于盆腔炎、宫颈炎、子宫内膜炎等疾病。

【用法与用量】 口服,每日 3 次,每次 4~6 片。温开水送服。

【按语】 本品具有清热化湿、补益气血之功,故临床常用于气血不足,湿热下注所致赤白带,阴痒,月经过多或经期延长、腰骶酸痛、小腹疼痛等证候。

愈 带 丸

【组成】 良姜炭、黄柏炭、炒白芍、椿根皮。

【功效与主治】 清热利湿,固涩止带。用于白带过多。

【用法与用量】 吞服,每日 2 次,每次 6 g。

【按语】 本品具有清热利湿之功,对因湿热下注所致赤、白、黄带下者为宜。

益母草膏(膏剂/冲剂)

【组成】 益母草。

【功效与主治】 活血调经,祛瘀生新。用于闭经、痛经、产后恶露不净等。

【用法与用量】 烊化服,每日 3 次,每次 10~20 ml。冲服,每日 3 次,每次 1 袋(10 g/袋)。

【按语】 本品用于因子宫收缩无力引起的产后出血,恶露不净,瘀血内阻腹痛等,均有良好效果。

更年安片

【组成】 熟地黄、何首乌、泽泻、茯苓、五味子、珍珠母、玄参、浮小麦等。

【功效与主治】 滋阴清热、除烦安神,用于更年期综合征。

【用法与用量】 吞服,每日 3 次,每次 6 片。

【按语】 本品适用于肾阴虚所致烦躁不安、潮热汗出、失眠等更年期病证。

四、儿科疾病用药

贝羚胶囊

【组成】 羚羊角、川贝母、青礞石、竺黄、猪胆酸、硼砂、麝香、沉香。

【功效与主治】 清热化痰。适用于小儿肺炎、哮喘、哮喘性支气管炎、急性和慢性支管炎引起痰壅气急,也可用于成人慢性支气管炎。

【用法与用量】 小儿每次半粒,日服 2 次;成人每次 2 粒,日服 3 次,温开水送服。

【按语】 本品主治热痰所致咳嗽、痰多、气急,或兼有神昏、抽搐。脾胃虚寒、大便溏泄者慎用。

猴 枣 散

【组成】 猴枣(猴的胆囊结石)、天竺黄、羚羊角、伽南香、青礞石、麝香、硼砂、川贝母。

【功效与主治】 清热化痰,镇惊开窍。适用于小儿流感、急性支气管炎、肺炎、急性扁桃体炎、乙型脑炎、中毒性菌痢等见有高热、惊厥者。

【用法与用量】 口服。日服 1～2 次,每次 0.3～0.6 g,温开水调服。

【按语】 本方主治小儿痰热蜜盛、惊风抽搐、痰多气急、咳喘烦躁;对高热惊风、神志不清,以及脑卒中痰厥、癫狂惊痛也可应用。服用时忌食辛辣油腻食物;脾虚便溏者慎用。

王氏保赤丸

【组成】 大黄、黄连、姜淀粉、巴豆霜、川贝母、李葬粉、天南星(制)、朱砂。

【功效与主治】 清热泻火,祛痰平喘,消积导滞。适用于小儿消化不良、食欲不振、厌食;伤乳、伤食所致的积滞;营养不良;急性上呼吸道感染、支气管炎、哮喘性支气管炎、肺炎等。

【用法与用量】 口服,6 个月以内的婴儿每次口服 5 粒;6 个月至 3 周岁,每超过 1 个月加 1 粒(不足 1 个月者按 1 个月计算);3 周岁以上,每超过 1 岁加 5 粒;8～14 岁,每次服 60 粒。日服 1 次,重症者日服 2 次,或遵医嘱。

【按语】 本品主治小儿乳滞疮积、感冒发热、喘咳痰鸣、胃呆食减、呕泻腹胀、痰厥急惊;成人肠胃不清,痰湿阻滞,也可应用。本品丸粒很小,哺乳期婴儿哺乳时,可将药丸附在乳头上,使药丸与乳汁同时咽下。较大小儿服用,可将丸药包裹在柔软易消化食物(如面包等)中,用温开水送服。避免药丸停留日内舌底或牙缝内。因本品含剧药巴豆霜,应严格控制剂量,不可过量,中病即止。

五、肿瘤科疾病用药

平消胶囊

【组成】 郁金、仙鹤草、五灵脂、白矾、硝石、干漆、枳壳、马钱子粉。

【功效与主治】 活血化瘀,止痛散结,清热解毒,扶正祛邪。用于肿瘤病证。

【用法与用量】 吞服,每日 3 次,每次 4～6 粒。

【按语】 本品为肿瘤手术前后常用辅助药物,亦可用于乳腺疾病。

康莱特注射液

【组成】 薏苡仁提取物。

【功效与主治】 用治各种肿瘤等。

【用法与用量】 静脉滴注,每日 1 次,每次 20 g(200 ml)。

大黄䗪虫丸

【组成】 大黄、生地黄、地鳖虫、煅干漆、水蛭、黄芩、虻虫、蛴螬、桃仁、杏仁、白芍、甘草。

【功效与主治】 活血祛瘀,消癥通经。用于干血内结、经闭不通、腹痛腹胀、癥瘕积聚等。

【用法与用量】 吞服,每日 2 次,每次 3 g。

【按语】 本品由祛瘀活血作用较为猛峻的药物组成,既能破结消癥,又能祛瘀通经。适用于瘀血内阻的闭经、子宫肌瘤、肝脾大、腹中有块等病证。

六、伤骨科疾病用药

云南白药(散剂)

【组成】 (略)。

【功效与主治】 祛瘀生新,止痛止血。用于跌打损伤、瘀血肿痛、外伤出血、吐血、衄血、咳血。

【用法与用量】 吞服。每日 2～3 次,每次 0.2 g(每瓶 8 g)。小儿酌减。

【按语】 本品具有良好的止痛、消肿、止血之功。服用剂量不可过大,即使症状较重者,一次不得超过 0.5 g,小儿更要相应减少,瓶内装有"保险子",凡遇严重的跌打损伤者,可先用黄酒送服 1 粒;一般病证不可服用,孕妇忌用。

复方紫荆消肿膏

【组成】 紫荆皮、黄荆子、大黄、川芎、生天南星、生马钱子等。

【功效与主治】 活血化瘀,消肿止痛,舒筋活络。用于气滞血瘀的急性和慢性软组织损伤。

【用法与用量】 贴患处。每次 1 贴,每日 1 次。疗程为 7 天。

【按语】 本品具有渗透快、药效迅速特点,尤适宜急性软组织损伤患者。孕妇、患处局部皮肤破损及对本品过敏者忌用。

关节镇痛膏(巴布剂)

【组成】 复方辣椒浸膏、薄荷脑、水杨酸甲酯、樟脑等。

【功效与主治】 祛风镇痛,舒筋活血。用于关节疼痛、腰背酸痛、扭伤及风湿所致的局部酸痛。

【用法与用量】 先将患处洗净,擦干。揭去薄膜,将药膏贴于患处。贴敷处如需擦洗,可将膏药揭下,膏药表面贴上薄膜,擦洗后可继续使用。

七、五官科疾病用药

石斛夜光丸

【组成】 石斛、羚羊角、犀角、黄连、白蒺藜、防风、川芎、五味子、青葙子、肉苁蓉、甘草、枳壳、熟地、麦冬、生地、党参、茯苓、天门冬、枸杞子、白菊花、菟丝子、决明子、牛膝、山药、杏仁。

【功效与主治】 滋阴降火,清肝明目。用于因肝肾阴虚引起的白内障、青光眼、视网膜炎、脉络膜炎、视神经炎。

【用法与用量】 吞服,每日2次,每次6g。

【按语】 本品主要用于因肝肾不足,阴虚火旺所致的眼目昏花、视物异常。为治眼科疾病常用之剂。

喉疾灵(胶囊)

【组成】 山豆根、板蓝根、连翘、天花粉、桔梗、诃子、猪牙皂、牛黄、珍珠层粉、冰片等。

【功效与主治】 清热解毒,散肿止痛。用于慢性咽喉炎急性发作者。

【用法与用量】 吞服,每日3次,每次4粒。

【按语】 本品除去胶囊吞服效果更佳,但宜注意胃肠道反应。

藿胆丸

【组成】 广藿香、猪胆粉。

【功效与主治】 清热化浊,宣通鼻窍。用于风寒化热,胆火上攻引起的慢性鼻炎和慢性副鼻窦炎。

【用法与用量】 吞服,每日2次,每次3~6g。

【按语】 本品尚可用于过敏性鼻炎患者。

锡类散

【组成】 青黛、象牙屑、牛黄、人指甲、珍珠、冰片、壁线(炭)。

【功效与主治】 解毒化腐。用于咽喉糜烂肿痛、扁桃体炎周围脓肿。

【用法与用量】 取少许吹入患处,每日2~3次。

【按语】 本品用于风热毒火所致的咽喉口腔炎、溃疡、脓肿等。

八、虚证用药

补中益气丸

【组成】 黄芪、党参、甘草、当归、陈皮、升麻、柴胡、炒白术。

【功效与主治】 补中益气。用于久泄脱肛、慢性肠炎、重症肌无力、崩漏、胃下垂、肾下垂、子宫脱垂等内脏下垂等。

【用法与用量】 吞服,每日2次,每次6~9g。

生脉注射液

【组成】 人参、麦冬、五味子。

【功效与主治】 益气复脉,养阴生津。本品主治气阴两虚所致的心悸气短、脉微自汗、神疲体倦;暑热伤气所致的汗出过多、口渴体倦、脉微而弱;久咳肺虚、气津两伤所致的呛咳少痰、短气自汗、口干咽燥、脉虚者。适用于中暑、热病后期、肺结核、肺气肿、慢性支气管炎、冠心病、心肌梗死、心律失常、肺源性心脏病、风湿性心脏病、休克等出现气阴两虚症状者。

【用法与用量】 肌内注射,每次 2 支(每支 2 ml);静脉滴注一般为每次 20～100 ml。

【按语】 本品有增强冠状动脉血流量,改善心肌供血,抑制血小板释放及聚集,有强心升压作用。临床多用于休克、微循环障碍、心脏病、重症冠心病。阳气不足、阴寒内盛、肢寒怕冷者不宜使用。

黄 芪 注 射 液

【组成】 黄芪。

【功效与主治】 益气健脾,养心通脉。用于心气虚损、血脉瘀阻所致的病毒性心肌炎、心功能不全及脾虚湿困的肝炎。

【用法与用量】 肌内注射,每日 1～2 次,每次 2～4 ml。静脉滴注,每日 1 次,每次 10～20 ml。

【按语】 本品具有明显的强心作用,对因中毒或疲劳引起的心脏功能不全者有辅助治疗作用。

归 脾 丸

【组成】 党参、黄芪、白术、茯苓、酸枣仁、龙眼肉、生姜、当归、远志、甘草、青木香、红枣。

【功效与主治】 补益气血,健脾安神。用于心脾两虚所致的心悸、失眠健忘、神疲乏力等。

【用法与用量】 吞服,每日 2 次,每次 6～9 g。

【按语】 凡见心悸、健忘失眠、倦怠无力、面色萎黄、舌质淡、苔薄白、脉虚弱等证候均可应用。

六 味 地 黄 丸

【组成】 熟地黄、山茱萸、山药、泽泻、茯苓、牡丹皮。

【功效与主治】 滋补肝肾。用于肝肾阴虚、虚火上炎所致的腰膝酸软、头晕耳鸣、遗精、盗汗、苔少舌质红、脉细数等。

【用法与用量】 吞服,每日 2 次,每次 6～9 g。

【按语】 常用于治疗高血压、糖尿病、慢性肾炎、妇女更年期综合征等疾病而见肝肾阴虚者;脾虚食少及大便溏薄者慎用。本品不能与抗结核药物利福平同时服用,因其中的成分山茱萸可分解出大量的有机酸,增加肾脏对利福平的重吸收,加重利福平对肾脏的毒性作用。

知 柏 地 黄 丸

【组成】 知母、黄柏、熟地黄、山茱萸、牡丹皮、山药、茯苓、泽泻。

【功效与主治】 滋阴降火。用于阴虚火旺所致的骨蒸潮热、面红目赤、口干口苦、五心烦热、失眠多梦、盗汗梦遗、小便短赤等。

【用法与用量】 吞服,每日 2 次,每次 6～9 g。

【按语】 常用于慢性泌尿道感染、慢性骨髓炎、神经衰弱、肺结核、糖尿病、甲状腺功能亢进、慢性肾炎、高血压及功能性子宫出血等疾病,证见肝肾阴虚兼有内热者。脾虚便溏、消化不良者不宜服用。

杞 菊 地 黄 丸

【组成】 枸杞子、菊花、熟地黄、山茱萸、牡丹皮、山药、茯苓、泽泻。

【功效与主治】 滋阴补肾,养肝明目。用于肝肾阴虚所致的视物昏花,或目涩疼痛等。

【用法与用量】 吞服,每日 2 次,每次 6～9 g。

【按语】 除用于高血压、高血脂外,还用于伴肝肾阴虚症状的白内障、视神经萎缩、干眼症患者,但实火引起的头晕、目眩慎用。服药期间应忌食酸性及生冷之物。

金匮肾气丸

【组成】 熟地黄、山药、山茱萸、泽泻、茯苓、牡丹皮、肉桂、附子。

【功效与主治】 温补肾阳。用于肾阳不足所致的腰酸足软,周身畏寒、少腹拘急冷痛,小便不利或清长频数,下利清谷,阳痿早泄,水肿,舌质淡而胖,脉沉细迟等。

【用法与用量】 吞服,每日 2 次,每次 6～9 g。

【按语】 常用本方加减治疗慢性肾炎、糖尿病、慢性支气管炎、肾上腺皮质功能减退、甲状腺功能减退、骨质增生症或年老体弱患者出现肾阳不足证候。尿色红赤、口干烦热、舌红、脉细数者不宜使用本方。

(王兴娟　汪天湛)

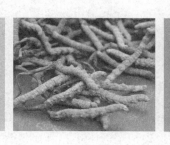

中医临床篇

中国术语篇

第九章

内 科

第一节 上呼吸道感染

急性上呼吸道感染是指鼻腔、咽或喉部急性炎症的统称,是常见的呼吸道疾病。常见病因为病毒或细菌引起。本病治疗不当可引起严重并发症。根据病因及病变部位的不同,急性上呼吸道感染可分为普通感冒、流行性感冒、咽喉炎、扁桃体炎等疾病,均属中医"感冒"范畴。

【病因病机】

外感六淫,时行疫毒 急性上呼吸道感染是由于六淫、疫毒之邪,侵袭肺卫皮毛所致。六淫致病以风为先导,故有"风为百病之长"之说。风邪发病往往与气候骤变、淋雨着凉、汗出受风等有关。风邪袭人,常兼夹不同时令之气,如春暖、冬寒两季为急性上呼吸道感染的高发时段,故以夹热或夹寒而成风热证或风寒证。疫毒发病与感受戾气有关,如甲型 H1N1 流感等均属戾气(病毒)的感染,发生较强的暴发性大流行。

正气亏虚,表卫不固 人体抗感染免疫能力下降,肌肤腠理不密,表卫不固,正不御邪,易遭受时疫邪毒的侵袭;或由于条件致病菌引发感染。

【诊断要点】

普通感冒多见鼻咽部痒不适、恶风恶寒、鼻塞流涕、喷嚏咽痒及头痛等。病初鼻流清涕,2～3 日后清涕变黏稠,继而发热、咳嗽、咽痛、关节酸痛等。病程为 3～7 日,一般不传变。流行性感冒多呈流行性,常突然恶寒,甚至寒战、高热、周身酸痛及全身症状明显,易传变入里,变生它病。

【辨证论治】

1. 风寒表证

主要证候 恶寒无汗,不发热或发热不甚,鼻流清涕,周身酸痛,咳嗽痰稀,舌苔薄白,脉浮紧。

治疗方法 辛温解表。

代表方药 荆防败毒散加减。常用荆芥、防风、柴胡、前胡、紫苏、桔梗、薄荷、羌活、独活等。

2. 风热表证

主要证候 发热,微恶风,汗泄不畅,头痛,口渴咽痛,鼻流稠涕,咳嗽痰稠,舌苔薄黄,脉浮数。

治疗方法 辛凉解表。

代表方药 银翘散加减。常用银花、连翘、桑叶、菊花、薄荷、牛蒡子、芦根、荆芥、竹叶等。

3. 暑湿感冒

主要证候　发热以午后为著,汗出身热不解,头昏重胀痛,身重倦怠,心烦口干,胸闷欲呕,尿短赤,舌苔黄腻,脉濡数。

治疗方法　清暑祛湿。

代表方药　新加香薷饮加减。常用银花、连翘、荷叶、芦根、香薷、厚朴、扁豆等。

【中西医结合思考】

上呼吸道感染预防很重要,贯众、大青叶、板蓝根、鸭跖草、藿香、佩兰、薄荷、荆芥等有一定的预防作用。冬春季用贯众、紫苏、荆芥;夏季用藿香、佩兰、薄荷;时邪流行时用大青叶、板蓝根、菊花、金银花等。常用食物如葱、大蒜、姜、食醋亦有预防作用。

由于上呼吸道感染其中一部分与病毒感染有关,且西药抗病毒疗效不确切。因此,在西医处理的基础上结合中医辨证治疗常能提高临床疗效。现代研究表明,许多解表中药都有一定的抗病毒作用。

第二节　慢性支气管炎

慢性支气管炎是指气管、支气管黏膜及其周围组织的慢性非特异性炎症,临床上以长期咳嗽、咯痰或伴喘息为主要特征。发病年龄多在40岁以上。常于气候变冷时反复发作。病情进展缓慢,至后期易并发阻塞性肺气肿、肺动脉高压、肺源性心脏病。

【病因病机】

外邪束肺　外感六淫,从口鼻或皮毛而入,侵袭肺系,肺气宣发肃降失常,出现咳嗽、咯痰、喘息等症状,由于患者肺气素虚,因此病变可经久不愈。

内邪犯肺　主要为他脏有病累及肺脏,致肺气受阻,气津失布,津凝痰生,以致咳嗽、咳痰。多见脾虚生痰,痰浊犯肺,或肝火上炎,灼伤肺脉所为。

久病肺虚　肺系疾病迁延不愈,日久阴伤气耗,虚火、寒痰内生,以致肺主气功能失常,肃降无权,气机上逆作咳。

【诊断要点】

咳嗽、咯痰或伴喘息,每年发病持续3个月,连续2年以上反复发作,排除其他心、肺疾病(如支气管哮喘、支气管扩张、肺结核、尘肺、心功能不全等)可作出诊断。如每年发病持续不足3个月,但有明确的客观检查依据(如X线、呼吸功能等检查)亦可作业诊断。

【辨证论治】

1. 风寒咳嗽

主要证候　咳嗽、咳痰,痰色白、清稀,或有泡沫;畏寒易感冒,胸闷气粗,口不渴喜热饮,舌质淡,苔薄白,脉细或弦滑。

治疗方法　温肺散寒,止咳化痰。

代表方药　小青龙汤加减:半夏、五味子、细辛、干姜、麻黄、白芍、炙甘草、杏仁、紫菀、白前、百部等。

2. 痰湿蕴肺

主要证候　咳嗽反复发作,咳声重浊,痰多色白而黏稠,但尚能咳出;胸满窒闷,纳呆,口黏不渴,甚(或)呕恶;肢体困重,大便软或溏;舌体胖有齿印,舌苔厚腻色白,脉滑。

治疗方法　健脾燥湿,化痰止咳。

代表方药　二陈汤合三子养亲汤加减:半夏、陈皮、茯苓、甘草、苍术、厚朴、白芥子、苏子、莱菔子等。

3. 肾不纳气

主要证候　反复咳嗽、咳痰,痰清稀,气喘、气短,动则更甚,形寒肢冷,喉中痰鸣,胸闷,腰酸腿软,夜尿频,舌淡苔白或白腻。

治疗方法　补肾纳气,化痰平喘。

代表方药　金匮肾气丸合参蛤散、三子汤:熟地、山萸肉、茯苓、山药、半夏、五味子、补骨脂、杏仁、胡桃肉、苏子、白果,另加参蛤散吞服。

【中西医结合思考】

资料表明,中西医结合防治慢性支气管炎,其疗效显著较单用中药或西药为好。在急性期与慢性迁延期,用中药清热化痰或温化寒痰与西药抗感染、解痉平喘合用,能发挥协同作用,提高临床疗效。临床缓解期重在扶正固本,常肺脾同补。中医防治本病手段多样化也是其特色,除常规辨证用药外,可采用穴位敷贴、穴位封闭、超声雾化等方法,远期疗效较高,不良反应小。

第三节　支气管哮喘

支气管哮喘是由嗜酸性粒细胞、肥大细胞等多种炎性细胞参与的气道慢性炎症,这种炎症使易感者对抗原等激发因子产生气道高反应性,引起气道狭窄。临床特征为反复发作的伴有哮鸣音的呼气性呼吸困难,可自行或经治疗后缓解。长期反复发作可造成肺气肿,约20%的患者有家族史。本病可发生于任何年龄,但半数以上在 12 岁以前发病。本病属中医哮病、喘证范畴。

【病因病机】

外邪侵袭　外邪袭表或吸入花粉、烟尘、异味气体等,阻塞气道,使肺气宣肃失常,发生哮喘。

肺肾亏虚　肺肾同司气体之出纳。久病肺虚,气阴亏耗,气失所主,而短气喘促,或肾虚不能纳气,则气逆于上而发生哮喘。

脾虚痰生　脾为生痰之源,肺为储痰之器。饮食不当,恣食生冷、甘肥,或脾虚导致水谷精微无法正常运化,留滞体内,聚湿成痰,痰聚于肺,阻碍气道,发生哮喘。

【诊断要点】

有反复发作的哮喘史,呼吸急促、喉中哮鸣有声、胸闷、咳嗽及咯痰等症状,支气管解痉剂可缓解,排除可造成气喘或呼吸困难的其他疾病,即可明确诊断。

【辨证论治】

一、发作期

1. 寒饮哮喘

主要证候　呼吸急促,喉中哮鸣有声,胸膈满闷如塞,咳不甚,咳痰稀薄,面色晦暗带青,口不渴,或渴喜热饮,天冷或受寒易发,形寒怕冷,舌苔白滑,脉弦紧或浮紧。

治疗方法　温肺散寒,化痰平喘。

代表方药　射干麻黄汤加减。常用射干、麻黄、干姜、细辛、五味子、葶苈子等。

2. 热痰哮喘

主要证候　呼吸急促,喉中哮鸣,胸闷气粗,咳呛阵作,痰黄黏稠,烦闷不安,汗出,面赤,口苦,口渴喜饮,舌质红,苔黄腻,脉弦滑或滑数。

治疗方法　清热宣肺,化痰定喘。

代表方药　定喘汤加减。常用麻黄、桑白皮、白果、半夏、杏仁、苏子、黄芩等。

二、间歇期

1. 肺肾两虚

主要证候　喘促日久,呼多吸少,动则喘甚,畏寒肢冷,腰酸腿软,头晕耳鸣,舌淡苔白,脉弱。

治疗方法　补肺益肾。

代表方药　金匮肾气丸加减。常用肉桂、附子、熟地、当归、沉香、五味子、山萸肉等。

2. 肺脾气虚

主要证候　气短声低,喉中时有轻度哮鸣,痰多质稀,色白,自汗,怕风,倦怠乏力,食少便溏,舌质淡,苔白,脉细弱。

治疗方法　健脾益气。

代表方药　六君子汤加减。常用党参、白术、甘草、茯苓、半夏、橘皮等。

【中西医结合思考】

本病至今尚无有效的根治方法,西药主要是对症处理,控制急性期发作,防止复发。运用中西医结合防治本病,可使疗效显著提高。急性期,在西医治疗基础上,用温肺散寒或清热宣肺的中药辅助治疗,可以加快症状缓解,减少茶碱类药物和激素类药物的用量。在缓解期,须辨别病位在肺、脾、肾三脏中孰主孰次,适当兼顾。大量证据表明肾虚为哮喘反复发作的主要因素。哮喘患者下丘脑-垂体-肾上腺皮质功能储备不足,而用补肾为主的药物治疗后,在提高临床疗效的同时,肾上腺轴的功能有所提高。补肺可加强卫外功能,防止外邪入侵,补脾可杜绝生痰之源。因此分清主次,统筹兼顾的治疗可减轻、减少或控制哮喘的发作。

第四节　高血压病

原发性高血压是指一种原因不明的体循环动脉压持续增高的疾病,可伴有不同程度脑、心、肾等脏器病变。本病相当于祖国医学头痛、眩晕范畴。

【病因病机】

肝阳上亢　素体阳盛,肝阳偏亢,化火生风,风生火动,或情志失调,肝气郁积,郁久化火,肝火上炎,引动气血妄行而发病。

肝肾阴虚　肾阴素亏或纵欲伤精,耗损肾阴,水不涵木,肝失所养,而致肝阴不足,阴虚阳亢,损伤脉管,引起血管硬化,外周循环阻力增加,导致高血压。

脾虚痰生　嗜酒肥甘,饮食无度,或思虑劳倦,伤及脾胃,脾失健运,水谷不能化为精微,聚湿生痰,痰浊内蕴,清阳不升,浊阴不降,气血运行受阻而致病。

【诊断要点】

头痛、头晕为主要表现,可伴有心悸、健忘、耳鸣、烦躁易怒、手足发麻等症状。

在未使用抗高血压药物的情况下,不同时间测量血压 3 次,若收缩压≥140 mmHg 或(和)舒张压≥90 mmHg,并排除了继发性高血压后,可诊断为原发性高血压。

【辨证论治】

1. 肝阳上亢

主要证候　头晕头痛,口苦,面红目赤,烦躁易怒,便秘尿赤,舌红苔黄燥,脉弦数。

治疗方法　清肝泻火,平肝潜阳。

代表方药　天麻钩藤饮加减:天麻、钩藤、石决明、黄芩、山栀、牛膝、杜仲、桑寄生、夜交藤、茯神、益母草等。

2. 肝肾阴虚

主要证候　眩晕,头痛,耳鸣,腰膝酸软,手足心热,心烦失眠,急躁,舌红苔少或黄,脉细弦数。

治疗方法　滋阴潜阳,滋补肝肾。

代表方药　杞菊地黄丸加减:枸杞子、菊花、生地、山药、山萸肉、泽泻、丹皮、茯苓等。

3. 脾虚痰阻

主要证候　头胀如蒙,眩晕目痛,胸膈满闷,恶呕痰涎,舌胖色淡、苔腻,脉弦滑。

治疗方法　燥湿祛痰,健脾和胃。

代表方药　半夏白术天麻汤加减:半夏、陈皮、茯苓、炙甘草、白术、天麻等。

【中西医结合思考】

本病主要由阴阳平衡失调所致,病位在肝肾,治宜调节阴阳,以平肝潜阳、滋养肝肾为主。缓进型高血压预后较好,病程可达 20～30 年以上。长期坚持治疗,将血压控制在 130/80 mmHg 以下,则心、脑、肾等并发症不易发生。要重视高血压病的预防,给予低盐、低糖、低脂饮食及控制过度肥胖,是极为重要的环节。要遵照个体化原则选择治疗药物,因人而异。长期患高血压病者,要防止情绪激动、精神兴奋紧张,以免发生心脑血管意外,尚需戒烟、限酒。1999 年世界卫生组织/国际高血压联盟(WHO/ISH)及我国高血压联盟均发布了高血压病的诊断和治疗指南,高血压病的治疗目标和治疗原则都发生了根本性的改变,临床治疗不在于单纯降低血压,而是兼顾心血管危险因素,减少心血管病的发生,防治心血管重塑引起的靶器官损害。中西医结合研究应顺应这一潮流,努力发掘中医药的优势,以提高本病的远期疗效,减少并发症的发生。

第五节　冠状动脉粥样硬化性心脏病

冠状动脉粥样硬化性心脏病是指因冠状动脉粥样硬化使血管腔狭窄、阻塞,或(和)冠状动脉痉挛导致心肌缺血、缺氧或坏死而引起的心脏病,统称为冠状动脉粥样硬化性心脏病,简称冠心病。常见的有隐匿型冠心病、心绞痛、心肌梗死等。本病相当于祖国医学"胸痹"、"胸痛"、"真心痛"范畴。

【病因病机】

寒邪内侵　素体阳虚,胸阳不振,阴寒之邪乘虚内侵,寒凝气滞,痹阻胸阳,气血受寒邪阻滞而运行不畅，导致心脉痹阻，发展为胸痹。

饮食不节　过食肥甘生冷或饮酒过度，以致脾胃损伤，运化失健，聚湿成痰，痰阻脉络，气滞血瘀，或脾胃受损，气血生化乏源，心脉失养而成胸痹。

情志失调　郁怒伤肝，肝郁气滞，气郁化火，灼津为痰；忧思伤脾，运化失司，聚津为痰。气结或痰阻均致血行失畅，心脉痹阻，发为胸痹。

年迈体虚　年老人肾阳不足致心气不足或心阳不振；肾阴亏虚，致心阴内耗。两者均使血行失畅，心脉痹阻。

【诊断要点】

（1）隐匿型冠心病病人无心肌缺血的症状，静息、动态或运动负荷试验心电图检查和（或）放射性核素心肌显影发现有心肌缺血的改变，无其他病因而伴有动脉粥样硬化的易患因素时，可以诊断。

（2）心绞痛根据发作特点和体征，含用硝酸甘油后缓解，结合年龄及存在冠心病易患因素，除外其他原因所致的心绞痛，即可确立诊断。

（3）典型的心肌梗死根据临床表现、特征性心电图改变和实验室检查发现，凡老年病人突然发生休克、严重心律失常、心力衰竭、上腹胀痛或呕吐等表现而原因未明者，或原有高血压而血压突然降低且无原因者，都应考虑心肌梗死的可能。另外，老年病人有较重而持久的胸闷或胸痛者，即使心电图无特征性改变，也应考虑本病。

【辨证论治】

本病部位主要在心，与肝、肾、脾三脏虚损密切相关，寒凝、血瘀、痰阻、气滞为病之标，临床常虚实夹杂。通与补是基本治则，益气活血通络贯穿始终，疼痛期标实者，以通为主；缓解期本虚标实，以补为主；虚实夹杂者，当治以标本兼领，通补兼施。

1. 阴寒凝滞

主要证候　发作性胸痛、胸闷、心悸、气短，每于受寒后诱发，重者心痛彻背，舌淡、苔白，脉沉紧或沉迟。

治疗方法　辛温通阳，开痹散寒。

代表方药　瓜蒌薤白白酒汤加减：瓜蒌、薤白、白酒、桂枝、枳实、檀香、川芎等。

2. 血瘀气滞

主要证候　胸部刺痛，固定不移，入夜加重，时或心悸不宁，舌质紫暗，或有瘀斑，舌下络脉青紫迂曲，脉弦涩或结代。

治疗方法　行气活血，化瘀通络。

代表方药　血府逐瘀汤加减：桃仁、红花、熟地、当归、川芎、赤芍、柴胡、枳壳、丹参、檀香等。

3. 痰浊内阻

主要证候　胸闷如窒而痛，或痛引肩背，气短喘促，肢体沉重，形体肥胖，痰多，纳呆恶心，舌苔浊腻，脉滑。

治疗方法　通阳泄浊，豁痰开窍。

代表方药　瓜蒌薤白半夏汤加减：瓜蒌、半夏、薤白、干姜、陈皮、白蔻仁等。

4. 气滞心胸

主要证候　心胸满闷，隐痛阵发，痛无定处，时欲太息，遇情志不遂时容易诱发或加重，或兼有脘胀闷,得嗳气或矢气则舒,苔薄或薄腻,脉细弦。

治疗方法　疏调气机,和血舒脉。

代表方药　柴胡疏肝散加减:枳壳、香附、川芎、陈皮、柴胡、白芍、甘草等。

5. 气阴两虚

主要证候　胸闷隐痛,时作时止,心悸气短,倦怠懒言,面色少华,失眠,口舌干燥,头晕目眩,遇劳则甚,舌偏红或有齿痕,脉细弱,或结代。

治疗方法　益气养阴,活血通络。

代表方药　生脉散合人参养营汤加减:人参、黄芪、白术、茯苓、甘草、麦冬、地黄、当归、白芍、远志、五味子、丹参、三七、益母草、郁金、五灵脂等。

【中西医结合思考】

中医中药防治冠心病有一定的优势。如对慢性心肌缺血的治疗,很多中药可以增加冠状动脉血流量,改善心肌缺血状态,保护内皮细胞,减少脂质向血管壁的浸润,维持血管的正常舒缩功能。中药在冠心病慢性心力衰竭治疗中,能改善心肌细胞的营养状态,改善左心室重构,对减轻心肌缺血再灌注损伤等方面也有很大潜力。

第六节　病毒性肝炎

病毒性肝炎由甲、乙、丙、丁、戊5种主要病毒引起,根据病程可分为急性与慢性病毒性肝炎,其中急性乙型、丙型、丁型肝炎较易进展为慢性肝炎。病毒性肝炎的病理特点表现为肝细胞的灶性坏死和炎症反应。如病变迁延不愈,易发展至肝硬化,长期肝硬化可诱发肝癌。本病属于祖国医学"黄疸"、"胁痛"范畴。

【病因病机】

外感邪毒,湿热内侵　感受时邪疫毒,蕴结中焦,脾胃运化失常,湿热交蒸肝胆而致病。

饮食不节,脾湿内郁　平素嗜酒或多食油腻,致脾胃损伤,运化失常,湿浊内生,郁而化热,熏蒸肝胆,胆汁外溢,浸淫肌肤而发黄。

素体阳虚,脾胃虚寒　素体脾胃虚弱,或久病脾阳受损,湿浊内生,湿从寒化,久之肝失所养,疏泄失职,致胆汁外溢。

【诊断要点】

本病一般以疲乏、发热、食欲减退、黄疸、肝大有压痛为主要临床表现。根据病史、体格检查及实验室检查,如血清丙氨酸转氨酶活性、病毒免疫学标记等阳性,基本可以诊断。

【辨证论治】

1. 急性肝炎

(1) 湿热壅结

主要证候　身发黄如橘,无发热或身热不扬,头身困重,嗜卧乏力,纳呆呕恶,厌食油腻,口黏不渴,小便不利或黄赤,便稀不爽或便秘,胁痛拒按,舌苔厚腻微黄,脉弦滑数。

治法方法　清热利湿。

代表方药　茵陈蒿汤合甘露消毒丹加减:茵陈、栀子、大黄、黄芩、黄连、田基黄、六月雪、鸡骨草、白蔻仁等。

（2）寒湿困脾

主要证候　身目发黄,黄色晦暗不泽,或如烟熏,痞满食少,神疲畏寒,腹胀便溏,口淡不渴,舌淡苔白腻,脉濡缓或沉迟。

治疗方法　温中化湿,健脾和胃。

代表方药　茵陈术附汤加减:茵陈、附子、白术、茯苓、泽泻、苍术、厚朴等。

（3）肝脾不和

主要证候　胁痛食少,食后腹胀,恶心,呕吐,乏力,苔腻脉弦。

治疗方法　健脾疏肝。

代表方药　逍遥散加减:柴胡、当归、白芍、党参、茯苓、白术、香附、陈皮、枳壳等。

2. 慢性肝炎

（1）肝阴不足

主要证候　胁肋隐痛,腰膝酸软,头晕,目眩,耳鸣,口干,咽燥,目干涩,潮热或五心烦热,舌红少津或舌有裂纹,脉细数无力。

治疗方法　养阴柔肝。

代表方药　一贯煎加减:生地、沙参、麦冬、枸杞子、川楝子、当归、丹参、香附、白芍、甘草、白蒺藜等。

（2）脾气虚弱

主要证候　乏力,气短,身倦,自汗,腹胀,胁痛,食欲不振,大便溏薄,面色无华,舌淡边有齿痕,苔白腻,脉弦细弱。

治疗方法　健脾益气。

代表方药　补中益气汤加减:党参、炙甘草、白术、当归、黄芪、柴胡、陈皮、茯苓、丹参、白芍、山药、郁金等。

【中西医结合思考】

急性病毒性肝炎的基本病理机制为湿热壅结,肝脾失和。临床辨证关键在于辨别证候的性质与邪正盛衰,治疗以清热利湿,解毒通腑为主,并应考虑肝气疏泄条达状况。因此,清热利湿,疏肝理气是本病的基本治法。迁延、慢性期病理机制转变为气滞血瘀,治疗应以疏肝理气、活血化瘀为主。对于一些重症患者,要积极采取相应措施,如抗感染,预防出血,输注白蛋白等。患病后食欲减退,调节饮食是主要的辅助疗法。饮食应富于营养而易于消化,禁食辛热、油腻、生冷、坚硬之品。病后机体功能紊乱,往往容易疲劳,故在急性期或慢性活动期应注意卧床休息。急性期后,根据患者体力情况,适当参加体育锻炼。

第七节　肝　硬　化

肝硬化是一种常见的慢性、进行性、弥漫性肝病,由一种或几种病因长期反复作用引起。组织病理学可见广泛的肝细胞变性坏死、肝细胞结节性再生、结缔组织增生及纤维化,导致正常肝小叶结构破坏或假小叶形成,肝逐渐变形、变硬而发展为肝硬化。临床上有多系统受累,以肝功能损害和门静脉高压为主要表现;晚期常出现消化道出血、肝性脑病、继发性感染等严重并发症。本证属于祖国医学"痞块"、"臌胀"、"积聚"范畴。

【病因病机】

情志抑郁　因情志不畅,肝气郁结,气机不利,致血液运行不畅,肝之脉络为瘀血所阻滞。加之肝郁犯脾,脾运失司,水湿潴留与瘀血蕴结日久不化,痞塞中焦,便成臌胀。

饮食所伤　嗜酒过度,饮食不节,脾胃受伤,运化失职,波及肝肾,气滞不畅,血行受阻,开阖不利,致使气、血、水互结,遂成臌胀。

久病及肝,脾肾具虚　由湿热、寒湿所致黄疸等疾病,因病久失治,肝脾气血运行不畅,气血凝滞于肝;肾与膀胱气化失司,而成水湿停聚。气郁、痰血、水湿凝聚,而成鼓胀。

【诊断要点】

肝硬化代偿期症状轻微,缺乏特异性。一般症状为乏力、食欲减退、腹胀、恶心、轻微腹泻等。失代偿期主要有肝功能减退和门静脉高压症两类临床表现,除食欲减退、食后上腹饱胀不适、恶心或呕吐等症状加重外,还可有出血倾向、贫血、肝掌、蜘蛛痣、肝脾大、腹水等。结合病史、肝功能测定和肝活检可明确诊断。

【辨证论治】

1. 湿热蕴脾

主要证候　腹大坚满,脘腹撑急,烦热口苦,渴不欲饮,或有面目肌肤发黄,小便短黄,大便秘结或溏滞不爽,舌红,苔黄腻或灰黑,脉弦滑数。

治疗方法　清热利湿,攻下逐水。

代表方药　中满分消丸合茵陈蒿汤加减:黄连、黄芩、知母、厚朴、枳壳、半夏、陈皮、茯苓、猪苓、泽泻、茵陈、栀子、大黄等。

2. 肝脾血瘀

主要证候　腹大坚满,按之不陷而硬,青筋怒张,胁腹刺痛拒按,面色晦暗,可见蜘蛛痣、肝掌,或见鼻衄、齿衄等,舌质紫暗、苔薄,脉弦涩。

治疗方法　活血化瘀,行气利水。

代表方药　调营饮加减:当归、川芎、赤芍、莪术、延胡索、大黄、瞿麦、槟榔、葶苈子、桑白皮等。

3. 肝肾阴虚

主要证候　腹大胀满,甚则腹部青筋暴露,形体消瘦,面色晦暗,小便短少,口燥唇干,心烦少寐,或有鼻衄齿衄,舌红绛少津,脉弦细数。

治疗方法　滋养肝肾,凉血化瘀。

代表方药　一贯煎合膈下逐瘀汤加减:枸杞、生地黄、当归、麦冬、赤芍、桃仁、红花、川芎、五灵脂、丹皮、乌药、延胡索、香附等。

【中西医结合思考】

肝硬化属疑难重症。一般气滞湿阻为腹水形成的早期,湿热互结、寒湿困脾为水邪壅盛的实证,脾肾阳虚、肝肾阴虚为臌胀的重症。在治疗中要注意"至虚有盛候,大实有羸状"的特点,合理使用祛邪与扶正的方法,使其祛邪不伤正,扶正不碍邪。

肝硬化出现腹水、低蛋白血症、出血性感染或肝性脑病时,要积极采取措施,包括限制水钠的摄入,应用利尿剂,输入少量新鲜血浆、白蛋白或新鲜血,给予止血药或内镜下止血措施。积极应用抗生素并消除诱发肝性脑病的各种因素。中药在抗肝纤维化等方面有一定优势,应用中药桃仁、虫草菌丝、丹参及松黄等组成的扶正化瘀方治疗肝炎后肝硬化具有良好的效果,无论对控制病情的发展,还是在预防并发症等方面,都有其重要的意义。最新的研究发现桃仁提取物、丹参有效成分丹酚酸乙等,对星形细胞和细胞外基质的生成有一定的抑制作用。

第八节 慢 性 胃 炎

慢性胃炎由胃黏膜上皮受损害而引起,以胃壁的慢性炎症为特征,可见浆细胞和淋巴细胞的浸润及少量中性粒细胞和嗜酸性细胞。疾病进展可使胃腺细胞发生肠化生、假性幽门腺化生等形态上的改变,中度以上不典型增生被认为可能是癌前病变。本病属于祖国医学"胃痛"、"痞满"等范畴。

【病因病机】

饮食不节 暴饮、暴食,饮食不规律,脾胃受损,或过食生冷,寒积胃脘,或过食辛辣刺激、肥甘滋腻之品,湿热中阻,或饥饱失常,脾失健运,以致脾胃气机不和,而造成胃痛。

肝气犯胃 肝失疏泄,气机阻滞,横逆犯胃,胃失和降,气机不畅而发痞满、胃痛。肝郁化火生热,邪热犯胃,肝胃郁热伤络而痛;气机阻滞,日久导致血行不畅瘀血内停,或久病入络,胃络受阻,亦可导致胃痛的发生。

脾胃虚弱 素体不足,或劳倦过度、饮食所伤、久病致脾胃受损,脾胃虚弱,气机不利,胃失所养而见痞满、疼痛。

【诊断要点】

大多数病人有饭后饱胀、嗳气、纳差、上腹部不适,或有烧灼感。少数病人伴有消瘦、乏力、贫血等证。胃镜及胃黏膜活组织检查等可帮助确诊。

【辨证论治】

1. 肝郁气滞

主要证候 脘腹疼痛拒按,胸胁胀闷,情志抑郁,喜长叹息,大便不畅,得失气及便后稍舒,遇烦恼、郁怒则发或加重,苔薄白,脉弦。

治疗方法 疏肝解郁,理气止痛。

代表方药 柴胡疏肝散加减:柴胡、白芍、川楝子、香附、紫苏、青皮、枳壳、郁金、广木香等。

2. 脾胃湿热

主要证候 脘腹不舒,痞塞满闷,不思饮食,嘈杂灼热,或泛酸泛恶,口干口苦,渴不欲饮,小便色黄,大便不畅,舌苔黄腻,脉滑数。

治疗方法 清热和胃。

代表方药 清中汤加减:黄连、栀子、苍术、半夏、厚朴、蒲公英、全瓜蒌、神曲、山楂等。

3. 脾胃虚寒

主要证候 胃脘隐痛,得温则减,遇寒尤甚,手足不温,形寒怕冷,面色少华,头晕乏力,大便稀溏,苔薄白,舌淡胖,脉细。

治疗方法 温中散寒,益气健脾。

代表方药 附子理中汤加减:附子、肉桂、干姜、党参、白术、怀山药、茯苓、陈皮、木香等。

4. 脾虚阴亏

主要证候 脘腹隐隐灼痛,似饥而不欲食,口燥咽干,五心烦热,消瘦乏力,口渴思欲,大便干结,舌红少津,脉细数。

治疗方法 益气健脾,酸甘化阴。

代表方药 益胃汤加减:南沙参、太子参、麦冬、玉竹、川石斛、白芍、生山楂、乌梅、佛手、炙甘草等。

【中西医结合思考】

慢性胃炎属于中医脾胃病范畴,而中医对脾胃病的治疗很有特色。以往认为慢性胃炎、胃黏膜腺体萎缩、重度肠化生和异型增生是不可逆转的,但目前中医药治疗实践已证明可以在一定程度上逆转这些病变,并已摸索出了一些辨证治疗的规律。对于比较难治的胆汁反流性胃炎,中医辨证属肝胃不和,用疏肝和胃药物治疗可以调节胆汁的排泄和幽门括约肌的舒缩,改善胃肠道功能失调,获得了较好的疗效。

第九节　泌尿道感染

泌尿道感染(简称尿感)是由各种病原体入侵泌尿系统引起的疾病,根据感染部位可分为上尿路感染(肾盂肾炎、输尿管炎)和下尿路感染(膀胱炎、尿道炎)。泌尿道感染是常见的感染性疾病,可发生于所有人群,以女性多见,尤其是育龄期妇女。泌尿道感染以尿频、尿急、尿痛、血尿和腰痛为主要特征,临床上分为急性和慢性两期,急性期易获根治,慢性期则反复发作,迁延难愈。本病相当于祖国医学"淋证"、"腰痛"等范畴。

【病因病机】

膀胱湿热 多食辛热肥甘之品,或嗜酒太过,酿成湿热,下注膀胱;或下阴不洁,秽浊之邪侵入膀胱,酿成湿热,发展为淋证。若湿热蕴积,热盛伤络,迫血妄行,则出现肉眼血尿或镜检血尿。

脾肾亏虚 久淋不愈,湿热耗伤正气,或年老、久病体弱,以及劳累过度,房事不节,均可发生脾肾亏虚而致淋证。

【诊断要点】

急性泌尿道感染有典型的泌尿道感染症状,如尿频、尿急、尿痛、腰痛、伴发热恶寒,肾区叩击痛等,结合尿常规检查及尿细菌培养,即可确诊。

慢性泌尿道感染须结合病史和尿细菌培养等实验室检查加以确诊。

【辨证论治】

本病的病位在肾与膀胱,主要病理机制是湿热毒邪蕴结肾与膀胱,治疗的基本原则以清热利湿为主。急性发作阶段多见湿热蕴结的实热证,以祛邪为主,治宜清热解毒,利湿通淋。慢性阶段多见湿热未清,正气已伤的虚实夹杂证,宜扶正祛邪。治以清热解毒利湿,佐以滋补脾肾、益气养阴。

1. 膀胱湿热

主要证候 发热恶寒,尿频,尿急,小溲灼热刺痛,腰痛,口苦,大便秘结,舌红苔薄黄或黄腻,脉滑数。

治疗方法 清热利湿通淋。

代表方药　八正散加减：瞿麦、通草、车前子、山栀、大黄、甘草梢、滑石、淡竹叶、川楝子等。

2. 脾肾两虚

主要证候　久淋不愈，遇劳则小便频数，淋沥不已，面浮足肿，腰酸膝软，神疲乏力，舌淡、苔薄白，脉细沉弱。

治疗方法　健脾益肾利湿。

代表方药　无比山药丸加减。常用山药、山茱萸、怀牛膝、杜仲、熟地、肉苁蓉、茯苓、泽泻、巴戟天、五味子等。

【中西医结合思考】

慢性泌尿道感染治疗较为棘手，因其患病日久，正气虚衰，须扶正与祛邪相结合。对更年期妇女，应考虑生理因素，可给予小剂量雌激素配合治疗。由于长期应用抗生素，应注意其对抗生素的耐药性及二重感染的可能性，可以在应用抗生素的同时，给予中药益气补肾治疗，以增加抗生素的疗效，减轻抗生素不良反应。待疾病控制、病情稳定时，可以单用中药清热解毒、益气补肾治疗。在应用中药治疗时，攻下不宜太过，以防苦寒伤脾；滋补不宜太腻，以防病邪留驻。

第十节　原发性肾小球肾炎

原发性肾小球肾炎是指多种病因引起的双侧肾脏弥漫性或局灶性肾小球病变，以肾炎（蛋白尿、血尿、高血压和水肿）及（或）肾病（大量蛋白尿、低蛋白血症、明显水肿和高脂血症），或以无症状性蛋白尿、血尿等为主要表现，可伴或不伴有肾功能障碍。临床上分急性肾小球肾炎和慢性肾小球肾炎。急性肾小球肾炎在小儿和青少年中发病较多见，慢性肾小球肾炎多见于青、中年。

急性肾小球肾炎属祖国医学"风水"、"肾风"、"皮水"范畴，慢性肾小球肾炎属于"水肿"、"虚劳"等范畴。

【病因病机】

急性肾小球肾炎常由外感风寒、风热、湿毒引起。肺主皮毛，风邪外袭，肺失宣降、不能通调水道、下输膀胱，可见小便不利、水肿；风水相搏，流溢肌肤，发为水肿；风邪夹热则咽喉肿痛；湿毒浸淫，湿阻膀胱郁而化火，灼伤肾络，则尿血。

慢性肾小球肾炎的发生，或由于外邪久留，脏腑功能受损，或是脏腑功能失调，复感外邪，或因劳倦房事，耗劳脾肾。慢性肾小球肾炎的水肿，主要是与肺、脾、肾三脏及三焦对水液调控的失常有关。风邪外袭，肺失宣肃，脾虚不能运化水湿，肾虚不能化气，均可导致水肿发生。脾肾虚损，封藏失司，固摄无权，还能引起蛋白质等精微物质的流失。

【诊断要点】

急性肾炎：本病在链球菌感染后1～3周中发生蛋白尿、血尿、尿少、水肿、高血压等。临床表现不典型可多次查验尿常规，必要时肾穿刺诊断。

慢性肾炎：起病方式不一，有的初起并无症状，因在体检时发现蛋白尿、血尿或血压升高而确诊；有的因出现无力、水肿、血尿等症状，做进一步检查时发现；亦有些人起病较急，水肿日趋加重，并出现大量蛋白尿；极少数人可一直无症状，直至出现恶心、无力、出血等症状，检查证实已有尿毒症。

本病须与原发性高血压继发肾损害、红斑狼疮性肾炎、过敏性紫癜肾炎等继发性肾脏病变相鉴别。

【辨证论治】

1. 急性肾小球肾炎

（1）风水相搏

主要证候　初起颜面水肿，继则延及全身，以头面为甚，尿少，血尿，伴有发热恶寒，咽喉肿痛、肢节酸重、咳嗽、舌苔黄或薄黄，脉浮紧或浮数。

治疗方法　利水渗湿，疏风祛邪。

代表方药　偏于风寒用麻黄汤合五皮饮加减，常用麻黄、桂枝、杏仁、桑白皮、陈皮、大腹皮、泽泻、牛膝等；偏于风热用越婢汤合五皮饮加减，常用麻黄、石膏、杏仁、桑白皮、大腹皮、陈皮、茜草、白茅根等。

（2）湿热蕴结

主要证候　尿血鲜红或如酱油色，心烦，口苦、口渴，大便干结，水肿较轻，舌质偏红，苔薄黄或薄黄腻，脉滑数。

治疗方法　清热利湿，凉血止血。

代表方药　小蓟饮子加减：生地、小蓟、滑石、通草、淡竹叶、山栀、藕节、生甘草、当归等。

2. 慢性肾小球肾炎

（1）脾虚水溢

主要证候　面部萎黄或全身水肿，神疲肢倦，纳少便溏，脘腹胀满，小便短少，舌淡，苔薄白，脉濡缓。

治疗方法　健脾利水。

代表方药　防己黄芪汤加减：汉防己、生黄芪、白术、茯苓、猪苓、泽泻、桂枝、大枣等。

（2）脾肾阳虚

主要证候　全身高度水肿，甚至胸腹水并见。面色㿠白，倦怠肢软，形寒肢冷，尿少而咳逆上气不得平卧，舌胖大而润，苔白滑或腻，脉沉迟无力。

治疗方法　温肾健脾，通阳利水。

代表方药　实脾饮合真武汤加减：附子、干姜、草果、白术、茯苓、木香、厚朴、白芍、甘草等。

（3）肝肾阴虚

主要证候　面红烦躁、眩晕头痛、耳鸣腰酸、两目干涩或昏花、口干咽燥、心烦失眠、大便偏干，轻微水肿，舌质偏红，少津，苔薄黄，脉弦细数或滑数。

治疗方法　滋养肝肾。

代表方药　杞菊地黄汤加减：枸杞、菊花、山萸肉、山药、丹皮、山栀、泽泻、甘草等。

【中西医结合思考】

慢性肾小球肾炎在临床上治疗较为棘手，通过肾穿刺病理检查与中医辨证的相关研究，认为治疗慢性肾炎要注意以下几点：①不同病理类型的肾炎临床表现各异，中医辨证有所不同；②临床应根据不同病理类型，结合中医辨证选择不同治疗方案，如微小病变型对激素及免疫抑制剂疗效较好，但容易复发，长期使用又有明显不良反应，若同时配合中医药治疗，可以增强疗效,减少复发;③中医辨证分型治疗时,应将治本与治标结合起来,方能提高疗效。

第十一节 慢性肾衰竭

慢性肾衰竭是指各种慢性肾脏疾病或全身性疾病累及肾脏,使肾脏受损,而致体内代谢产物潴留、水电解质及酸碱平衡紊乱、多系统受累的综合征。慢性肾衰竭治疗困难,是内科疾病常见死亡原因之一。

慢性肾衰竭的临床表现,类似祖国医学的"关格"、"肾劳"、"癃闭"等。

【病因病机】

肾病迁延日久,脏腑功能虚损,若久病失治,或饮食、情志不当,或感受外邪等均可引起肾衰竭。其发病与脾肾功能虚衰关系最密切。

脾肾衰败,水液气化不利,健运失司,久则蕴成湿浊、溺毒。浊邪侵犯五脏,或湿浊中困脾胃,或痰浊壅肺,痰蒙心神,下注伤肾,阻遏阳气,引起正气愈伤、邪气愈甚,肝肾耗竭,阴阳离绝之危重证候。

【诊断要点】

根据病史、症状、体征与尿常规、肾功能检查等即可确诊,少数病例既往无明显肾脏病史易误诊。

本病须与急性肾衰竭相鉴别。急性肾衰竭病史较短,无明显贫血,肾脏大小正常或稍大。患者常出现食欲不振、恶心、呕吐、消瘦等,易被怀疑为消化道肿瘤(胃癌、肝癌等),可做肾功能及消化系统检查以鉴别确诊。

【辨证论治】

慢性肾衰竭属于正虚邪实证,早期多表现为虚证,后期则是虚实夹杂。在治疗中,常用健脾益肾、祛浊活络、通补兼施之法。

1. 脾肾阳虚

主要证候　少气乏力,形寒肢冷,面色㿠白或晦滞,纳少腹满,颜面或脚跗水肿,腰膝酸冷,大便稀溏,小便清长,舌质淡,体胖有齿印,脉沉迟。

治疗方法　温补脾肾。

代表方药　实脾饮加减:炮附子、干姜、白术、茯苓、桂枝、车前子、陈皮、大枣等。

若脾阳虚弱,脾虚生湿而见水肿者,可选用黄芪建中汤合五苓散加减,若肾阳虚而兼水肿可选用济生肾气丸,真武汤。

2. 湿热中阻

主要证候　恶心呕吐,纳呆腹胀,失眠心烦,口苦口干,大便干结,舌质红边有齿印,苔黄厚腻或干燥,脉弦数滑。

治疗方法　清热化湿,和胃止呕。

代表方药　温胆汤加减:黄连、姜半夏、陈皮、茯苓、砂仁、甘草、枳实、竹茹等。

若大便秘结,加生大黄通腑泄浊,若痰蒙心窍,神昏谵语,烦躁不安,喉中痰鸣、大便不爽,舌红苔黄厚或少津,脉弦滑者,可用菖蒲郁金汤加白附子、僵蚕以清热利湿、豁痰开窍。

3. 气滞血瘀

主要证候　水肿,常见有胸腹水,面色晦暗,唇色发紫,腰酸膝痛,舌紫暗有瘀斑,脉沉涩。

治疗方法　理气活血化瘀。

代表方药　血府逐瘀汤加减:当归、川芎、桃仁、红花、牛膝、郁金、赤芍、黄芪、陈皮等。

【中西医结合思考】

慢性肾衰竭属危重病,阻止其肾功能的进行性损害,延缓其进入终末期,是治疗本病的关键。低蛋白饮食及血管紧张素-Ⅱ转化酶抑制剂(ACEI)的应用能降低肾小球的高滤过、高渗透,延缓肾衰竭的发展,但不能降低血清肌酐和尿素氮水平。对晚期伴有严重高血压和严重贫血,酸碱平衡失调、水电解质紊乱者宜采用中西医结合治疗。

在中医辨证施治时,应掌握脾肾衰败为主要病机,标本兼顾,扶正祛邪。如标实严重,则"急治其标",但不可一味攻伐耗伤正气;针对本虚治疗,亦不可温补太过,以避免耗气伤阴。

第十二节　再生障碍性贫血

再生障碍性贫血(简称再障)是由多种原因引起的骨髓造血干细胞、造血微环境损伤或免疫功能改变,导致骨髓造血功能衰竭的疾病。病理变化主要为红髓的脂肪化。临床主要表现为进行性贫血、出血、反复感染及全血细胞减少。再障归于祖国医学"虚劳"、"虚损"、"血虚"范畴。

【病因病机】

某些化学物品或药物,如苯、细胞毒类药物、某些解热镇痛药,可继发引起再障;此外,电离辐射、生物因子也可能是发生再障的原因。中医认为六淫、七情、房劳、饮食不节、邪毒等伤及脏腑气血失调都可引起类似再障的虚劳症状,本病的发生与心、肾、脾有关,而与脾肾关系最为密切。

肾为先天之本,藏精主骨生髓,为血液生化之本。精充则血旺,肾精不足则骨髓不旺,阴血不得滋生。肾精虚损,则五脏均虚,出现贫血、出血等病证。

脾为后天之本,《灵枢·决气篇》:"中焦取汁,变化为赤,是谓血",故脾为血液生化之源,脾健则血充。如因饮食失调,劳倦内伤等因素使脾气虚损,血液就难以化生,加之肾虚不能温煦脾土,致使气血大亏,出现贫血、出血等病证。

【诊断要点】

再障典型的临床表现为进行性贫血伴有出血和发热、感染,实验室检查全血细胞减少,而脾不大。骨髓检查见增生低下或重度低下,粒、红两系细胞增生减低,淋巴细胞比例增高,巨核细胞少见或缺如,非造血细胞多见。

【辨证论治】

患者在病程的不同阶段可出现气血两虚、气阴两虚;贫血严重者则多为脾肾阳虚,至晚期则多表现为阴阳两虚。合并急性感染则往往有高热、出血等血热妄行证候。

1. 气阴两虚

主要证候　起病缓慢,面色不华或萎黄,心悸气短,眩晕,乏力,可伴低热、手足心热,口渴思饮,舌淡苔薄,脉细。

治疗方法　益气养阴。

代表方药　当归补血汤合六味地黄汤加减：黄芪、当归、党参、熟地、丹皮、山萸肉、茯苓、山药、炙甘草、女贞子、旱莲草、首乌等。

2. 脾肾阳虚

主要证候　心悸、气短、乏力，面色苍白无华，畏寒喜暖，手足冷，腰酸，夜尿频，便溏，颜面浮肿，舌淡胖嫩，苔薄白，脉细无力。

治疗方法　温补脾肾。

代表方药　四君子汤合右归丸加减：菟丝子、补骨脂、肉苁蓉、巴戟天、仙茅、仙灵脾、党参、白术、茯苓、甘草、熟地、山萸肉等。

3. 阴阳两虚

主要证候　面色苍白，心悸气短、身倦乏力，腰膝酸软，舌质淡，脉沉细无力。

治疗方法　阴阳双补。

代表方药　右归丸加减：熟地、山萸肉、茯苓、山药、枸杞子、炙甘草、首乌、女贞子、仙茅、仙灵脾等。

在上述各证型的治疗中，可酌情随证加药：贫血重者选加阿胶、鹿角胶、龟板胶、紫河车等；出血者选加紫草、生地榆、茜草、白茅根、藕节、仙鹤草、水牛角等；白细胞计数过低选加鸡血藤、补骨脂、紫河车、人参、虎杖等；血小板计数过低选用人参、太子参、土大黄、紫河车等；易感冒者选加炙黄芪、防风、白术、板蓝根。

【中西医结合思考】

再障是一种难治性疾病，中西医结合治疗可以提高疗效、缩短疗程。对于轻型及不宜用激素治疗的女性病人，可先以中医药治疗，如疗效不明显再加西药。对重型和急性型再障，必须中西药并用。中药治疗短期内不易使血象上升，故贫血严重者应配合输血，感染和出血者也应选用相应的西药处理。

第十三节　特发性血小板减少性紫癜

特发性血小板减少性紫癜是以各种出血表现为主要临床症状，以外周血小板计数减少，骨髓巨核细胞数正常或增多但伴有发育和成熟障碍为主要特征的出血性疾病。本病的原因尚不清楚，目前已知患者体内存在血小板抗体致使血小板寿命缩短，数量减少。患者可有皮肤、黏膜或内脏出血的临床表现，病情往往反复发作，迁延数年，每当感染后症状会加剧，甚至可并发颅内出血而危及生命。

特发性血小板减少性紫癜可分为急性和慢性，前者多见于儿童，后者好发于中青年女性，男女之比为1∶3，临床以慢性为多见。本病归于祖国医学"血证"范畴。

【病因病机】

中医认为特发性血小板减少性紫癜的主要致病因素为气、火、瘀，其发生与肝、脾、肾三脏关系密切。

外感邪热　邪热毒盛，内伏营血；或在阳明胃热炽盛的基础上复感外邪，以至化火动血，灼伤脉络，邪热迫血妄行，可见紫癜色鲜红而密集。

瘀血内阻　出血后离经之血使脉络瘀阻，血行障碍，血不归经，而使出血加重或反复。

　　脾肾阳虚　脾为后天之本,气血生化之源,脾阳虚衰,生化乏源;脾气不足,统血乏力,以至血不循经,溢于脉外。肾阳不足,可致脾阳进一步受损而加重病情。

　　肝肾阴虚　肝藏血,血养肝;肾藏精,精血互生。肝肾阴虚,可生内热,虚火内动,扰乱营血,血随火动,离经妄行,而致出血。

　　【诊断要点】

　　患者有各种出血表现,外周血小板计数减少,脾脏不增大或轻度增大。实验室检查显示骨髓巨核细胞正常或增多同时伴有成熟障碍,血小板抗体增高或寿命缩短。实验室检查有助于与过敏性紫癜及一些继发性血小板减少性紫癜相鉴别。

　　【辨证论治】

　　1. 血热妄行

　　主要证候　患者往往起病急骤,肌肤斑色鲜红或紫暗甚至发黑,发热,烦渴,溺赤便秘,可伴关节腰腹疼痛,脉滑数或弦数。

　　治疗方法　清热凉血。

　　代表方药　犀角地黄汤加减:水牛角、生地、芍药、丹皮、玄参、麦冬、黄连、连翘、竹叶心等。方中用水牛角代替犀角。

　　2. 阴虚血热

　　主要证候　起病比较缓慢,时发时愈,肌肤斑色鲜红或紫暗,五心烦热,口干,潮热盗汗,头晕目眩,便秘,舌干红,少苔或无苔,脉细数。

　　治疗方法　养阴清热。

　　代表方药　知柏地黄丸加减:知母、黄柏、生地、山萸肉、茯苓、泽泻、山药、丹皮、仙鹤草、侧柏叶等。

　　3. 脾气虚弱

　　主要证候　病程较长,时发时愈,肌肤斑色淡红,神疲乏力,气短,面色苍白或萎黄,头晕,自汗,食少,便溏,舌淡,苔薄白,脉细弱。

　　治疗方法　健脾益气。

　　代表方药　归脾汤加减:黄芪、白术、党参、当归、木香、龙眼肉、茯苓、枣仁、炙甘草、生地、白芍、龟板胶、鹿角胶等。

　　4. 瘀血内阻

　　主要证候　肌肤瘀斑色紫黑,面色晦暗或唇指色青紫,心悸、失眠,胸或腹部疼痛,舌色紫暗或有紫斑,脉涩。

　　治疗方法　活血化瘀。

　　代表方药　桃红四物汤加减:桃仁、红花、生地、当归、赤芍、桂枝、鳖甲、丹参、大黄、丹皮等。

　　患者饮食起居应注意忌食辛辣、海腥食品,保持情志舒畅;要避免病毒感染,因为急性特发性血小板减少性紫癜的发生与病毒感染密切相关。

　　【中西医结合思考】

　　对急性和危重患者,要提倡中西医结合治疗。血小板低于 $10 \times 10^9/L$ 是内脏出血或颅内出血的先兆,应立即输入浓缩血小板悬液,补充丙种球蛋白,采用血浆置换降低抗体滴度,用激素冲击治疗;但有消化道出血者禁用激素,可用中药三七粉、大黄粉等口服止血。慢性型特发性血小板减少性紫癜一般病程较长,虽难以自行缓解,但危及生命者少,适宜于用中医药调理。

第十四节 糖 尿 病

糖尿病是一种临床上常见的内分泌代谢性疾病,以高血糖为基本特征。各种原因造成的胰岛素绝对或相对不足以及不同程度的胰岛素抵抗,引起体内糖、蛋白质、脂肪及继发的水、电解质代谢紊乱。其病程冗长,病变累及脑、心血管、肾、神经、视网膜、皮肤等,严重时可以发生酮症酸中毒、非酮症高渗性昏迷、脑血管病、心肌梗死、慢性肾功能不全等。本病属于祖国医学"消渴"范畴。

【病因病机】

饮食不节,热伤肺胃 长期过食肥甘,酗酒厚味,嗜食辛燥刺激食物,损伤脾胃,脾胃运化失司,积于胃中酿成内热,郁久化火,上蒸于肺,肺热津伤,故见烦渴引饮。

脾胃虚弱,清浊不分 饮食劳倦,伤及脾胃,以致脾胃虚弱,既不能消谷,又不能运化,出现神疲、纳差、便溏,饮食中水谷精微直趋于下,随小便而出,故尿甘而浊;全身肌肉失于水谷精微之濡养,日渐消瘦,脾胃气虚,不能为胃行津液,则口渴多饮。

劳欲过度,肾元虚衰 先天禀赋不足,烦劳耗伤肾阴,阴虚火旺,上蒸肺胃之阴,而发为消渴。

【诊断要点】

本病在临床上早期无症状,随病情进展可出现多尿、多饮、多食和消瘦,患者易发生感染,并可并发动脉粥样硬化、肾和视网膜微血管病变及神经病变等。

糖尿病的诊断主要通过检查血糖和糖耐量试验,详细诊断标准可以参考 WHO 糖尿病诊断标准,或美国糖尿病协会(ADA)糖尿病诊断标准。如空腹血糖≥7.0 mmol/L,或随机血糖≥11.1 mmol/L,即可确诊。

【辨证论治】

1. 肺热津伤

主要证候 烦渴引饮,口干舌燥,小便频数量多,尿色混黄,身体渐瘦,舌红苔薄黄,脉洪数

治疗方法 清热润肺,生津止渴。

代表方药 消渴方加减:生地、天冬、沙参、花粉、五味子、知母、茅根、地骨皮、葛根等。

2. 胃热炽盛

主要证候 多食易饥,口渴引饮,大便燥结,日渐消瘦,舌红少津,苔黄燥,脉实有力。

治疗方法 清胃泻火,养阴增液。

代表方药 玉女煎加减:生地、麦冬、石膏、知母、石斛、沙参、栀子等。

3. 脾胃气虚

主要证候 口渴引饮,能食与便溏并见,或饮食减少,精神不振,四肢乏力,舌淡、苔白而干,脉细弱。

治疗方法 健脾益气,生津止渴。

代表方药 七味白术散加减:党参、白术、茯苓、甘草、葛根、木香、藿香等。

4. 肾阴亏损

主要证候　尿频量多,混浊如膏脂,腰膝酸软无力,头昏耳鸣,多梦遗精,皮肤干燥,全身瘙痒,舌红少苔,脉细数。

治疗方法　滋阴补肾,润燥止渴。

代表方药　六味地黄丸加减:生地、山药、山萸肉、茯苓、丹皮、泽泻、杞子、女贞子等。

【中西医结合思考】

现代药理学发现许多中药有降血糖作用,如生地、山药、黄芪等,但中药的降糖作用与西药比较,从下降程度和起效时间来说,远没有西药明显。根据现代研究资料,中药对糖尿病治疗的优势,一是体现在中药的降糖作用是多环节、多靶点的,如刺激胰岛 β 细胞释放胰岛素,增加胰岛素受体、数目或提高其亲和力,提高组织对胰岛素的敏感性,改善胰岛素抵抗;二是中医药对糖尿病的并发症,包括周围神经病变、肾脏病变、血管病变、眼底及晶状体的病变都有疗效。因此在糖尿病的治疗中,要充分认识中西药物各自的优势,将两者有机结合,提供优化的治疗模式。

第十五节　类风湿关节炎

类风湿关节炎是一种以多关节炎为主要表现的全身自身免疫性疾病。其特征性的症状为对称性、多个周围性关节的慢性炎症病变,临床表现为受累关节疼痛、肿胀、功能下降,病变呈持续、反复发作的过程。严重者可侵犯浆膜、心、肺、动脉、神经、眼等。本病属于祖国医学"历节病、痹证"的范畴。

【病因病机】

痹证的发生与体质、气候、生活环境及饮食等密切相关,其病机为邪气痹阻经脉,即风、寒、湿、热、痰、瘀等邪气滞留于肢体、筋脉、关节、肌肉,气血痹阻不通,不通则痛。

【诊断要点】

本病常受寒冷、湿、感染、精神创伤、心理刺激等因素影响。目前临床上诊断类风湿关节炎主要依据 1987 年美国风湿病学会推荐的诊断标准。

【辨证论治】

1. **风寒湿痹**　倦怠乏力,食欲不振,四肢麻木或酸痛,手足小关节对称性肿痛、僵硬,得热痛减,舌红苔薄白,脉浮。

治疗方法　祛风通络,散寒除湿。

代表方药　桂枝芍药知母汤加减:桂枝、白芍、知母、防风、苍术、桑枝、黄柏、葛根、附子、甘草、羌活、萆薢、鸡血藤等。

2. **痰瘀痹阻**

主要证候　肌肉关节刺痛,固定不移,或关节肌肤紫暗、肿胀,甚则强直畸形,屈伸不利,有硬结、瘀斑,舌紫暗,苔白腻,脉细涩。

治疗方法　化痰祛瘀,蠲痹通络。

代表方药　桃红饮加减:桃仁、红花、当归、川芎、威灵仙、半夏、胆星等。

3. **肝肾两虚**

主要证候　痹证日久不愈,肢体关节疼痛,梭形改变,屈伸不利,关节肿大、僵硬、变形,甚至肌肉萎缩,筋脉拘急,伴腰膝酸软,骨蒸潮热,自汗或盗汗,舌质红,脉沉细数。

治疗方法　培补肝肾,活血通络。

代表方药　独活寄生汤加减:独活、桑寄生、防风、秦艽、桂枝、细辛、牛膝、杜仲、人参、茯苓、甘草、当归、川芎、生地、白芍等。

【中西医结合思考】

由于本病的病因不明,至今仍无特效治疗方法,主要采取综合治疗,以控制炎症,缓解症状,保护关节功能,减少关节畸形,降低致残率。在治疗上,各类西药镇痛作用较明显,但不良反应也较大,病人往往不能长期服用。因此,同时合并或相间应用中医药是治疗类风湿关节炎的常用方法。中药治疗的原则是,稳定期从补益肝肾着手,发作期注意祛除外邪,同时注意辨明寒热阴阳。本病易于反复发作,不易根除,部分甚至产生严重后遗症。所以应重视防护,发作时积极治疗。本病须注意情志调节,饮食宜忌,劳逸结合。应参加适当的体育锻炼,维护人体正气,活动肢体筋骨。应注意保暖,预防感冒,使外邪难入,对关节僵硬、活动受限者,应适当控制其活动。

第十六节　缺血性中风

缺血性中风又称脑梗死,是指因脑动脉血栓形成、栓子、炎症、损伤等导致局部脑组织急性缺血而坏死。常见的病因是动脉粥样硬化、高血压病、心脏病、血液病等。

【病因病机】

肝肾阴亏,肝阳偏亢　年老久病,或病后体虚,以致精血不足,肝肾阴虚,复因烦劳过度,饮酒饱食,致阴亏于下,阳亢于上,气血上冲,发为中风。

脾失健运,痰浊内生　过食肥甘厚味,致使脾胃受伤,脾失运化,痰浊内生,郁久化热,痰热互结,壅滞经脉,上蒙清窍;或肝郁化火,灼津成痰,痰郁互结,携风阳之邪,窜扰经脉,发为本病。

五志过极,心火暴盛　多因喜怒思悲恐之五志过极,化火上冲,心神昏冒而发本病。

本病常见的诱因为:气候骤变,烦劳过度,情志相激,跌仆努力等。

【诊断要点】

本病的要点为:①曾有短暂性脑缺血发作(TIA)或脑卒中病史;②有高血压、吸烟、肥胖、糖尿病、心房颤动、心肌梗死等危险因素;③相当一部分患者在安静状态时发病;④突然或急性起病的脑局灶功能丧失,意识大多清晰;⑤病情持续进展超过 24 小时者少见,起病3～4 天后病情恶化者多见脑出血,也可能为栓子的复发。颅脑 CT、MRI 等检查,有助于诊断。

【辨证论治】

1. **痰热闭窍**

主要证候　起病骤急,人事不省,牙关紧闭,肢体强痉拘急,躁扰不宁,舌质红绛,舌苔黄腻或干腻,脉弦滑数。

治疗方法　清热化痰,醒脑开窍。

代表方药　安宫牛黄丸加减:羚羊角、珍珠母、竹茹、天竺、石菖蒲、远志、夏枯草、牡丹皮等。

2. 风中脑络

主要证候　半身不遂,口舌歪斜,舌强言謇或不语,偏身麻木,头晕目眩,舌质暗淡,舌苔薄白或白腻,脉弦滑。

治疗方法　祛风通络。

代表方药　小续命汤加减:麻黄、桂枝、羌活、独活、防风、防己等。

3. 气虚血瘀

主要证候　半身不遂,口舌歪斜,舌强言謇或不语,面色苍白,气短乏力,口角流涎,手足肿胀,舌质暗淡,舌苔薄白或白腻,脉沉细、细缓或细弦。

治疗方法　益气活血。

代表方药　补阳还五汤加减:黄芪、当归、地龙、桃仁、红花、赤芍等。

4. 阴虚风动

主要证候　半身不遂,口舌歪斜,偏身麻木,舌强言謇或不语,烦躁失眠,眩晕耳鸣,手足心热,舌质红绛或暗红,少苔或无苔,脉细弦或细弦数。

治疗方法　潜阳熄风。

代表方药　镇肝熄风汤加减:龙骨、牡蛎、代赭石、龟板、白芍、玄参、牛膝、钩藤、菊花、黄芩、山栀、石决明、夏枯草等。

【中西医结合思考】

中西医对缺血性中风的治疗各有特点,如西药在急性期的溶栓治疗,对大面积脑梗死病人,在急性期应用脱水剂消除脑水肿,能较好地减轻脑组织损伤。对一般脑梗死病人可用西药抗血小板凝聚、钙拮抗剂、血管扩张剂等,同时配合中医辨证分型用药。进入恢复期后,可在中医辨证施治基础上,配合针灸、推拿等治疗,并鼓励病人进行积极的功能恢复锻炼。通过中西医结合治疗,可以减少和减轻后遗症的发生,对于预防缺血性中风的复发也有积极意义。

第十七节　帕金森病

帕金森病,是指以肢体静止性震颤、动作徐缓、肌肉强直为主要临床表现的一种神经变性疾病。本病发病年龄多在 50 岁以上,男性略高。本病属祖国医学"颤振"范畴。

【病因病机】

肝肾阴亏　肝血不足,上不能荣脑,外不能灌溉四肢,筋脉失养,头脑失灵,四肢颤振,尤其老年人摄生不慎或疾病所伤,肝肾不足,筋脉失养,风阳内动,而见颤动振掉或拘急强直等证。

气血亏虚　多因劳倦过度,饮食失节或思虑内伤。心脾俱损以致气血不足,不能荣于四末,则筋脉拘急而震颤。

痰热动风　多因肺脾肾亏虚所致。盖肺虚则水津不布,通调失司,痰饮内生;脾虚则中州不运,津停液结为痰、饮、湿;肾气不足则不能制水,痰湿丛生。积痰日久化热,热极化风,痰热动风,而成本证。

【诊断要点】

一般在 50 岁以后才有症状出现,起病隐匿而缓慢,逐渐进展;以肢体、颜面、咽喉部肌肉动作减少,始动困难和肌肉强直,肢体静止性震颤为特征。

【辨证论治】

1. 风阳内动

主要证候　眩晕头胀,面红,口干舌燥,易怒,腰膝酸软,睡有鼾声,渐见肢体震颤,不能自主,舌红、苔薄黄,脉弦紧。

治疗方法　滋阴潜阳。

代表方药　滋生青阳汤加减:生地、生石决、磁石、石斛、麦冬、丹皮、白芍、白菊、天麻、桑叶等。

2. 髓海不足

主要证候　头晕目眩,耳鸣,记忆力差或善忘,肢颤头摇,溲便不利,瘛疭颠倒,重则神呆,啼笑反常,言语失序,舌质淡红体胖大、苔薄白,脉多沉弦无力或弦细而紧。

治疗方法　填精益髓。

代表方药　龟鹿二仙膏加减:鹿角、龟板、党参、枸杞子、五味子、熟地、苁蓉、牛膝、杜仲、当归等。

3. 气血亏虚

主要证候　颤振日久,病情较重,伴面色无华,神疲乏力,动作困难,自汗,头晕,目花,纳呆,便溏,苔薄白,质淡红,舌体胖,脉细。

治疗方法　益气养血。

代表方药　八珍汤加减:党参、白术、茯苓、黄芪、炙甘草、当归、白芍、川芎、熟地、天麻、钩藤、生石决、广地龙等。

【中西医结合思考】

对于本病,中医药可起到辅助治疗的作用,缓解症状,延缓病情的进展。曾有报道用头针治疗本病,使患者震颤、肌张力可有不同程度的减轻。本病若失治或调摄治疗不当,则逐年加重,预后不良。患者应避免和消除导致本病的各种因素,如保持情绪稳定,切忌忧思郁怒等不良刺激;应避免受风、受热、受潮,生活要劳逸适度;饮食清淡,进食尽可能定时、定量,勿暴饮、暴食及嗜食肥甘厚味,戒除烟酒,忌过咸伤肾之品;还要加强功能锻炼。对晚期卧床不起的病人,应勤翻身,在床上做被动运动,以防止发生关节僵直、压疮或肺炎的发生。

(王文健　蔡定芳　付晓东　陈　煜)

第十章

外 科 病

第一节 概 述

中医外科包括疮疡、皮肤病、肛肠病、骨伤等内容。由于肛肠骨伤等已独立成科,本节论述将以疮疡为重点。疮疡未溃者称为肿疡,已溃者称为溃疡。中医外科病大多见于体表,容易诊断,但其病因、病机并不完全相同,而分析患者的病因、病机对于辨证治疗有重要指导意义。

一、病因

1. 外因

外感六淫邪毒,化热化火,故外科病以"热毒"、"火毒"为最常见。一些特殊的毒邪,如蛇毒、疫疠毒、漆毒等侵犯人体,或跌打损伤、烫伤、烧伤等也可直接致病,或在此基础上感受毒邪致病。

2. 内伤

因情志内伤而忧思郁怒,可使气血、经络、脏腑功能失调,如肝郁化火、脾虚生痰,都能引起经络气血凝滞而发病。内脏虚损也可致病,如肾阴不足,虚火上炎,灼津为痰,痰火凝结,或饮食膏粱,湿从内生,化火生毒,均可出现疔毒、疬痈之患。

二、辨证

外科病的特点是既有全身症状,又有突出的局部症状。通过辨证,可以确定疮疡的阴阳属性,肿、痛、痒、脓的性质,从而指导治疗。

1. 望诊

对局部肤色的望诊是诊断外科病的一个重要方面。局部病变色红,多为热证、阳证;色白者多为寒证、阴证;青紫色多为血瘀;色黑者多为坏死。阳证肿疡突然瘪陷、色褐,是"走黄"内陷之证;阴证溃疡色紫暗,则为难愈、难敛之证。

2. 闻诊

语言高亢、宏亮、多言、躁动者,多属实证、热证;语言低微、无力、少气、懒言者,多属虚证、寒证;谵语、狂言,多是疮疡热毒内攻之证。如气粗、喘急是热毒内陷入肺;痈疽、疮疡脓气腥臭难闻,其病较深,难愈合;痈疽已溃,脓无异味,其病较浅,易于愈合。

3. 问诊

起病急骤,多为阳证、热证;起病缓慢,多为阴证、寒证。疮疡初起,恶寒发热,是火毒内发,风邪外袭所致。寒热持久不退,肿势增大,多为酿脓之象。疮疡脓溃而热仍不退,说明邪毒未去,正不胜邪。痈疽疮疡汗出热退,是邪随汗泄的消散之象;汗出而热不解,是邪盛难消的酿脓表现。对妇女的月经情况应予充分注意,因为治疗外科病证时多用活血化瘀、疏通经络之品,要考虑其对胎孕和月经的影响。

4. 切诊

在诊治外科疾病时,除了要重视脉诊的作用,还要运用触摸来了解局部病变的性质、范围、软硬及有脓、无脓等。高肿、灼热、疼痛、拒按者,多为阳证、实证;平坦、不热、不痛、喜按者,多为阴证、虚证。肿块坚硬如石,高低不平,推之不移,需作进一步检查。疮疡按之坚硬而无应指感的,为无脓;按之如鼓而应指的,为有脓。此外,对腹部的触诊、肛门的检查也应予以重视。

5. 辨阴证、阳证

对外科病诊断是否正确,首先必须辨明其属阴证还是阳证。其辨证规律是:急性发作病属阳,慢性发作病属阴。病发于皮肉属阳,发于筋骨属阴。皮肤颜色红赤属阳,紫暗或肤色不变为阴。病变部位灼热为阳,不热或微热属阴。肿胀隆起属阳,平坦下陷属阴。肿胀局限,根脚收束属阳;肿胀不局限,根脚散漫属阴。肿块软硬适度,溃后渐消的属阳;坚硬如石,或柔软如绵的属阴。溃后脓液稠厚的属阳,稀薄或纯血水属阴。新病多属阳,久病多属阴。一般而言,阳证易消、易溃、易敛,预后多良好;阴证难消、难溃、难敛,预后多不良。

三、治法

中医外科病分内治和外治两种治法。内治法除了调整机体的气血阴阳与中医内科相同外,还有其独特的透脓、托脓等法。

1. 内治法

外科病的内治法按疮疡初起、成脓期及溃散期三段而分为消、托、补三个大法。

消法 消法的目的是使疮疡在初起阶段得以消散,具体应用时应结合脏腑及八纲辨证。表邪者解表散邪,里实者通腑行滞,热毒蕴结者清热解毒,寒邪凝结者温经散寒,痰凝气滞者理气化痰,湿浊阻闭者燥湿行气,气滞不畅者理气行滞,瘀血内结者化瘀和营,凡此种种皆属消法。

托法 在疮疡成脓期用补益气血、透脓的药物扶助正气,托毒外出,以免毒邪内陷。如脓肿将成但未熟,或虽溃而排脓不畅,且正气未虚,此时可用托毒透脓的方药,促使肿疡局限或促进脓毒外泄,此即为托毒法。若正气较虚,疮形平塌,肿势散慢,化脓迟缓,或溃后脓少稀薄,局部坚硬不消,可用补托法,以助正气托毒消肿。

补法 用补养药物恢复正气,助养新生,可使疮口早日愈合。补法适用于疮疡后期,此时毒势已全去,精神衰疲,补法应根据患者脏腑气血的具体情况而选用不同的补益方药。

2. 外治法

中医的外治法,尤其是药物外治,同样需辨证论治。

（1）药物外治

熏洗法 将药物煎水或燃烧熏洗患部。一种是借助烟熏剂在不完全燃烧时产生的浓烟之药力与热力疏通腠理,畅通气血;另一种是将药物水煎、酒醋浸泡后,取其药液熏蒸洗涤患部以达到治病目的。不论肿疡、溃疡都可用。洗涤法是用药物煎汤,洗涤患部以解除毒邪。如对红肿热痛的阳性肿疡用蒲公英、地丁草、野菊花等煎汤洗,对溃后脓水淋漓或腐肉不脱者用黄柏煎水洗以去脓生新;对手足癣用苦参、蛇床子、土茯苓等煎水外用,以祛风、除湿、杀虫、止痒。

涂敷法　将药物制成糊剂、软膏、油膏、膏药、丹锭等各种剂型,涂敷于患处。如民间的鲜蒲公英、鲜地丁捣烂涂敷,或用玉枢丹、金黄膏、太乙膏、生肌玉红膏等中医外科用的成药。

掺搽法　将药物按需要配伍后研制成粉,掺于膏面或油纸上覆盖疮口,或直接搽散于疮口,或以药线形式捻入疮内。可用于肿疡、溃疡,皮肤病及肛门病等。临床有以消散为主药用于阳证的阳毒内消散、红灵丹;用于阴证的阴毒内消散、桂麝散;以提脓祛腐为主的八二丹、七三丹;以腐蚀平胬为主的白降丹、枯痔散;生肌收口为主的生肌散、八宝丹;止血的桃花散、三七粉;清热收敛的青黛散、三石散等。掺药不宜用于糜烂、渗液较多的皮损,因用后易造成渗液不畅。

(2) 手术治疗:手术治疗包括开刀法,烙法、砭镰法、挂线法和结扎法。凡已成脓或溃后脓出不畅者可开刀。烙法和砭镰法应用较少。挂线法是用线或药制线挂在瘘管上,利用线的紧力,阻绝气血,使肌肉坏死而达到去除瘘管或赘生物的目的。结扎法也是通过线的结扎使远端病变组织逐渐失去营养而坏死、脱落。

第二节　各　论

疔　疮

疔是发病迅速、危险性较大的皮肤及皮下组织感染,多发于颜面和四肢,相当于现代医学的疖、痈、急性淋巴管炎、气性坏疽等病。

【病因病机】

本病或因饮食偏重厚味辛辣,致使脏腑火毒结聚;或因感受火热之邪;或因虫咬抓破;或因针尖、竹、木、鱼骨、修甲、逆剥等创伤染毒,使火毒之邪蕴结肌肤,阻塞经络,凝滞气血,导致肌肤结块肿胀。毒盛邪深,则坚硬根深,状如钉丁;毒蕴血滞,则麻木灼痛;火毒炽盛,故初期顶部组织迅速腐烂而见粟粒状脓头;火毒外侵,则肿势渐大,疼痛加剧。颜面疔如治不及时,或妄加挤压,或不慎碰伤,或过早切开,均能使毒邪弥散,走黄入血,引起败血症、毒血症或脓毒血症。

【辨证论治】

主要证候　颜面疔初起时即在颜面皮肤有粟粒样脓头,或痒或麻,以后逐渐红肿热痛,顶突根深坚硬。手足疔为手足指头麻痒而兼红肿热痛,甚至累及整个指趾;或手掌肿胀,疼痛剧烈;或足底疼痛,不能着地,按之坚硬。轻者可无全身症状,重者多有恶寒发热。病情进展时红肿扩大、疼痛加剧。颜面疔顺则脓头溃破,逆则顶陷色黑,脓势扩散。手足疔在上肢可引起肘部、腋窝肿核;在下肢可出现胯部肿核。如有寒战高热、神昏谵语、舌质红、苔黄燥、脉洪数,则是走黄之象,此为毒火之证。

治疗方法　清热解毒,凉血消肿。

代表方药　初期可用金黄散以水或蜜调成糊状后外敷患部。脓熟可切开排脓,以泄疮毒,并掺九一丹或八二丹于疮面,再盖以涂软膏的绵纸,肿胀处续敷金黄散或六一丹;后期当生肌敛口,溃口掺生肌散,外盖太乙膏,每1～2日换药1次。内服可用五味消毒饮加减。

临证加减　壮热口渴加竹叶、生石膏;脓不易出者加穿山甲、皂角刺;大便秘结加大黄、芒硝;神昏谵语可选用安宫牛黄丸。

脱　疽

脱疽是一种筋脉受累、趾(指)节坏死脱落的慢性病,又称"脱骨疽",以下肢多见,好发于男性青壮年。脱疽相当于现代医学的血栓闭塞性脉管炎、闭塞性动脉硬化性坏疽、糖尿病坏疽等,其中以血栓闭塞性脉管炎为多见。

【病因病机】

本病主要是由动脉病变引起肢体局部供血不足所致,其严重程度和发展快慢取决于血管病变和范围、气血瘀滞程度及侧支循环代偿情况。

【辨证论治】

1. 寒湿型

主要证候　患肢初期沉重、酸痛,步履不便;继则局部发冷、麻木,疼痛加剧,皮色苍白,喜暖畏凉,间隙性跛行,趺阳脉搏动减弱或消失,舌淡、苔白腻,脉沉细而迟。

治疗方法　温阳通脉,散寒除湿。

代表方药　阳和汤加减:熟地、鹿角胶、肉桂、麻黄、白芥子、当归须、川芎、鸡血藤、炙黄芪、木瓜等。

2. 血瘀型

主要证候　患肢暗红或紫红或青紫,下垂时更甚,抬高则苍白,足背皮肤、肌肉萎缩,趾(指)甲变厚,汗毛脱落,患肢持久性静止痛,尤以夜间为甚,趺阳脉搏动消失,舌质暗红或有瘀斑,脉沉细而涩。

治疗方法　活血,通络,止痛。

代表方药　桃红四物汤加减:熟地、当归、白芍、川芎、穿山甲、水蛭、虻虫、地龙、乳香、没药等。

3. 热毒型

主要证候　患肢皮肤暗红而肿,趺阳脉搏动消失,患趾(指)如煮熟红枣,渐变紫黑,向外蔓延;甚则五趾相传,波及脚背,肉枯筋萎呈干性坏死,溃破腐烂,疮面肉色不鲜,疼痛异常,如汤泼水烧。多伴有发热,口渴,尿赤便秘,舌质红、苔黄腻,脉洪数或细数。

治疗方法　清热,解毒,止痛。

代表方药　四妙勇安汤加减:金银花、玄参、甘草、牛膝、石斛、当归、地丁、蒲公英等。

4. 气血两虚型

主要证候　久病面容憔悴、萎黄消瘦,神情倦怠,心悸气短,自汗。患肢肌肉萎缩,皮肤干燥脱屑,趾甲干肥厚。坏死组织脱落后,肉芽暗红,或淡而不鲜,生长缓慢,舌质淡,脉沉细而弱。

治疗方法　补气养血。

代表方药　人参养营汤加减:党参、白芍、当归、黄芪、白术、甘草、熟地、牛膝、丹参等。

在脱疽的初期和中期,可用冲和膏或红灵丹油膏外敷;或用当归、独活、桑枝、威灵仙煎水熏洗,每日 1 次。后期溃面小者,外用生肌膏保护创面;溃面大的,坏死组织难以脱落,可用九一丹掺红油膏外贴,脓腐、死骨脱落,创面洁净时,用生肌散掺白玉膏外贴。

乳　痈

乳痈为发生于乳房的急性化脓性疾病,发生于妊娠期的乳痈为"内吹",发生于产后的乳痈为"外吹"。乳痈相当于现代医学的急性化脓性乳腺炎。

【病因病机】

乳头破裂,不能吸尽乳汁;或乳头内陷,哺乳时剧痛,影响充分哺乳;或乳多饮少;或产后乳络阻塞,均能导致乳汁积滞,外流不畅,瘀而成痈;亦有因肝郁不舒,使肝胃失和,乳络不通,酿成乳痈。

【辨证论治】

主要证候　初期乳房肿痛,色发红或不红,内结硬块,排乳不畅,伴有恶寒发热等全身症状,苔薄黄,脉浮数。至酿脓期肿块逐渐增大,焮红疼痛,有搏动感,伴有高热,此为化脓征象;至肿块中心变软按之有波动感时,已至成脓阶段。当切开引流或自行溃破后,体温下降,肿痛消退。若素体虚弱,面色少华,倦怠无力,舌淡脉无力,疮面收口就会迟缓。

治疗方法　初期治以清热解毒,通乳和营;成脓期治以托里透脓;溃脓期调补气血。

代表方药　初期用瓜蒌牛蒡汤加减:牛蒡子、山栀、全瓜蒌、金银花、连翘、蒲公英、黄芩、苏梗等。高热烦渴加生石膏、知母;乳汁壅滞加山甲珠、通草;肿块不消加泽兰、郁金、夏枯草;产后恶露不净加当归、川芎、益母草。

成脓期用透脓散加减:生黄芪、当归、白芷、皂角刺、炙山甲、天花粉、蒲公英、银花、漏芦等;溃脓期体质虚弱者可用八珍汤。

外治初起可用金黄散或玉露膏;或用鲜蒲公英、紫花地丁捣烂外敷,日换数次。脓成时应及时用放射形切口排脓,溃脓期用八二丹纱条引流;脓净用生肌散收口。

痔

痔是直肠末端黏膜下和肛管皮下静脉丛发生扩大、曲张所形成的柔软静脉团。由于发生部位不同,临床上又分为内痔、外痔和混合痔。本节仅介绍内痔和外痔。内痔发生于齿线以上,好发于截石位的3、7、11点处,多为无痛性软团块,常出血,严重的可脱出肛外。外痔发生于齿线以下,表面盖以皮肤,不易出血,多有疼痛及异物感。

【病因病机】

痔多因饱食酗酒,过食辛辣肥甘,以致湿热内生,蕴蓄大肠,下迫肛门而成。长期便秘、泻痢,或久坐、久立,或负重远行,使气血不畅,也是痔的常见病因。

【辨证论治】

1. 内痔

(1) 一期痔核

主要证候　痔核较小,质柔软,色鲜红或紫红,大便时痔核不脱出肛外,便后出血,血色鲜红。

治疗方法　清热润燥,凉血止血。

代表方药　凉血地黄汤加减:生地、当归、地榆、黄连、黄芩、天花粉、升麻、荆芥、火麻仁。

(2) 二期痔核

主要证候　痔核较大,呈紫暗色,便时痔核脱出肛外,便后可自行回复,排便时易出血,血量较多。

治疗方法　清热解毒,凉血祛风。

代表方药　凉血地黄汤加减。常用生地、地榆、黄连、黄芩、黄柏、赤芍、丹皮、秦艽等。

（3）三期痔核

主要证候　痔核较大、较硬，呈灰暗色，便血较少，大便时经常脱出肛外，甚至行走、咳嗽、下蹲时也易脱出，需平卧、热敷或协助才能回复。痔核脱出嵌顿时，可致持续性剧痛、痔核糜烂、坏死。

治疗方法　清热利湿，活血化瘀。

代表方药　四顺清凉饮加减：连翘、赤芍、防风、当归、山栀、生甘草、槟榔、木香等。

此外，可用五倍子汤或苦参汤先熏后洗，以消肿活血、止痛止痒、收敛，用五倍子散或消痔散外敷也具有同样作用。如用枯痔散敷于脱出肛外的痔核表面，能使痔核干枯、坏死、脱落。中医外科对痔可用手术治疗，方法有注射法、插药疗法、结扎疗法等。

2. 外痔

外痔分为结缔组织外痔、静脉曲张性外痔和血栓性外痔。这里只介绍结缔组织外痔和血栓性外痔。

【辨证论治】

1. 结缔组织外痔

主要证候　肛缘处有赘生皮瓣，质地柔软，一般不痛、不出血，仅肛门有异物感。感染时则肿胀、疼痛，待肿胀消失后，赘皮仍然存在。

治疗方法　清热解毒。

代表方药　槐花散加减：炒槐花、炒柏叶、荆芥、枳壳、苦参、生地、丹皮等。

外治可用五倍子汤煎水熏洗，或外敷黄连膏，反复发炎或赘皮过长而影响清洁卫生者，可以手术切除。

2. 血栓性外痔

主要证候　多发生于肛门左右两侧，为青紫彩色圆形硬结，触痛较甚，自觉肛门有异物感。

治疗方法　清热凉血。

代表方药　凉血地黄汤加减。常用黄连、当归、生地、山栀、玄参、甘草、地丁草、赤芍等。

外治可用五倍子汤熏洗。若疼痛减轻而血块不能吸收者，可切开排出瘀血块，再用生肌散收口。

（吴克永）

第十一章

妇 科 病

第一节 概　述

女性有胞宫、阴道等内生殖器官及毛际、阴户、玉门等外生殖器官；在生理上有月经、带下、胎孕、产褥、哺乳等特点，病理上有月经病、带下病、妊娠病、产后病、乳房疾病、外阴疾病、癥瘕等。掌握妇女的生理特点及病理变化，对防治妇科疾病的发生具有很重要的意义。

一、妇女的生理特点

《素问·上古天真论》记载："女子七岁，肾气盛，齿更发长；二七天癸至，任脉通，太冲脉盛，月事以时下，阴阳合，故有子；三七肾气平均，故真牙生而长极；四七筋骨坚，发长极，身体盛壮；五七阳明脉衰，面始焦，发始堕；六七三阳脉衰于上，面皆焦，发始白；七七任脉虚，太冲脉衰少，天癸竭，地道不通，故形坏而无子也。"这段论述精辟地阐明了妇女一生从生长、发育、成熟、生殖到衰老的生理过程，并着重阐述了妇女生理、生殖中脏腑、经络、气血的相互关系，并阐述了月经及妊娠的机制。

人体以脏腑、经络为本，以气血为用，妇女的月经、胎孕、分娩、产褥、哺乳等都是脏腑、经络、气血生化作用的表现。气血是月经、胎孕、乳汁的物质基础，脏腑是化生气血之源，经络是运行气血的通道，研究妇女的生理特点必须以脏腑、经络、气血理论为指导，而脏腑以肾、肝、脾三脏更为主要，经络则以冲、任、督、带四脉为主，它们对妇女的生理、病理变化起着关键的作用。

1. 月经生理

月经是气血、脏腑、经络作用于胞宫所产生的生理现象。经血为脏腑所化生，由经脉灌注到达胞宫（胞宫又称子宫、女子胞。胞脉、胞络是附属于胞宫的组织，是胞宫与脏腑之间的纽带）。如薛立斋《女科撮要》中曰："血者，水谷之精气，和调五脏，洒陈六腑，在男子则化为精，在妇人则上为乳汁，下为月水。"

气血与月经的关系　气血是月经的物质基础。妇人以血为本，经水为血所化，而血之生成、统摄、运行有赖于气的生化与调摄，而气又必须依靠血的滋养。气血和谐，血脉畅通，则月经按期而下，所以气血既是月经的物质基础，又是运行的动力。

脏腑与月经的关系　脏腑功能健全，气血流畅，则月经如期而行。脏腑之中以肾、肝、脾与月经的关系最为密切。

肾为先天之本，元气之根，主藏精气。肾中之精有二，一是先天之精，来自父母生殖之精；二是来自于饮食物精华的后天之精，两者相互资生。人体生长、发育、生殖，均有赖于肾气旺盛,妇女肾中精气旺盛,才能天癸至,任脉通,太冲脉盛,月经来潮。

肝为藏血之脏,司血海,主疏泄,具有贮藏和调节血液的作用。人动则血运于诸经,人静则归于肝,有余部分,在女子则下注血海为月经。但其藏血的作用又与肝的疏泄功能密切相关,肝气畅达则血脉流通,月经如常。

脾为后天之本。脾主运化,脾将饮食物化生精微物质,然而输送贮藏于肾,肾气旺盛,则天癸至,任脉通,太冲脉盛,月事以时下。

经络与月经的关系　经络是气血运行的通道,其中冲、任、督、带四脉与月经的关系更为密切。

冲脉起于胞中。"冲为血海",广聚脏腑之血。冲者有要冲之意,为十二经气血汇聚之所,对女子发育、成熟均有重要作用。冲脉隶属于肝,故月经的产生调节,乳汁的分泌与冲脉息息相关。

任脉起于胞中。"任主胞胎",为"阴脉之海"。任者有妊养、担任之意,为人体妊养之本,凡精、血、津液都属任脉所司,故称阴脉之海。任脉的精气充盛与流通,直接影响月经和孕育的生理过程。

冲任二脉必须协调。如王冰曰"肾气全盛,冲任疏通,经血渐盛,应时而下。冲为血海,任主胞宫,两者相资,故能有子。"

督脉起于胞中。"督为阳脉之海",有总领诸阳经的功能,与任脉互相配合,维持人体阴阳气血的相对平衡,保持月经的正常规律。

带脉始于季胁,绕腰一周,状如束带,约束全身,故名"带脉"。带脉功能约束诸经,使经脉气血循行保持常度。

冲、任、督三脉,同起胞中,一源三歧,皆络于带脉。同时外连十二经脉,内外贯通,维持女子正常生理功能。

2. 带下生理

"带下"一词,首见于《素问·骨空论》。带下有广义和狭义之分,广义带下是泛指妇女带脉以下的所有疾病,包括经、带、胎、产诸病而言,狭义带下是专指健康妇女阴中流出的一种阴液,即如《沈氏女科辑要》引王孟英说:"带下,女子生而即有,津津常润,本非病也。"

生理性带下的量不多,不致外渗。在女性各个生理期,带下量呈现不同的变化。正如《血证论》中说:"而胞中之水清和,是以行经三日后,即有胞水……乃种子之候,无病之月信也。"在经间期纲缊之时,阳生阴长,冲任气血正盛,带下量也明显增加,是受孕种子的时机;妊娠期血聚冲任以养胎元之时,如雾露之溉,润泽丰厚,带下量也可明显增多,或少量排出。生理性带下之色,是无色透明如蛋清状,有的略带白色,所以医籍中有时称"白带"。其质地黏而不稠,滑润如膏,无异臭气味。

带下属阴液,与之关系最密切的是肾、脾。《景岳全书》说:"盖白带出于胞中,精之余也。"是指肾气旺盛,所藏五脏六腑之精在天癸作用下化生;脾气健运,传输津液各行其道,渗灌于前阴空窍,与精之余合而为带下。

带下发生与冲任督带脉功能正常发挥有关。肾精下润之液必须通过任脉才到达胞中,在督脉温化和带脉的约束下,以润泽阴道发挥生理作用。

3. 妊娠生理

女子发育成熟,月经应时而下,始有生殖功能。受孕的条件是:男女肾气旺盛,天癸至,精气溢泻,任脉通,冲脉盛,月事按时来潮,此时若两精相合即能受孕。受孕后,月经停止来潮,气血皆注于冲任,下达胞宫,滋养胎儿。

4. 产褥生理

分娩 怀孕末期,胎儿及胎衣从母体娩出的过程,称为分娩。《十产论》云:"正产者,盖妇女怀胎十月满足,阴阳充足,忽腰腹作阵阵疼痛,相次胎气顿陷,至于腰腹痛极甚,乃至腰间重痛,谷道挺进,继之浆破血出,儿遂自生",指明当胎儿发育成熟、阴阳充足之时,孕妇将出现宫缩阵痛、见红及胎儿娩出的整个分娩过程。《达生篇》还为临床助产总结了六字真言曰:睡、忍痛、慢临盆。对产妇的顺利分娩具有重要的指导意义。

产褥 分娩结束后,产妇需 6~8 周逐渐恢复到孕前状态,此期称为产褥期。因产时阴血耗损,费力耗气,产妇气血骤虚。分娩后子宫缩复时有腹痛及余血排出,故此期有"多瘀多虚"的特点,妇女在此阶段应加强护理。

5. 哺乳生理

《景岳全书·妇人规》:"妇人乳汁,乃冲任气血所化。"即乳汁为精血、津液所化,赖气运行,冲任脉转输。精血津液充足,能化生足够的乳汁哺养婴儿。哺乳期产妇要保持精神舒畅,营养充足,哺乳次数按需供给,哺乳时间以 8 个月为宜。停止哺乳后,务必以药物回乳,以免长期溢乳发生乳病。

二、妇女的病理特点

导致妇科疾病的因素很多,外感六淫、内伤七情均可致病。先天不足、早婚多产、房室不节、饮食不当、劳倦过度、跌扑损伤均可导致气血运行失常和脏腑功能失调,或脉络失利、胞宫损伤而发病。

1. 气血失调

气血失调是妇科病中常见的病理变化。女子以血为根本,妇女由于经、带、胎、产、乳均易耗阴血,导致机体血分不足,气血互相依存,互相资生,伤于血必及于气,伤于气也必及于血。故临床常见除了血病、气血病外更多见气血同病,如气血两虚、气滞血瘀、气虚血瘀、气随血脱等证。

气病为主的病证有经行乳房胀痛、经行情志异常、妊娠恶阻、子宫脱垂等。

血病为主的病证有月经先期、月经过多、崩漏、经行吐衄、胎漏、月经后期、闭经、痛经、癥瘕等。

2. 脏腑功能失调

脏腑为气血生化之源,脏腑功能正常,生化、储藏、统摄有序,气血和顺,月经正常,孕育、分娩平安,乳汁充盈。反之则发生经、带、胎、产诸病。尤其以肝、脾、肾三脏功能失调与妇科病关系密切。

肝气郁结,气滞血瘀,则见月经后期、痛经、闭经、不孕、脏躁等;肝郁化火,热伤冲任,则见月经先期、崩漏、经行吐衄、经前头痛、乳头痛;肝阴不足,阴虚阳亢,在妊娠期易发生先兆子痫或子痫;肝血不足,冲任不荣,可致月经后期、经行量少,甚至闭经。

脾气虚弱,统摄无权而致月经过多、崩漏、经行泄泻、水肿等;脾气不足,运化失权,气血生化不足,而致经量过少、月经后期、闭经;脾虚水液代谢失常,湿聚成痰,壅塞胞宫,遂致月经后期、闭经、肥胖、不孕。

肾气不足,可见月经稀少、闭经、青春期延迟、早衰等;肾阳虚衰,命门火衰,胞宫虚寒,则见带下清稀、闭经、不孕、经量少色淡等;肾阴不足,见月经后期、经量少色暗红。

3. 冲任经脉损伤

奇经八脉中冲任督带与妇科病关系密切,其中以冲任二脉为最。如先天肾气不足,或房劳多产,或失血伤阴,导致冲任经脉损伤,多见月经失调、闭经、痛经、癥瘕、不孕、带下等疾病。

三、妇科病的诊断要点

1. 月经

询问月经初潮年龄、月经周期、月经持续时间、经量多少、经色、经质稀或稠或有无血块、气味,末次月经的时间及伴随月经周期出现的症状。中老年妇女还应了解是否绝经和绝经年龄以及绝经后有无不规则阴道出血等症状。

观察月经的量、颜色、性质。月经量多,色淡红,质稀多属气虚;量多,色鲜红,质稠多属血热;经量少,色淡红,质稀多属血虚;经量少,色淡黯,质稀,多属肾阳虚;经量少,色鲜红,质稠,多属阴虚;经色紫暗,伴有血块,多属血瘀;经量时多时少多属气郁。

辨证时还要注意月经气味。气味腥者多为寒湿,秽浊奇臭者多属湿热、实热、邪毒感染所致。

妇女的月经脉有其独特之处,月经将至或正值经期,脉多滑利。

2. 带下

询问带下量的多少,带下颜色(白色、淡黄、黄色、赤色或脓性),带下性质(稀薄、黏稠),气味以及伴随症状。

临床医师主要观察带下量、颜色、性质。带下量多,色白,质稀多属脾肾虚;带下量少,色白,阴道失润,多属肝肾虚;带下量多,色黄,质黏稠,多属湿热;带下量多,色赤或赤白相间,质稠黏如脓,多属湿热或热毒。还要注意白带的气味。带下气味腥者多为寒湿;臭秽者多属湿热;恶臭难闻;需注意子宫颈癌的可能性。

3. 妊娠期

询问末次月经时间,既往胎产次数,有无流产、人工流产史。有无胎漏、胎动不安、妊娠肿胀、妊娠、恶阻、子晕、子痫等。

妊娠妇女出现妊娠恶阻,要注意闻诊,如其口有酸苹果味者为酸中毒可能。

妊娠时脉象与平时不同,应注意区分。妊娠 6 周左右,常见脉滑有力或滑数,六脉平和,尺脉按之不绝,为妊娠常脉;若妊娠脉沉细而涩,或两尺弱者,多为肝肾亏损,冲任不足,易致流产。

4. 产褥期

注意询问分娩情况,有无难产史、产后出血量。恶露量、颜色、性质、气味,有无产后疾病史及避孕情况等。恶露量多、色淡、质稀多为气虚;色红、质黏稠多属血热;色紫黑、有血块多为血瘀。

四、妇科病的治疗原则

妇科疾病多因脏腑功能失调、气血失调、冲任督带四脉损伤,产生经、带、胎、产诸病,因此,补肾气、和脾胃、疏肝气、调气血以调理冲任,是治疗妇产科疾病的基本原则。

1. 调补气血

调补气血的方法是妇科病治法中最常用的方法。首先要分辨病在气在血,以何者为主。病在气以治气为主,治血为辅;在血则以治血为主,佐以调气。以气为主的,有气逆、气郁、气虚、气滞、气陷的区别,气逆则降气、顺气;气郁则开郁行气;气滞则调气、理气;气虚则补气;气陷则提升。以血为主的,有血寒、血热、血虚、血瘀等区别,血寒宜温,血热宜清,血虚宜补;血瘀宜通,如失血过多,血去气脱者,应急速补气固脱。故妇科病照顾调补气血,至为重要。

2. 调补脏腑

健脾和胃　脾胃失调,生化乏源,运化失常,冲任不固,带脉失约,即可发生经、带、胎、产、乳等方面的疾病。调和的方法,采用虚者补之、积者消之、寒者温之、热者清之的辨证论治法则。即使病邪未及脾胃,用药也需兼顾,不宜过用滋腻或寒凉攻泻之品,以免损伤脾胃。老年妇女绝经以后,肾气衰退,气血俱虚,全赖水谷之精微以滋养。

补益肝肾　肾为先天之本,主藏精气,是人体生长发育和生殖的根本;肝藏血,女子以血为本。精血相生,肝肾同源,冲任又隶属于肝肾,肝血不足,肾气不充,均可导致冲任虚损,发生经、带、胎、产等病。肝肾同治是治疗妇科病又一重要的治疗原则。

疏肝理气　肝气平和,气血通顺,血海宁静,经调体健。若肝失调达,冲任失调,肝气郁结者宜疏肝解郁;郁久化火者宜清肝泄热;气滞血瘀,则调气祛瘀。

在妇科病治疗中,还须注意四期用药的特点,如月经期当避免过用寒凉之品,以免寒主收引、行经不畅导致痛经。孕期应注意孕妇药忌,凡泻下、攻瘀、逐水之品当慎用或禁用,不宜过用温燥之品,以免热扰冲任而致胎动不安。产后一般不宜过用寒凉药,以免寒凝血瘀而致痛经、经量减少甚至闭经。故有"胎前宜凉,产后宜温"之说。

妇科调经还需注意顺应不同年龄阶段。刘河间云:"妇人童幼天癸未行之间,皆属少阴;天癸既行,皆以厥阴论之;天癸既绝,乃属太阴经也……"明确指出青春期重治肾,生育期重调肝,老年期重治脾的治疗思路。而对于崩漏等严重的行经异常病证,又需注意"急则治其标,缓则治其本"的原则,灵活运用"塞流"、"澄源"、"复旧"的治疗方法。

第二节　各　论

多囊卵巢综合征

多囊卵巢综合征以月经紊乱甚至闭经、稀发排卵或无排卵、高雄激素血症、促性腺激素比率失调合并双侧卵巢多囊样改变为临床特征,是女性常见的内分泌失调性疾病。多囊卵巢综合征归属中医妇科的"月经病"、"不孕症"范畴。

【病因病机】

肾虚　先天禀赋不足,肾精亏虚,或因房事不慎,或早婚多产,肾气受损,则生精化气生血功能不足,冲任亏虚,血海不能按时满溢,遂致月经后期、月经量少,甚至闭经不行;或因肾阳蒸腾气化失司,津液代谢失常,水湿内停,聚而成痰,痰湿闭阻胞宫,遂致月经后期、闭经、不孕。

脾虚　思虑过度,或饮食不节,嗜食肥甘厚腻,或劳倦等损伤脾气,脾虚水液代谢失常,湿聚成痰,痰湿脂膏下注,壅塞冲任,气血运行受阻,血海不能按时满溢,遂致月经后期,甚至闭经。痰湿脂膜积聚体内,而致肥胖。

肝郁　情志不畅或易怒伤肝,肝气郁结,疏泄失常,气机失畅,气血不和,冲任失调,导致月经不调、不孕。情志不遂,耗伤肝阴,肝血不足,血海空虚,月经不能按时来潮,而致月经后期,经闭不行。

【诊断要点】

临床表现　月经稀发、月经量少渐致闭经或月经量多,或崩漏与闭经相间出现。多毛,常以乳头、腹中线、口角上唇、阴毛为主。或婚久不孕、肥胖、油脂性皮肤及痤疮,或出现黑棘皮等表现。

病史　主要是月经史,包括月经初潮时间、月经周期、经期、经量、最近3次月经的情况。发病时间、用过何种药物(如用过激素一定要问清剂量)、用药时间及停药时间。有无高血压病、糖尿病、高脂血症等代谢性疾病家族史。发病前后是否体重增加。

妇科检查　以性毛(阴毛、腋毛等)浓密为主,甚至呈男性型分布并延至肛门周围。子宫正常大小或略小,双侧附件无异常,或单侧、双侧可扪及增大的卵巢,且富有弹性柔韧感。

实验室检查　月经周期第3～5天性激素测定显示睾酮和雌酮水平增高,LH/FSH 比值>2;胰岛素水平多高于生理水平;基础体温呈单相反应;B超见子宫正常或略小,双侧卵巢均匀性增大,内见多个小囊样结构。

【辨证论治】

1. 肾虚

(1) 肾阴虚

主要证候　月经稀少,经行后期,甚则闭经,婚久不孕,腰骶酸楚,头晕耳鸣,潮热盗汗,口干,心烦,便秘,多毛,痤疮,舌质黯红,舌苔少,脉沉细。

治疗方法　滋肾填精,调理冲任。

代表方药　大补阴丸加减:熟地、知母、黄柏、白芍、龟板、鹿角、黄精等。

(2) 肾阳虚

主要证候:初潮延迟或子宫发育不良,月经后期或闭经,经质稀,性欲淡漠,小腹冷痛,带下量多,清稀如水;头晕耳鸣,腰酸膝软,夜尿多,五更泻,畏寒肢冷;舌质黯淡,苔白,脉细迟弱。

治疗方法:温肾暖宫,调补冲任。

代表方药:金匮肾气丸加减:附子、肉桂、熟地、山药、山茱萸、菟丝子、杜仲、人参、鹿角、淫羊藿、仙茅、肉苁蓉等。

2. 脾虚

主要证候　月经稀少,后期,甚则闭经,或月经淋漓不尽,食少纳呆,头晕心悸,面色虚浮或㿠白,舌质淡胖边有齿痕苔白腻,脉滑。

治疗方法　健脾益气,燥湿化痰。

代表方药　补中益气汤加减:黄芪、党参、白术、当归、甘草、生地、熟地、白芍、升麻、远志、苍术、陈皮等。

3. 肝气郁滞

主要证候　月经后期,经量多少不一,色黯红夹血块,伴经行小腹胀痛拒按,或性情抑郁,经前烦躁易怒,善太息,眼睛干涩,多毛,痤疮,舌黯红,脉弦细。

治疗方法　理气调血。

代表方药　丹栀逍遥散加减：柴胡、丹皮、栀子、当归、白芍、白茯苓、白术、乌药、薄荷等。

如患者出现肝阴不足现象，可给予一贯煎加减：川楝子、沙参、麦冬、枸杞、当归、熟地、白术、龟板、女贞子等。

【中西医结合思考】

多囊卵巢综合征是发病多因性和临床表现多态性的内分泌紊乱症候群，目前研究发现其病理生理主要涉及高雄激素血症、促性腺激素比例失调、高胰岛素血症和胰岛素抵抗。在治疗上采用口服避孕药以降低雄激素、抑制垂体分泌促性腺激素，用二甲双胍以改善胰岛素抵抗。但不少研究提示口服避孕药可影响糖类和脂类代谢，引起血栓形成等不良反应。中西医结合研究发现多囊卵巢综合征发病与肾、肝、脾关系密切，其中脾虚与胰岛素抵抗、肝气郁滞与高泌乳素血症、肾虚与高雄激素血症及促性腺激素比例失调相关性较高。目前，临床多采用辨病与辨证相结合的方法，以补益肝、脾、肾三脏为主，结合祛痰、化瘀、理气等方法，临床疗效显著。

盆　腔　炎

女性生殖器官子宫、输卵管、卵巢及其周围结缔组织、盆腔腹膜的炎症，称为盆腔炎。炎症可以局限于一个部位，但更多的是几个部位同时发病。根据发病过程分为急性盆腔炎和慢性盆腔炎。急性盆腔炎由生殖道急性感染或慢性盆腔炎急性发作所致，慢性盆腔炎多为急性盆腔炎治疗不彻底迁延所致。慢性盆腔炎在临床占绝大多数。盆腔炎归属中医妇科的"带下病"、"月经病"、"腹痛"等范畴。

【病因病机】

1. 急性盆腔炎

热毒炽盛　经期、产后，或手术损伤，导致气血不足；或房事不洁，热毒内侵，客于胞宫，滞于冲任，致高热腹痛不宁。

湿毒内侵　经期或产后血室开泄，抵抗力下降，若调摄失当，或手术消毒不严，湿热、湿毒之邪乘虚而入，与气血互结，蕴结胞宫胞脉，湿热邪毒积滞，日久则成癥瘕。

2. 慢性盆腔炎

气滞血瘀　七情内伤，脏器不宣，肝气郁结，气机不畅，气血瘀滞，冲任、胞宫脉络不通。

寒凝瘀滞　素体阳虚，下焦失于温煦，水湿不化，寒湿内结，或寒湿之邪乘虚侵袭，与胞宫余血相结，凝结瘀滞。

湿毒瘀结　经期或产后血室正开，气虚亏损，若调摄失当或手术时消毒不严，湿热、湿毒之邪乘虚而入，与气血互结，蕴结胞宫胞脉，湿热邪毒积滞，缠绵难愈，日久则成癥瘕。

气虚血瘀　正气不足，外邪侵袭，留驻于冲任，血行不畅，瘀血停聚；或久病不愈，气血亏虚，无力驱邪，瘀血内结，致气虚血瘀。

急性盆腔炎

【诊断要点】

临床表现　发热（体温高低根据感染病原体不同有较大差异），腹痛拒按，白带增多，色黄，有秽味，常伴尿频、尿痛，腰酸；伴腹膜炎症时可有恶心呕吐、腹胀腹泻。

病史　有经期性交、产褥感染或各种妇科手术操作史，如宫、腹腔镜，碘油造影或经腹手术史，或有慢性盆腔炎史。

妇科检查　阴道黏膜充血,黄色脓性分泌物增多;宫颈充血水肿,伴明显举痛,宫体正常或略大,有水肿感,压痛明显;两侧附件压痛明显,或可扪及炎症肿块;两侧宫骶韧带水肿、增粗。伴有腹膜炎时,可有下腹压痛、反跳痛等腹膜刺激症状。

实验室检查　①外周血白细胞计数和中性粒细胞增高,红细胞沉降率加快;②宫颈管分泌物培养可找到病原体;③B超显示盆腔积液或有炎性包块。

【辨证论治】

1. 热毒壅盛

主要证候　发热恶寒,甚至高热寒颤,下腹疼痛拒按,口干且苦,白带多色黄,月经量多,经期延长,小便黄赤,大便秘结或溏薄,舌苔黄糙、质红,脉弦数或滑数。

治疗方法　清热解毒,化瘀止痛。

代表方药　银翘红酱解毒汤加减:银花、连翘、红藤、败酱草、蒲公英、薏苡仁、桃仁、山栀、赤芍、乳香、没药等。

2. 湿热蕴结

主要证候　低热起伏,下腹胀痛拒按,带下黄稠,小便黄,腰酸痛或伴尿频尿急,舌苔黄腻、质偏红,脉弦数。

治疗方法　清热利湿,化瘀止痛。

代表方药　五味消毒饮合三妙丸加减:银花、连翘、野菊花、红藤、蒲公英、紫花地丁、牛膝、苍术、山栀、皂角刺、生鳖甲、黄柏、赤芍、丹皮等。

慢性盆腔炎

【诊断要点】

慢性盆腔炎常因急性盆腔炎未经彻底治愈或患者身体素质差,病情迁延所致。有相当一部分感染后在急性阶段因症状轻微,未予以重视,延误治疗所致。

临床表现　下腹胀痛,或有低热。劳累、经后和性交后加重。月经失调,经期延长,婚后或人流后不孕,或有白带增多、色黄,精神不振,饮食不佳。

妇科检查　子宫正常大小,边界不清,活动受限,可有轻度压痛,双侧附件增厚,并有不同程度压痛,或可扪及边界不清囊性肿块。

实验室检查　免疫酸性蛋白(IAP)增高>500 u/ml,B超检查可见子宫附件边界不清,盆腔积液,或见附件区以囊性为主的混合性肿块。

本病须与子宫内膜异位症、盆腔静脉淤血症加以鉴别。

【辨证论治】

1. 气滞血瘀

主要证候　少腹或小腹胀痛,常常胀甚于痛,或两胁胀痛,伴腰酸,经前乳房胀痛,伴痛经,或带下量多、色黄,苔薄或局部刺痛,舌暗或边有瘀斑、瘀点,脉弦。

治疗方法　活血化瘀,理气止痛。

代表方药　少腹逐瘀汤加减:川芎、桃仁、当归、元胡、乳香、没药、生蒲黄、五灵脂、小茴香、炮姜、桂心、乌药等。

2. 寒凝血瘀

主要证候　小腹胀痛,或局部刺痛,经行加重,得温痛减,腰酸,月经后期,量少色暗,苔薄舌边瘀,脉沉涩。

治疗方法　温经散寒，化瘀止痛。

代表方药　温经汤加减：吴萸、生姜、桂枝、艾叶、当归、川芎、白芍、甘草、党参、麦冬、丹皮等。

3. 湿热瘀结

主要证候　少腹隐痛或疼痛拒按，低热起伏，经行或劳累时加剧，带下黄稠量多，小便黄赤，大便溏或秘结，舌苔黄腻，质偏红，脉细弦。

治疗方法　清热利湿，化瘀止痛。

代表方药　五味消毒饮合三妙丸加减：银花、连翘、红藤、野菊花、蒲公英、紫地丁、牛膝、苍术、山栀、皂角刺、鳖甲、黄柏、赤芍、丹皮等。

4. 气虚血瘀

主要证候　少腹隐痛，缠绵多年，腰酸坠胀，头晕目眩，乏力神疲，服药后缓解，性交劳累后又复如故，舌苔薄舌质暗，脉沉细。

治疗方法　补益气血，和营化瘀。

代表方药　补中益气汤加减：黄芪、党参、当归、川芎、升麻、桃仁、红花、土鳖虫、水蛭、鸡血藤、丹参等。

【外治法】

1. 热敷

药物组成　乌头、艾叶、鸡血藤、防风、五加皮、红藤、白芷、川椒、羌活、独活、追地风、伸筋草、透骨草。

方法　将以上药物用纱布包裹或装入布袋，隔水蒸30分钟后取出，敷于腹部患处，上置塑料布与热水袋，可保持药物温热的时间。使药力透过皮肤进入盆腔内。每日1次。过烫时可适当移动，以免烫伤皮肤。适用于慢性盆腔炎寒湿凝滞型患者。

2. 保留灌肠

药物组成　蒲公英、鱼腥草、紫地丁、鸭跖草。

方法　将上药浓煎取汁100～150 ml，病人取侧卧位，用5号导尿管或钢管插入直肠15 cm左右，将药液缓慢注入（药温与体温相近），注完后卧床休息，最好在晚上临睡前灌肠。一般可保留至第二天早晨起床后，使药液被肠壁充分吸收。月经期停用。

【中西结合思考】

急性盆腔炎经中西医结合积极治疗一般能治愈。但也有部分急性盆腔炎由于抗生素选用不合理，或产生耐药性，或中医辨证不当，或患者体质较差，不能彻底治愈而发展成慢性盆腔炎。慢性盆腔炎迁延日久，不易治愈，并且常常反复发作，以致输卵管受到破坏，而影响生育。

目前，单独使用抗生素已较难彻底治愈急性盆腔炎。慢性盆腔炎用中药治疗有一定特色。口服加灌肠治疗慢性盆腔炎已被广泛运用并取得较好疗效，然而复发者为数不少。更有不少慢性盆腔炎患者终年被疼痛折磨，这是盆腔器官与宫旁组织、盆侧壁的片状、条束状的粘连带牵掣所引起的。单纯通过药物缓解存在一定困难，可以选择腹腔镜下松解粘连术来消除患者痛苦。

痛　经

痛经是指妇女在经期及其前后，出现小腹或腰部疼痛，甚至痛及腰骶。每随月经周期而发,严重者可伴恶心呕吐、冷汗淋漓、手足厥冷,甚至昏厥,给工作及生活带来影响。目前临床常将其分为原发性和继发性两种:①原发性痛经。多指生殖器官无明显病变者,故又称功能性痛经,多见于青春期少女、未婚及已婚未育者。此种痛经在正常分娩后疼痛多可缓解或消失。②继发性痛经。则多因质性病变,如子宫内膜异位症、盆腔炎所致。

【病因病机】

痛经病位在子宫,"不通则痛"、"不荣则痛"为主要病机。实者可由气滞血瘀、寒凝血瘀导致子宫气血运行不畅所致,属"不通则痛";虚者主要由于气血虚弱导致子宫失于濡养,属"不荣则痛"。未行经期间,由于冲任气血平和,致病因素尚不足以引起子宫气血瘀滞,故不发生疼痛。经期前后,血海由满盈而泄,气血由盛实而骤虚,子宫、冲任气血变化急剧,易受致病因素干扰,加之体质因素,导致子宫、冲任气血运行不畅或失去濡养而疼痛。

气滞血瘀　七情内伤,肝气郁结,导致气滞而经血运行不畅,不通则痛。

寒凝瘀阻　经行产后,冒雨涉水或过食生冷,寒邪内侵或素体阳虚,阴寒内盛,以致冲任虚寒,血为寒凝,不通则痛。

气血虚弱　脾胃虚弱,化源亏乏,或大病久病,或失血过多而气血不足,行经后血海气血亏虚,不能濡养冲任、胞宫,不荣则痛。

【诊断要点】

病史　有经期腹痛史,或有经量异常、放置节育器、盆腔炎等病史。

临床表现　腹痛多发生于月经来潮前1～2天,或行经当天,可呈阵发性痉挛性胀痛伴下坠感,严重者可放射至腰骶部、肛门、阴道、股内侧。甚至出现面色苍白、冷汗、手足发冷等晕厥表现。也有少数患者于经血将净或经净后1～2天开始出现腹痛或腰腹痛。

妇科检查　无阳性体征属于功能性痛经,如盆腔内有粘连、包快、结节或增厚者,可能是盆腔炎症、子宫内膜异位症等病证所致。部分患者可见子宫体极度屈曲或宫颈口狭窄。

辅助检查　B超、盆腔MRI、宫腔镜、腹腔镜检查有助于明确痛经原因。

本病须与急性阑尾炎、结肠炎、膀胱炎、卵巢囊肿蒂扭转等相鉴别。

【辨证论治】

1. 气滞血瘀

主要证候　经前或经行下腹胀痛,腹痛拒按,甚则昏厥,痛连腰骶,或放射大腿,经行不畅,夹血块,瘀块下达痛减。经前乳房胀痛、胸胁胀痛,苔薄质暗,或边有瘀点,脉弦。

治疗方法　疏肝理气,祛瘀止痛。

代表方药　少腹逐瘀汤加减:当归、川芎、桃仁、元胡、乳香、没药、生蒲黄、五灵脂、小茴香、炮姜、桂心、乌药等。

2. 寒凝瘀阻

主要证候　时有小腹冷痛,经行腹痛加剧,伴坠胀,畏寒肢冷,腰膝酸软,得温痛减,经量时多时少,瘀下血块,苔薄白,舌紫暗有瘀斑,脉细涩。

治疗方法　温经通络,化瘀止痛。

代表方药　温经汤加减:吴萸、生姜、桂枝、艾叶、当归、川芎、白芍、甘草、党参等。

3. 气血虚弱

主要证候　经期或经后小腹隐隐作痛,喜按或小腹及阴部空坠不适;经量少,色淡,质清稀;面色无华,头晕心悸,神疲乏力;舌质淡,脉细无力。

治疗方法　益气养血,调经止痛。

代表方药　八珍汤加减:党参、黄芪、当归、熟地、白术、白芍、鸡血藤等。

【中西医结合思考】

原发性痛经的发生与子宫合成和释放前列腺素(PG)增加有关,PG促进子宫平滑肌收缩导致子宫痉挛、缺血引起痛经。中医治疗一般多从活血化瘀着手,结合辨证分别兼予补益、温通、理气等治疗。目前不少研究提示化瘀止痛的中药能明显降低经血和子宫内膜$PGF_{2\alpha}$的含量,缓解疼痛。痛经还受精神因素影响,故应加强宣教,重视精神心理治疗。

不 孕 症

性生活正常,未采取避孕措施而1年未孕者,称为不孕症。从未妊娠者称为原发性不孕,古称"全不产"。有过妊娠而后不孕者,称为继发性不孕,古称"断绪"。各项检查无明显器质性病变者,称为功能性不孕。经检查发现有导致不孕的明确病证者,称为器质性不孕。

【病因病机】

肾虚　如先天肾气不足,或房事不节,久病大病,反复流产损伤肾气;或高龄,肾气渐虚;或素体肾阳虚,命门火衰,阳虚气弱,生化失期;或房劳多产,耗损真阴,冲任血海空虚;上述一系列原因均可导致肾精、肾气虚衰,不能摄精成孕。

肝气郁结　素体抑郁或七情内伤,情志不畅;或经年不孕,继发肝气不舒,气机不畅,两者互为因果,肝气郁结益甚,以致冲任不足,不能摄精成孕。

脾虚痰阻　素体脾胃不足,或劳倦思虑过度、饮食不节、肝木犯脾,脾虚健运失司,水湿内停,湿聚成痰;或嗜食肥甘厚腻,痰湿内生,躯脂满溢,闭塞子宫,不能摄精成孕。

【诊断要点】

病史　了解结婚年龄,丈夫健康状况,性生活情况,月经史、既往史(有无结核、甲状腺疾病、盆腔手术史等)、家族史、既往生育史。

体格检查　注意第二性征的发育,内、外生殖器的发育,有无畸形、炎症、包块及溢乳等。

辅助检查　性激素、盆腔B超、基础体温或卵泡监测、输卵管通畅试验、宫腔镜、腹腔镜、免疫因素检查等有助于明确不孕原因。

【辨证论治】

1. 肾虚

(1) 肾气虚

主要证候:婚久不孕,月经失调或停闭,经量或多或少,色黯;头晕耳鸣,腰酸膝软,精神疲惫,小便清长;舌淡苔薄,脉沉细。

治疗方法:补肾益气,温养冲任。

代表方药:毓麟珠加减(《景岳全书》):熟地、当归、川芎、白芍、人参、白术、茯苓、炙甘草、菟丝子、杜仲、鹿角霜、川椒等。

(2) 肾阳虚

主要证候:婚久不孕,月经错后或停闭,经质稀,色淡暗,性欲淡漠,小腹冷痛,带下量多,清稀如水;头晕耳鸣,腰酸膝软,夜尿多,五更泻,畏寒肢冷;舌质黯淡,苔白,脉沉细迟弱。

治疗方法:温肾暖宫,调补冲任。

代表方药:温胞饮(《傅青主女科》):巴戟天、补骨脂、菟丝子、肉桂、附子、杜仲、白术、山药、芡实、人参、鹿角、淫羊藿、仙茅、肉苁蓉等。

（3）肾阴虚

主要证候：婚久不孕，月经提前或停闭或经期延长或发为崩漏，经量少，色鲜红；头晕耳鸣，腰酸膝软，消瘦，五心烦热，失眠心悸；舌稍红略干，苔少，脉沉细或细数。

治疗方法：滋肾养血，调摄冲任。

代表方药：大补阴丸加减：熟地、知母、黄柏、当归、龟板、鹿角、白芍、山萸肉、女贞子、旱莲草等。

2. 肝气郁滞

主要证候：婚久不孕，月经先后不定期，经量多少不一，行经腹痛，或经前烦躁易怒，胸胁乳房胀痛；精神抑郁或情怀不畅善太息，面部色斑；舌黯红或边有瘀斑，脉弦细。

治疗方法：疏肝解郁，理血调经。

代表方药：开郁种玉汤加减：柴胡、山栀、丹皮、香附、当归、白芍、白术、生地、茯苓等。

3. 脾虚痰阻

主要证候：婚久不孕，月经后错、稀发、渐至停闭，带下量多质稠；形体肥胖，面目虚浮，胸闷泛恶，头晕心悸；舌淡胖或黯，苔白或黄腻，脉滑或沉细滑。

治疗方法：燥湿化痰，行滞调经。

代表方药：苍附导痰丸加减：苍术、香附、胆南星、枳壳、茯苓、制半夏、陈皮、神曲、白术、茯苓、党参、黄芪、远志等。

【中西医结合思考】

不孕症是一种相当复杂的疾病，全面掌握有关资料是把握其治疗的关键。可借助西医的各种辅助检查明确不孕的病因，以做到有的放矢，提高临床疗效。有器质性病变者，如子宫纵隔、输卵管阻塞等，应给予必要的手术或介入治疗。目前中西医结合治疗排卵障碍性不孕症、免疫性不孕症及不明原因的不孕症方面有独特的疗效。治疗多以补益肾气、调节阴阳，调整肾-天癸-冲任-胞宫轴以促排卵，降低免疫反应，改善患者体质，疗效显著。且中医药可在辅助生殖技术各个环节发挥调经助孕、增强体质的作用，特别是对因激素应用所致卵巢过度刺激综合征、卵巢损伤等有其治疗的优势。孕后给予补肾健脾、益气养血安胎方药能有效地提高成功率。

更年期综合征

更年期是妇女由生育期过渡到老年期的一个必经生理阶段。更年期妇女，由于卵巢功能减退，垂体功能亢进，分泌过多的促性腺激素，引起自主神经功能紊乱，从而出现一系列程度不同的症状，如月经变化、面色潮红、心悸、失眠、乏力、抑郁、多虑、情绪不稳定、易激动、注意力难于集中等，称为更年期综合征。

【病因病机】

肾虚　如先天禀赋不足，加之年老肾精亏虚，或房劳多产，伤肾耗精，肾阴不足，肝失濡养，致肝肾阴虚或肝阳上亢，出现起潮热汗出、烦躁等；肾阳虚衰，气不化水，水湿停聚，或蕴湿化痰，痰浊上蒙清窍而致头痛、健忘等病证。

脾虚　年老脾气渐虚，气血生化不足，五脏失养，导致恐惧不安、失眠、健忘等；或脾虚运化失权，加之过食肥甘厚腻，痰湿内生，湿热内阻，而成潮热盗汗、肥胖等病证。

肝虚　年事已高，肝气渐虚，肝失所养，影响气机的调达，气血不和，冲任失调，引起月经先后不定期，情绪焦躁不安、四肢麻木、目干涩、失眠多梦等病证。

【诊断要点】

患者年龄为 40～60 岁,有月经失调,表现为周期不规则、经期延长、经量时多时少。潮热汗出为最多见症状,焦虑不安,或抑郁寡欢、多疑恐惧、失眠、记忆力下降,或有尿频、尿急、关节疼痛及皮肤蚁走感等诸多症状。

【辨证论治】

1. 肾虚

(1) 肾阴虚

主要证候　头晕目眩,耳鸣,口干,轰热汗出,五心烦热,腰酸肢软,月经先后不定期,皮肤干燥、瘙痒,大便干结,小便黄,舌苔薄少质红,脉细数。

治疗方法　滋养肾阴。

代表方药　左归饮加减:生地、山萸肉、山药、龟板、首乌、白芍、枸杞子、女贞子、旱莲草、黄柏、淮小麦,知母等。

(2) 肾阳虚

主要证候　精神萎靡,腰背酸痛,形寒肢冷,纳谷不佳,食后腹胀,大便不实,或凌晨泄泻,夜尿多,面浮肢肿,月经紊乱,崩中漏下,带下清稀且多,舌淡胖,脉沉细。

治疗方法　温肾扶阳。

代表方药　右归丸加减:熟附片、肉桂、熟地、山萸肉、山药、鹿角片、补骨脂、仙茅、仙灵脾、党参、白术、金樱子等。

2. 脾虚

主要证候　腹胀便溏,气短无力或呕恶,轰热汗出,头晕,头重如裹,面部虚浮,身肿或四肢浮肿,心悸胸闷,坐卧不安,惊悸多梦,月经减少,色淡暗,甚则闭经,白带过多,小腹冷,舌淡或胖,苔厚腻,脉缓或沉滑。

治疗方法　健脾益气。

代表方药　补中益气汤加减:黄芪、党参、升麻、柴胡、白术、苍术、山栀、菖蒲、南星、远志、茯神等。

3. 肝虚

主要证候　焦虑抑郁,四肢麻木,目干涩、失眠多梦,潮热,乳房胀痛,月经紊乱,赶前错后,经期腹痛或淋漓不净,舌红或暗,脉弦无力或沉细。

治疗方法　养肝理气。

代表方药　一贯煎合柴胡疏肝散加减:地黄、沙参、麦冬、川楝子、当归、柴胡、枳壳、陈皮、木香、香附、茯苓、甘草、茯神、丹皮等。

【中西医结合思考】

对于更年期综合征的治疗现代医学多采用激素替代疗法,这有助于对改善部分患者症状,减少骨质疏松。但长期应用有一定的不良反应,能诱发子宫内膜癌和乳腺癌,促进静脉血栓病、慢性肝胆病,心脑血管事件的发生。中医辨证治疗不仅能改善症状,且能避免因激素替代对人类造成的伤害。

产后子宫复旧不全

产后子宫复旧不全是指产后 6 周子宫仍未能恢复到非孕状态,表现为产后恶露持续为 30 天以上,淋漓不尽或量多。子宫复旧不全的原因复杂,多见于部分胎盘、胎膜残留,子宫内膜炎或盆腔感染，子宫肌瘤（子宫肌腺瘤）等。本病属祖国医学"恶露不绝"范畴。

【病因病机】

气虚　素体虚弱，产时气随血耗，其气益虚，或产后操劳过早，损伤脾气，中气虚陷，冲任失固，血失统摄，以致恶露日久不止。

血热　产妇素体阴虚，因产伤津血，营阴更亏，阴虚则内热，或产后过食辛辣温燥之品，或肝气郁滞，久而化热，热伤冲任，迫血妄行，而致恶露不绝。

血瘀　产后胞宫、胞脉空虚，寒邪乘虚而入，血为寒凝，结而成瘀，或七情内伤，气滞血瘀，瘀阻冲任，新血难安，以致恶露淋漓不绝。

【诊断要点】

病史　了解胎产次数，有无产程延长、胎盘组织残留、产后子宫复旧不良等病史。

临床表现　产后血性恶露＞7～10天，色淡红、暗红或紫红，量或多或少。感染时恶露浑浊，或有臭味。患者自觉腰腹重坠或疼痛，部分患者也可恶露量少但腹痛剧烈。出血量多时可合并贫血，严重者可致晕厥。

妇科检查　子宫大而软，或有压痛，宫颈口松弛，有时可见残留胎盘组织堵塞于宫颈口。

辅助检查　血、尿常规，了解感染与贫血情况；B超检查，了解宫腔内有无胎盘残留物，子宫复旧情况，剖宫产切口愈合情况；必要时可做宫腔内分泌物培养或涂片检查。

【辨证论治】

辨证应以恶露的量、色、质、气味等进行辨别。如恶露量多、色淡、质稀、无臭味者，多为气虚；色红或紫，黏稠而臭秽者，多为血热；色黯有块者，多为血瘀。治疗应遵循虚者补之、瘀者化之、热者清之的原则分别施治。不可轻用固涩之剂，以致助邪，变生他病。

1. 气虚

主要证候　产后恶露过期不止，量多，色淡红，质稀，无臭味，精神倦怠，四肢无力，气短懒言，小腹空坠，面色㿠白，舌淡，苔薄白，脉缓弱。

治疗方法　益气摄血。

代表方药　补中益气汤加减：黄芪、党参、白术、升麻、当归、阿胶、艾叶、乌贼骨等。

2. 血热

主要证候　产后恶露过期不止，量较多，色深红，质稠黏，气臭秽，口燥咽干，面色潮红，舌红，苔少，脉细数无力。

治疗方法　养阴清热，凉血止血。

代表方药　保阴煎加减：生地、白芍、山药、续断、黄芩、黄柏、甘草、熟地、煅牡蛎、炒地榆等。

3. 血瘀

主要证候　产后恶露过期不止，淋沥量少，色黯有块，小腹疼痛拒按，瘀下痛减，舌紫黯，或有瘀点，脉弦涩。

治疗方法　活血化瘀，理血归经。

代表方法　生化汤加减：当归、川芎、桃仁、炮姜、益母草、牡蛎、茜草、三七等。

【中西医结合思考】

产后子宫复旧不全重在预防，应加强产前检查及早期妊娠检查，胎盘娩出后，必须仔细检查胎盘、胎膜是否完整，如有残留应立即清宫。产后应注意休息、产褥期卫生。产后7～10

天,血性恶露仍淋漓不尽,应引起注意。若为剖宫产患者,由于伤口愈合时间较长,出血时间会相应的延长,应注意观察恶露量、色、质以明确诊断。恶露不尽因出血日久会失血耗气,加重病情。在治疗用药方面,针对恶露不绝虚中夹实的病机,辨证论治,施以益气、化瘀、清热等治疗。如患者失血过多,继发贫血、感染、晕厥等现象,应及时给予补充血容量、抗感染、营养支持等治疗。

先兆流产

先兆流产是妊娠早期阴道少量出血或下腹时有微痛,无妊娠物排出,经治疗如出血迅速停止,兼证消失,多能继续妊娠;如不予以休息及治疗,阴道出血增加,可发展为流产。先兆流产是妇科常见病,多发病,属祖国医学"胎漏"、"胎动不安"范畴。

【病因病机】

肾虚 先天肾气不足,或房事不节,损伤肾气,冲任失固,血失统摄,以致胎漏不尽。

气虚 素体虚弱,或饮食劳倦,或思虑过度,损伤脾气,中气虚陷,冲任失固,血失统摄,以致胎漏不止。

血热 素体阳盛,或过食辛辣温燥之品,或肝气郁滞,久而化热,热伤冲任,迫血妄行,而致胎漏下血。

【诊断要点】

病史 有停经史,并可有早孕反应。

临床表现 妊娠后出现少量阴道流血,时下时止,或淋沥不断,或伴有腰酸腹痛等现象。

妇科检查 宫颈口未开,胎膜未破,子宫大小与停经月份相符合。

辅助检查 尿妊娠试验阳性;B超检查宫腔内可见胎囊,有胎动及胎心反射。

【辨证论治】

辨证应以阴道下血的量、色、质等辨别。色淡红,质稀薄,多属虚;色红或紫,质黏稠者,多为血热;治疗应安胎为主。遵循虚者补之、热者清之的原则分别施治,肾虚者固肾安胎,气虚者补益气血,血热者滋阴清热安胎。

1. 肾虚

主要证候 妊娠期,阴道少量下血,色淡质稀,头晕耳鸣,腰膝酸软,小便频数,舌淡苔白,脉沉滑无力。

治疗方法 补肾固冲,止血安胎。

代表方药 寿胎丸加减(《医学衷中参西录》):菟丝子、桑寄生、续断、杜仲、阿胶等。

2. 气虚

主要证候 妊娠期,阴道少量下血,色淡质稀,精神倦怠,四肢无力,气短懒言,小腹空坠,面色㿠白,舌淡,苔薄白,脉滑无力。

治疗方法 益气摄血安胎。

代表方药 补中益气汤加减:黄芪、熟地、党参、白术、砂仁、阿胶、艾叶炭、陈皮等。

3. 血热

主要证候 妊娠期,阴道少量下血,色深红,质稠黏,口燥咽干,心烦少寐,舌红,苔黄,脉滑数。

治疗方法 清热凉血,固冲止血。

代表方药 保阴煎加减:生地、白芍、山药、续断、黄芩、甘草、熟地、阿胶等。

【中西医结合思考】

西医认为先兆流产除与遗传、免疫等因素外,大多以母体内分泌疾病多见,故临床常用黄体酮、绒毛膜促性腺激素(HCG)肌内注射安胎治疗。黄体酮有抑制子宫平滑肌收缩,稳定子宫内膜,促进胚胎发育的作用,HCG可增强黄体功能,延长黄体寿命,维持胚胎的发育。中医治疗先兆流产是通过整体调节起到治本的作用,中西药合用,起到协同作用,对促进胚胎发育、维持早孕的发展效果更佳。

(王兴娟　贾丽娜　靳　岭　曾晓聆)

第十二章

儿 科 病

第一节 概 述

小儿时期处于不断的生长发育过程中,无论在生理、病理、免疫等方面都与成人有所不同,年龄越小表现越明显,因此小儿并非是成人的缩影。历代医家对小儿生理、病理特点的论述很多,掌握这些特点,对小儿疾病的防治具有极其重要的指导意义。

一、小儿的生理、病理特点

1. 生理特点

脏腑娇嫩 形体未充 小儿出生后,五脏六腑娇嫩脆弱,其功能尚不完善,其中尤以肺、脾、肾三脏更为突出。脾常不足,小儿发育迅速,生长旺盛,营养物质需求相对较多,但小儿脾胃薄弱,运化未健,若饮食稍有不节,便易出现呕吐、腹泻、积滞等病证。肺脏娇嫩,小儿肺脏娇嫩,易受外邪所侵,年龄越小,表现越明显,故婴幼儿易患感冒、咳嗽、肺炎等病证。肾脏常虚,小儿肾气未盛,故常易患"五迟"、"五软"等。清代医家吴鞠通认为小儿脏腑娇嫩,形气未充,创立了"稚阴稚阳"学说,高度概括了小儿时期无论在物质基础和生理功能方面,都是幼稚和不完善的。

生机蓬勃 发育迅速 我国最早的儿科著作《颅囟经》首先提出:"凡孩子3岁以下,呼为纯阳"。"纯阳"学说高度概括了小儿在生长发育中不断趋向完善和成熟,对营养物质的需求,相对更为迫切。

2. 病理特点

易于发病 小儿脏腑娇嫩,形气未充,对疾病的抵抗力差,加之小儿寒暖不能自调,饮食不能自节,故易为外邪所侵,或为饮食所伤,肺、脾两脏的发病率较高。

易于变化 小儿患病后有变化迅速的特点,主要表现寒热虚实容易相互转化或并见。如小儿受风寒外感,不及时治疗,则风寒之邪迅速化热传里,转为里热证。

二、小儿四诊要点

儿科疾病的辨证主要根据四诊合参。由于小儿不能正确地表达病情,因此望诊显得尤为重要。

1. 望诊

望神色 是指观察小儿的精神状态与神色。凡神情呆滞、萎靡或嗜睡,或烦躁不安,面色晦暗,呼吸不均匀,均属病态。面部望诊时,面呈白色,多为寒证、虚证。面色白且有浮肿为阳虚水泛,如肾病。面色白无华,唇色淡白多为血虚。面色惨白,四肢厥冷,多为阳气暴脱,可见于循环衰竭。面呈黄色,多属体虚或有湿,常见于疳积、肠寄生虫病、肝脏疾病等。面色青紫,多属寒、痛、瘀、惊之证。面色呈红色,多属热证。面红目赤,为外感风热。午后颧红,多为阴虚内热。

望形态　包括形体和动态。凡筋骨软弱、肌瘦形削、皮肤干燥、毛发枯黄、姿态呆滞的多属有病。仰卧少动、两目无神多为久病。前囟宽大、眼珠下垂,见于先天性脑积水。项强肢搐,甚至角弓反张,属惊风。

审苗窍　包括口、舌、耳、鼻、眼及两阴。

望舌　正常小儿舌体淡红润泽。若舌体淡白为气血虚亏;舌质红绛,为邪入营血;舌红无苔为阴虚津少;舌质发紫为气滞血瘀;舌有红刺为邪热炽盛。又如舌苔白为寒;腻为湿;黄为热;剥苔为阴虚或脾虚。

望目　眼无光采、两目无神或闭目不视,均为病态。瞳孔散大、目光无神,病必危重;眼睑浮肿为水湿上泛。

望鼻　鼻流清涕为感冒风寒;鼻衄为肺经有热;鼻翼煽动为肺气闭塞。

望口　唇色淡白是气血虚;齿龈红肿,多属胃火;扁桃体红肿,为外感风热;口中黏膜破溃糜烂,多为脾胃积热。

望耳　耳内疼痛流脓,为肝胆火盛。

望两阴　阴囊、阴茎水肿,多为肾病。

辨斑疹　斑和疹多见于小儿传染病或过敏性皮肤病。

望两便　大便燥结,为内有实热或阴虚内热;大便稀薄夹有乳块,为内伤乳食。小便色黄赤短涩,为湿热下注;尿色深黄,多有湿热黄疸。

2. 闻诊

啼哭声　饥饿时引起的哭声多绵长无力;腹痛的啼哭,忽缓忽急,时作时止。

语音声　语言低弱,为气虚;高声尖呼,常为剧痛。

嗅气味　口气臭秽,多属胃热;嗳气酸腐、大便酸臭,多为伤食。

3. 问诊

在采集病史中,要详细询问患儿的实足年龄、出生时情况、喂养、发育、家庭及预防接种史。此外,尚需问寒热、出汗、头晕、头痛、呕吐、大小便、饮食及睡眠等情况。

4. 切诊

脉诊　小儿脉诊较成人简单。切脉时间应>1分钟,采用一指定三关的方法。小儿脉象以平和为常,较成人软而稍数。浮、沉、迟、数、有力、无力,为小儿6种基本脉象,以示表、里、寒、热、虚、实。

按诊　包括用按压、触摸、叩拍检查四肢及躯干各部位。

三、治疗概要

儿科疾病的治疗大法基本与成人类同,但在用药剂量、给药方法和各种疗法的应用上,又有自身特点。

用药剂量要准确　小儿中草药用量应当因个体差异、病情轻重而有所不同。由于小儿服药时易浪费,所以剂量要相对较大。一些健脾、补血、消食中药其用量与成人相同。对某些大辛、大热、苦寒、攻伐药性较猛的药,如附子、肉桂、麻黄、细辛、大黄、龙胆草、芒硝等,应用时需适当掌握剂量。

给药方法需适当 因小儿服药比较困难,因此治疗时需根据病情选择易为小儿接受的方法。汤剂为传统的中药制剂,但因小儿服用有困难,近年来儿科剂型改革创造出不少新的剂型,如糖浆、口服液、冲剂、滴剂、微型灌肠剂等,便于小儿应用。

第二节 各 论

肺 炎

肺炎是小儿常见病之一,尤其多见于婴幼儿。四季均有发病,但以冬季为多。典型的肺炎症状以发热、咳嗽、气促、鼻煽为主要特征。肺炎散见于中医典籍的"外感咳嗽"、"肺热喘嗽"、"喘证"、"马脾风"、"风温"、"惊风"等范畴。

【病因病机】

肺炎的外因为感受风邪,或从皮毛而受,或由口鼻而入。内因是小儿形体未充,卫外不固,肺脏娇嫩,先天不足,后天失养或罹患其他疾病致使正气虚弱,抵抗力差而患病。

本病的病理是以风邪侵犯肺卫,引起肺气闭塞为主。一方面风邪有夹寒、夹热不同,故可呈现风寒、风热的症状,但小儿为"纯阳之体",初感风寒,极易化热,风寒症状较为少见,而且显时短暂;另一方面小儿病情易于转变,故常可迅速转为邪陷正虚危象。

肺炎病位主要在肺,但常累及脾,亦可内窜心肝,致使心阳虚衰、昏迷、抽搐。病变后期,患儿体质虚弱,余邪未尽,形成正虚邪恋,病情迁延证候,常以气阴虚为多。

【诊断要点】

典型的支气管肺炎有发热、咳嗽、气促或呼吸困难,肺部有较固定的中细湿啰音,据此可作出诊断。胸部 X 线检查有助于确诊。

【辨证论治】

1. 风寒闭肺

主要证候 恶寒发热,无汗,不渴,咳嗽不畅而气促,痰稀色白,舌质淡,苔薄白或白腻,脉浮紧而数。

治疗方法 辛温解表,宣肺化痰。

代表方药 华盖散加减:麻黄、杏仁、陈皮、半夏、紫菀、生姜、前胡等。

2. 风热闭肺

主要证候 发热,多汗,口渴,咳嗽痰稠,气促鼻煽,面赤唇红,咽赤,舌质红,苔黄,小便黄,脉滑数。

治疗方法 辛凉解表,宣肺化痰。

代表方药 麻杏石甘汤加味:麻黄、杏仁、生石膏、蝉衣、黄芩、射干等。

3. 痰热闭肺

主要证候 高热烦躁,喉鸣痰壅,鼻煽,呼吸急促,口唇色紫,舌绛红,苔黄腻,脉洪滑数。

治疗方法 清热宣肺,豁痰平喘。

代表方药 葶苈大枣泻肺汤合五虎汤加减:麻黄、杏仁、生石膏、葶苈子、大枣、鱼腥草等。

代表方药　沙参麦冬汤加味：桑叶、沙参、麦冬、百部、桑白皮、地骨皮、枇杷叶等。

4. 肺脾气虚

主要证候　低热起伏，多汗，四肢欠温，咳嗽无力，面色苍白，纳呆便溏，舌质偏淡，苔白滑，脉细软。

治疗方法　益气健脾。

代表方药　人参五味子汤加味：党参、白术、麦冬、五味子、山药、紫菀、银柴胡等。

变证治疗

【中西医结合思考】

中西医结合治疗重症肺炎有很多突破，如抢救重症腺病毒肺炎采用活血化瘀为主的中医方法，结合西医治疗，病死率可从 15.5％ 下降至 6.4％。实验研究证实，活血化瘀法可消除肺水肿，改善肺微循环，增强免疫力，并有抗菌及抗病毒作用。

婴幼儿腹泻

婴幼儿腹泻发病年龄多在 2 岁以下。秋季发病率较高。主要症状有腹泻、纳呆、呕吐，严重者会引起水、电解质紊乱。本病属祖国医学"泄泻"范畴。

【病因病机】

婴幼儿脾胃功能发育未臻完善，在外邪或内伤影响下易引起功能失调，其病因大致如下：

感受外邪　外感风、寒、暑、湿、火等邪气，均会引起脾胃功能紊乱，致使腹泻。

内伤饮食　小儿喂养不当，饮食无节，过食肥甜食品或生冷瓜果，都易损伤脾胃，致使运化失调，而致腹泻。

脾胃虚弱　先天不足，后天失调，久病迁延不愈，重病治疗不及时都会导致脾胃虚弱，甚至脾肾阳虚而久泻不愈。

婴幼儿腹泻主要病变在脾胃。因胃主腐熟，脾主运化水谷精微，如脾胃受病，则水谷不化，精微不布，水泛为湿，合污而下，致成泄泻。若脾阳久虚，累及肾阳，命门火衰，导致脾肾阳虚，可见下利清谷之证候。婴儿腹泻易耗损气液，若治疗不及时或病情严重，常可致伤阴或伤阳重症。

【诊断要点】

应根据喂养史、有无肠道内感染征象，肉眼观察大便及进行大便常规及培养等检查，作出病因诊断。

临床表现　肠道内感染引起的腹泻症状较重，发热较高；由于饮食不当或肠道外感染引起者，腹泻较轻。饮食不当引起的腹泻大便多呈腐臭味。严重的腹泻常伴有失水和酸中毒。

发病季节　腹泻病因不同，发病季节有所不同。饮食不当引起的，四季均可发病。致病性大肠埃希菌所致多在初夏发病。轮状病毒腹泻多在秋季发病。

【辨证论治】

1. 伤食泻

主要证候　有伤食病史，脘腹胀满，时有腹痛，泻后痛减，粪便酸臭，嗳气腐浊，或伴呕吐，不思乳食，夜寐不安，舌苔厚腻，脉滑。

治疗方法　消食导滞。

代表方药　保和丸加减：山楂、六曲、茯苓、陈皮、连翘、莱菔子、鸡内金等。

2. 风寒泻

主要证候　大便清稀,多有泡沫,甚如水样,肠鸣腹痛,或伴有发热,舌苔薄白,脉浮。

治疗方法　疏风散寒,芳香化浊。

代表方药　藿香正气散加减:藿香、佩兰、苍术、白术、半夏、诃子等。

3. 湿热泻

主要证候　腹泻粪色黄褐而臭,伴有少许黏液,发热,纳呆,口渴,小便短赤,舌红、苔黄厚腻,脉滑数。

治疗方法　清热利湿。

代表方药　葛根芩连汤加减:葛根、黄芩、黄连、肉果、茯苓等。

4. 脾虚泻

主要证候　病程长,大便溏薄,色淡不臭,食后即泻,面色萎黄,舌淡,苔薄白,脉软。

治疗方法　健脾益气。

代表方药　参苓白术散加减:太子参、茯苓、山药、白术、扁豆等。

5. 脾肾阳虚泻

主要证候　久泻不止,甚至有脱肛,形寒肢冷,精神萎靡,面色苍白,舌淡胖,苔薄白,脉细数。

治疗方法　温肾健脾。

代表方药　四神丸加减:补骨脂、菟丝子、五味子、吴茱萸、肉果等。

【中西医结合思考】

中医对婴幼儿腹泻的疗效显著,不良反应少,对急性腹泻可单用中药治疗。重型腹泻仍可以中医中药治疗为主,配合输液。对危重病例应加用抗生素,并采用中西医结合抢救措施。延缓型腹泻以中医中药为主,适当结合西医支持疗法。中医药治疗小儿病毒性腹泻有独特的疗效,应深入研究其作用机制。

急性肾炎

急性肾炎以全身水肿、少尿、血尿和高血压为主要表现,为小儿时期常见疾病之一,以3～8岁发病较多,四季均可发病。属祖国医学"水肿"、"阳水"范畴。

【病因病机】

本病发生的外因是感受风邪、水湿或疮毒入侵;内因是脾、肺、肾三脏功能失调。小儿脏腑娇嫩,腠理疏薄,易为外邪侵袭,并伤及脏腑,以致气机失调,水液排泄障碍而致水肿。在急性水肿阶段,主要病在脾、肺,以肺气不宣为主。若以血尿为主,而水肿不明显,多由湿热蓄结膀胱,热伤血络所致。若热毒久恋不去,肾气不固,可见蛋白尿或镜下血尿迁延不愈。

【诊断要点】

临床表现　急性链球菌感染后肾小球肾炎在感染后1～3周出现血尿、水肿、高血压,尿液检查有红细胞、管型和蛋白,血中补体降低,抗"O"及其他抗链球菌抗体增高,可作出诊断。

病程　水肿一般在2～4周后自行消退,高血压在病程1～2周后降至正常,肉眼血尿在1～2周内消失,但镜下血尿可持续数月至1年。

发病季节　多在秋季发病。

【辨证论治】

1. 风水型

主要证候　眼睑水肿,继之全身水肿,尿少,苔薄白,脉浮或浮数。

治疗方法　宣肺利水。

代表方药　越婢汤加减：麻黄、石膏、泽泻、车前子、茯苓、大枣等。

2. 湿热型

主要证候　肢体水肿，小便短赤，发热神烦，舌苔黄腻，脉沉数。

治疗方法　清热解毒，利湿消肿。

代表方药　五味消毒饮加减：银花、野菊、地丁草、蒲公英、茅根、滑石、泽泻等。

3. 寒湿型

主要证候　肢体水肿，面色萎黄，倦怠乏力，胃纳欠佳，小便短少，舌淡，苔白腻，脉濡软。

治疗方法　渗湿利水。

代表方药　五苓散合五皮饮加减：桂枝、白术、桑白皮、茯苓皮、陈皮、猪苓等。

变证

4. 水气上凌心肺型

主要证候　肢体水肿，气促，心悸，胸闷，烦躁不能平卧，舌苔白或白腻，脉细数无力。

治疗方法　泻肺逐水，宁心安神。

代表方药　己椒苈黄丸加减：防己、椒目、葶苈子、桑白皮、泽泻、车前子等。

【中西医结合思考】

近年来，国内采用中西医结合防治急性肾炎已取得明显效果，其并发症及死亡率均明显降低。急性肾炎存在体液及细胞免疫异常，应用清热解毒、益气健脾法可以调整免疫。实验证实，急性肾炎有微循环障碍及凝血和纤溶异常，为应用活血化瘀法提供了治疗肾炎的理论依据。目前，某些治疗急性肾炎有效的方剂作用机制仍不十分清楚，应尽可能结合现代医学方法进行深入研究，以便进一步提高中西医结合防治急性肾炎的疗效。

厌 食 症

厌食症是指小儿较长时期不思食，甚至拒食。本病在小儿时期较为多见，学龄前发病率最高，随着年龄增长而减少。本病预后较好，但长期不愈者可转为营养不良。

本病相当于祖国医学"不思食"、"不嗜食"等范畴。

【病因病机】

饮食不节，喂养不当是小儿厌食的主要原因。不良的饮食习惯，如高蛋白、高糖饮食、贪吃零食，冷饮、进时不定时、饥饱无度，或因缺乏喂养知识，在婴儿期未及时添加辅食，至断乳时，食品骤然增加，损伤脾胃，运化失常，形成厌食。也有患儿在其他疾病之后，耗伤脾气，或出生后脾胃先天不足，影响受纳和转化，形成长期厌食。

【诊断要点】

由于厌食症可由多种原因引起，因此要详细询问病史，全面体检和进行必要的实验室检查。

【辨证论治】

1. 脾运失健型

主要证候　面色少华，不思饮食，或食而无味，拒进饮食，若强迫进食常有恶心，呕吐，脘腹作痛，嗳气，大便不消化状，舌苔薄白或薄腻，脉滑。

治疗方法　健脾助运，消食导滞。

代表方药　保和丸加减：山楂、麦芽、茯苓、六曲、陈皮、苍术等。

2. 脾胃气虚型

主要证候 精神较差,面色萎黄,形体消瘦,纳呆少食,大便溏薄,夹有不消化残渣,多汗,舌质偏淡,苔薄白,脉细。

治疗方法 健脾益气。

代表方药 参苓白术散加减:太子参、白术、茯苓、扁豆、陈皮、苡仁等。

3. 胃阴不足型

主要证候 口干多饮,不喜饮食,皮肤干燥,大便秘结,舌红少苔,脉细滑。

治疗方法 滋阴养胃。

代表方药 沙参麦冬汤加减:麦冬、石斛、沙参、芦根、扁豆、山药等。

【中西医结合思考】

西医治疗厌食症的方法很少,效果不佳。中医用健脾、消食、化湿法取得较好疗效。近年来推出运脾法为主治疗厌食症,取得更佳效果,经动物实验证实此法可以增加肠蠕动,促进消化酶的分泌,从而改善食欲。此外,测定病儿治疗前后尿木糖排泄率及尿淀粉酶分泌量,提示这类方药可提高病儿小肠吸收及分泌功能。应用针刺四缝穴可以明显改善食欲,但其作用机制尚需进行深入的探讨。

腮 腺 炎

腮腺炎是由风温时邪(腮腺炎病毒)引起的一种急性传染病。以发病急、耳下腮腺肿痛、发热为特征。本病一年四季均可发病,以冬春多见,预后良好。可并发脑膜炎、胰腺炎及睾丸炎。本病属祖国医学"痄腮"范畴。

【病因病机】

本病的病因属风温邪毒,为阳邪,有传染性。邪入足少阳胆经,致使少阳经脉失和,气血郁滞,运行不畅,凝聚局部则腮腺肿痛,甚至咀嚼不便。若热毒较重,则内陷手足厥阴,热极生风,出现高热、神昏、抽风。邪毒移于肝经,则少腹疼痛,睾丸肿痛。

【诊断要点】

临床表现 根据流行情况,接触史及有发热、头痛、咽痛,以耳垂为中心腮腺肿大的特征,诊断本病并不困难。

病程 腮腺肿大持续 4～5 天后消退,整个病程为 10～15 天。

发病季节 以冬、春季为发病高峰。

本病须与化脓性腮腺炎,单纯疱疹病毒引起的腮腺炎,过敏性腮腺肿大及其他病毒所致的脑膜脑炎相鉴别。

【辨证论治】

1. 温毒在表

主要证候 腮腺部位一侧或双侧弥漫性肿痛,咀嚼不便,轻度发热恶寒,或有咽痛,舌红,苔薄白或淡黄,脉浮数。

治疗方法 清热解毒,疏风散结。

代表方药 银翘散加减:银花、连翘、牛蒡子、荆芥、桔梗、芦根等。

2. 热毒蕴结

主要证候 腮腺部肿痛明显,坚硬拒按,咀嚼困难,壮热,头痛,口渴引饮,或伴有呕吐,咽部红肿,舌红,苔黄,脉滑数。

治疗方法　清热解毒,软坚散结。

代表方药　普济消毒饮加减:黄芩、黄连、连翘、玄参、板蓝根、柴胡、升麻、赤芍等。

3. 邪毒引窜睾丸

主要证候　男孩有一侧或双侧睾丸肿胀疼痛,伴有发热、呕吐等。

治疗方法　清泻肝胆,活血镇痛。

代表方药　龙胆泻肝汤加减:龙胆草、山栀、黄芩、柴胡、当归、生地、川芎等。

【中西医结合思考】

目前,西医对该病无特殊疗法。中医采用内外合治方法可减轻症状,缩短病程。氦-氖激光照射穴位,腮腺肿痛消失较快,实验证实照射部位血流加速,微血管开放,使充血水肿消退,炎症细胞消散。中药对腮腺炎病毒是否有抑制作用及预防并发症的效果值得今后进一步探讨。

多 汗 证

多汗证是指小儿在安静状态下静坐、静卧,或睡眠时室温不高,全身或身体某部位出汗很多或大汗淋漓以致湿衣、湿枕、湿被。多汗是由于各种原因引起的,可与各种疾病共存,有时也找不到原因。因此,多汗证是一种症状,而不是独立的疾病。

【病因病机】

先天因素　中医认为小儿脏腑娇嫩,元气未充,腠理不密,容易出汗。若先天禀赋不足,则营卫不和,易导致多汗。

后天因素　小儿多食伤脾,食积化热,迫液外泄,产生多汗;或病后脾虚,脾阳虚弱,营卫不固,可致多汗。

药物因素　若用发散药过多,耗伤营阴,营卫失调,表卫不固,导致多汗。

重病伤阴　暴病、重病、久病后,气血损伤,血虚不能养心,气虚不能敛阴,可导致自汗、盗汗。

表卫不固　张景岳认为:"小儿多汗者,终是卫虚,所以不固"。小儿先天不足或病后失调,致使表卫虚弱,卫阳不固,腠理开泄,导致津液外泄而汗出。

营卫失调　在正常情况下,营行脉中,以滋阴血,卫行脉外,以固阳气。若先天不足,后天失养,可致营卫不和,腠理开阖失常,汗液外泄。

气阴两虚　气属阳,血属阴。若气血虚弱,气虚则不能敛阴,血虚则心失所养,心液失养,汗自外泄。

【诊断要点】

临床表现　小儿汗证有自汗与盗汗之分,但临床中常有自汗、盗汗并见。气虚病儿,头、肩部出汗明显,动则更甚,神疲乏力,面色萎黄,肢体欠温,平时易感冒。营卫不和病儿遍身出汗,不发热或伴有低热,胃纳不佳,精神疲惫。气阴虚弱患儿以盗汗为主,身体消瘦,心烦,睡眠不安,常伴有口干,低热,手足心热,身体虚弱,便秘等。

多汗是症状,可由体虚、结核、甲状腺功能亢进等疾病所致,应寻找原因,治疗原发性疾病。

【辨证论治】

1. 表虚不固

主要证候　自汗为主,以头部、肩部明显,动则尤甚,面色少华,容易感冒,肢端欠温,舌淡红,苔薄白,脉细弱。

治疗方法　益气固表。

代表方药　玉屏风散加减:黄芪、白术、防风、糯稻根、浮小麦等。

2. 营卫不和

主要证候　自汗为主,汗出不透,汗出遍身,微寒怕风,纳呆神疲,舌淡红,苔薄白,脉缓。

治疗方法　调和营卫。

代表方药　桂枝汤加减:桂枝、芍药、甘草、大枣、茯苓等。

3. 气阴两虚

主要证候　盗汗为主,心烦少寐,手足心热,面颊潮红,纳呆少食,气弱声微,舌质偏淡,苔剥,脉细数。

治疗方法　益气养阴。

代表方药　生脉饮加减:党参、麦冬、五味子、太子参等。

【中西医结合思考】

多汗症主要用中医治疗,中药是通过增强消化吸收功能,促进钙、磷吸收,提高机体免疫功能而达到治疗目的。中药是否通过对中枢神经及自主神经系统的调节而达到"固表敛汗"作用,有待今后研究证实。

（时毓民）

第十三章

肿　瘤

第一节　概　述

早在商周时代的甲骨文中就已有关于"瘤"的病名,至先秦时期的《周礼》记载有专职的"疡医"治疗"肿疡",其治疗范围当包括现今临床的肿瘤在内。中医学虽无现代意义上肿瘤的概念,但在历代中医文献中记载的某些病证与肿瘤的临床表现极为相似,如《内经》中描述的昔瘤、肠覃、石瘕、积聚、癥瘕、噎膈、反胃等。

有关"癌"的记载首见于《卫济宝书》,其本义是指表面凹凸不平,质地坚硬如石的肿块。其后宋元时期的医家论述乳房肿瘤时直接以"岩"字代替"癌"字。金元各家对类似肿瘤的病症有深刻的认识。其中,李杲《脾胃论》将疾病的内因归结为"脾胃气虚",对癌症的临床治疗具有指导意义。

【病因病机】

外邪致病　外邪侵袭人体,影响脏腑功能,阻碍气血运行,导致气滞血瘀,痰湿凝聚,积久而为肿瘤。《灵枢·刺节真邪篇》说:"虚邪之入于身也深,寒与热相搏,久留而内著,……邪气居其间而不反,发为筋瘤,……为肠瘤,……为昔瘤,……为骨疽,……为肉疽。"《灵枢·九针论》载"四时八风之客于经络之中,为瘤病者也。"现代医学认识的化学致癌、物理辐射、病毒感染等致癌因素与古人所谓的六淫或疫病之气致病的理论有一致之处。

七情内伤　七情内伤,扰及气血,可致气郁、气滞、血瘀、血虚;气滞血瘀,痰凝毒结,易形成肿瘤。《素问·通评虚实论》:"膈塞闭绝,上下不通,则暴扰之病也。"

饮食劳伤　饮食不节恣食膏粱厚味、辛辣之物,损伤脾胃气机,脾虚不能运化水湿,湿蕴于内,积久不化,津液凝聚成痰浊、痰积而为癌。《济生方》论癥瘕时说:"过餐五味,鱼腥乳酪,强食生冷果菜,停蓄胃脘……久则积结为癥瘕。"此外,五劳七伤导致正虚,日久成瘀,正虚血瘀,亦可结为癥瘕肿块。《金匮要略》载:"五劳虚极羸瘦,腹满不能饮食,食伤、忧伤、饮伤、房室伤、饥伤、劳伤、经络营卫气伤,内有干血,肌肤甲错,两目黯黑。"

先天禀赋　肿瘤的发生与先天禀赋有关。如先天禀赋充盈,则正气盛,即使接触致癌因子亦不易罹患肿瘤。此外,某些肿瘤有一定的遗传倾向。

综上所述,肿瘤的病机不外正虚和邪实两个方面。或因先天禀赋不足,或因外邪侵袭皆可引起机体脏腑功能失调,气血紊乱,导致气滞、血瘀、痰凝,而瘀血和痰湿又可作为致病因子,耗损正气,使毒邪留滞不去,形成肿瘤。正如《医宗必读》所说:"积之成也,正气不足,而后邪气踞之。"

大抵肿瘤形成的早期,邪虽入侵而未大盛,正气虽虚而未大损,所表现的证候以实证居多。发展至中期,邪气渐盛而正气虚损,多表现为虚实夹杂的证候。至晚期则邪势由盛转疲,而病邪日久耗气伤津,损及元气,出现阳虚而脱、阴虚而竭之危象。

【诊断要点】

首先要区别肿瘤的性质,即区分良性肿瘤和恶性肿瘤;其次,应明确肿瘤发生的部位;最后确定肿瘤的分期。肿瘤的诊断可根据四诊资料、影像学检查及实验室检查结果,确诊则依赖于病理学检查。诊断肿瘤时须与相应器官的炎性假瘤、结核、溃疡等相鉴别。

【辨证论治】

1. 气滞

主要证候　胸胁胀痛,郁闷不舒,腹胀嗳气,腹部窜痛等。多见于消化系统肿瘤和乳腺癌。

治疗方法　理气。

代表方药　木香、香附、青皮、橘叶、八月扎、枳壳、乌药、小茴香等。

2. 血瘀

主要证候　常可扪及肿块,刺痛拒按,痛有定处,入夜更剧,舌有瘀斑,或舌质紫黯,或肌肤甲错,皮下有瘀斑。多见于中晚期肺癌、食管癌等。

治疗方法　活血化瘀。

代表方药　红花、赤芍、三棱、莪术、丹参、蒲黄、五灵脂、全蝎、蜈蚣等。

3. 痰结

主要证候　痰积在肺,可见喘咳咯痰;痰阻于心,可见胸闷心悸;痰迷心窍则可见神昏,发为癫狂;痰停于胃,胃失和降,可见恶心呕吐,胃脘痞满;痰在经络可见痰核,肿物包块,肢体麻木;痰浊上犯,则眩晕、昏冒;痰气结于咽喉,则咽中梗阻,吞之不下,吐之不出,或口吐泡沫黏液痰。本证为中晚期肿瘤的常见证候。

治疗方法　化痰。

代表方药　半夏、南星、贝母、瓜蒌、海藻、昆布、海浮石、青礞石、山慈菇、冰球子、白芥子、前胡等。

4. 湿阻

主要证候　湿性黏腻、重浊,常出现头痛如裹,颈项酸痛,关节肿胀,四肢困倦;水湿停聚则见水肿,胸水、腹水,胸脘痞闷,口淡而黏,口渴而不欲饮。本证多见于伴胸腹水的肿瘤。

治疗方法　以化湿为主。

代表方药　苍术、厚朴、半夏、陈皮、藿香、佩兰、茯苓、猪苓、葶苈子等。

5. 寒凝

主要证候　恶寒喜暖,肢冷,口淡不渴,大便稀溏,小便清长,舌淡苔白,脉迟或紧。多见于骨肿瘤、乳腺癌。

治疗方法　温化。

代表方药　附子、干姜、肉桂、菟丝子、鹿角片、茴香、吴茱萸、蜀椒等。

6. 热盛

主要证候　发热,面红目赤,口渴喜饮,咽干舌燥,心烦失眠,大便秘结,小便短赤,舌红,脉数。本证多见于晚期癌伴急性炎症。

治疗方法　清热解毒。

代表方药　龙胆草、黄芩、黄连、黄柏、山栀子、通草、竹叶、生地、滑石等。

7. 虚证

主要证候　在肿瘤各阶段可出现各种虚证,如气虚、血虚、阴虚、阳虚。一般肿瘤早期和中期多见气虚、阳虚;晚期多见血虚、阴虚。

治疗方法　以补益为主。

代表方药　人参、白术、茯苓、炙甘草、熟地、当归、川芎、芍药、阿胶、何首乌、沙参、麦冬、五味子、石斛、玉竹、龟板、鳖甲、补骨脂、巴戟天、肉苁蓉、菟丝子、鹿角、肉桂、益智仁、乌药等。

以上简要介绍了肿瘤的常见证型。在临床实践中,一个患者往往可以同时存在两个或两个以上的证型,因此必须仔细辨证。

近年来,还常采用辨证论治与辨病用药相结合的方法。所谓辨病治疗,也就是针对肿瘤的治疗,根据不同的肿瘤选用相应的中草药。下列药物传统被用于抗癌治疗或经筛选确认有一定抑瘤作用:

清热解毒类　鸦胆子、牛黄、穿心莲、夏枯草、天花粉、地龙、半枝莲、半边莲、蚤休、白花蛇舌草、长春花、喜树、山豆根、农吉利、三尖杉、山慈菇、冬凌草、青黛、肿节风、龙葵、鬼臼、藤梨根、苦豆子、石上柏、大黄、野葡萄藤等。

活血化瘀类　丹参、莪术、蜈蚣、水蛭、全蝎、麝香、美登木、急性子、鼠妇、石见穿、断肠草、斑蝥、䗪虫等。

化痰祛湿类　半夏、天南星、黄药子、僵蚕、泽漆等。

补益类　人参、党参、沙参、黄芪、白术、灵芝、龟板、甘草、百合、天门冬、补骨脂、薏苡仁等。

其他类　威灵仙、砒石、狼毒、乌头、蟾酥(蜍)、汉防己、马钱子、大蒜、巴豆、藤黄、壁虎、猫爪草、八月札、石蒜、猪苓、瓜蒌、防己等。

临床辨病用药时,首先必须注意各种抗癌药的适宜范围,如青黛常用于慢性粒细胞性白血病,八月扎常用于消化系统肿瘤。其次应当在辨证论治的指导下应用抗癌中药,如清热解毒类药物适用于热毒型肿瘤,而虚证患者则宜选用补益类抗癌药;最后,抗癌中药的作用机制十分复杂,不宜盲目乱用。

第二节　各　　论

肝　癌

肝癌为常见的消化道恶性肿瘤,全世界每年新发现的肝癌约为 26 万例,其中 42.5％ 发生在我国。我国肝癌男性平均标化死亡率为 14.52/10 万,占恶性肿瘤第 3 位;女性为 5.61/10 万,占恶性肿瘤第 4 位。值得注意的是,全世界各地肝癌发病率有上升趋势。肝癌在我国的流行病学分布特点是沿海高于内地,东南和东北部高于西北、华北和西南部。沿海岛屿和江河海口又高于沿海其他地区。

中医的文献中无肝癌之病名,但在《内经》中已有类似肝癌的记载,如《灵枢·邪气脏腑病形篇》曰肝脉"微急为肥气,在胁下,若覆杯"。根据历代文献描述,本病相当于祖国医学"伏梁"、"息贲"、"胁痛"、"痞气"、"肝积"、"癥瘕"、"积聚"、"臌胀"、"黄疸"等范畴。

【病因病机】

气滞血瘀　情志不畅,肝气郁结,或感受外邪,气机不畅,"气为血帅",气行则血行,气滞日久,必致血瘀,渐成肿块。

湿热蕴结　饮食不节,嗜酒过度,损伤脾胃,或肝气横逆,损及脾胃,或脾胃虚弱,运化不健,水湿停聚郁而化热,湿热蕴结于肝胆,日久渐积而成肿块。

肝肾阴虚　阴液灼竭,肝阴不足,穷则及肾,气化不利,水湿内停,聚于腹内,久之成瘤。

正气虚衰　正气虚弱,加之外受邪毒,或饮用发霉食品、污染之饮水,致肝脾受损。进而气虚血瘀,蕴积日久,而成积块。

【辨证论治】

根据肝癌证候特点,可参考肝积、积聚、臌胀、黄疸等进行治疗。病之初期以脾虚气滞多见,继则兼见湿热、瘀毒等证,晚期则以气血亏虚、津液枯槁、脏气衰竭为主。总的治则按病情不同阶段,采取或攻、或补、或攻补兼施。

1. 气滞血瘀

主要证候　两胁胀痛或刺痛,胸闷纳呆,嗳气呕逆,舌质淡红,或偏暗,边有瘀斑,苔薄白,脉弦细或涩。

治疗方法　疏肝理气,活血化瘀。

代表方药　柴胡疏肝散合桃红四物汤加减:柴胡、黄芩、郁金、制香附、白芍、红花、桃仁、川芎、三棱、莪术等。

2. 湿热内蕴

主要证候　胁下痞块,脘腹胀满,或腹大如鼓,身目俱黄,烦热口干,小便黄赤,大便干结,舌红,苔黄腻,脉弦滑数或涩。

治疗方法　清热利湿。

代表方药　茵陈蒿汤加减:茵陈、生山栀、金钱草、田基黄、八月扎、米仁、茯苓、大黄等。

3. 阴虚内热

主要证候　腹大胀满,痞块膨隆,形体羸瘦,头晕耳鸣,潮热盗汗,间或高热烦渴,或牙宣鼻衄,大便干结,小便短赤,舌红少津,苔薄黄或光剥,脉弦细数。

治疗方法　养阴清热。

代表方药　滋阴清肝饮加减:生地、石斛、当归、白芍、怀山药、丹皮、泽泻、芦根、地骨皮等。

胃　　癌

胃癌常以上腹部不适,疼痛、呕吐、呕血、黑便、贫血及上腹部包块等为主要临床表现。我国是胃癌高发区,发病率居各种恶性肿瘤首位,胃癌可发生于任何年龄,但总的趋势是发病率随着年龄的增长而上升。

中医典籍中无胃癌之病名,但有类似病证,如"噎膈","反胃","翻胃","伏梁","胃痛","积聚"等,其临床表现与胃癌相似。

【病因病机】

胃中无阳　"夫反胃乃胃中无阳,不能容受食物,命门火衰,不能熏蒸脾土,以致饮食入胃,不能运化,而为朝食暮吐,暮食朝吐"(《临证指南医案》)。

内伤七情　情志不舒,肝气抑郁则气滞,气滞则致血行不畅,凝结而成瘀血肿块。

热结伤津　热邪灼伤津液,水谷出入之道不得流通,胃脘枯槁,食下即吐。

【辨证论治】

1. 肝胃不和

主要证候　胃脘胀满,时时作痛,窜及两胁,口苦心烦,嗳气,饮食少进或呕吐反胃,舌苔薄黄或薄白,脉弦细。

治疗方法　疏肝和胃。

代表方药　逍遥散加减:柴胡、当归、白术、白芍、茯苓、枳壳、木香、旋覆花、代赭石、半夏、沉香等。

2. 脾胃虚寒

主要证候　胃脘胀痛,喜按喜温,或暮食朝吐,朝食暮吐,或食入经久仍复吐出,面色㿠白,便溏,舌质胖淡、有齿痕,苔白滑润,脉沉缓或沉细。

治疗方法　温中散寒。

代表方药　理中丸加减:党参、白术、干姜、制香附、良姜、吴萸、半夏、陈皮、丁香、砂仁、甘草等。

3. 瘀血内阻

主要证候　胃脘刺痛拒按,灼痛,食后痛甚,口干,或有呕血便血,肌肤甲错枯燥,舌质紫暗或见瘀点,脉沉弦或细涩。

治疗方法　活血化瘀。

代表方药　膈下逐瘀汤加减:当归、赤芍、川楝子、延胡、蒲黄、五灵脂、乌药、侧柏炭等。

4. 胃阴不足

主要证候　胃脘灼痛,嘈杂,口干,五心烦热,大便干结,舌红少苔或光剥,脉细数。

治疗方法　养阴清热。

代表方药　玉女煎加减:石膏、生地、竹叶、知母、麦冬、太子参、女贞子、墨旱莲、玄参等。

5. 气血两虚

主要证候　面色无华,面目水肿,胃寒身冷,乏力,心悸气短,头晕,虚烦不寐,自汗盗汗,形体羸瘦,舌质胖淡,脉虚细无力或虚大。

治疗方法　气血双补。

代表方药　八珍汤加减:党参、白术、茯苓、炙甘草、当归、川芎、熟地、白芍、黄芪、黄精等。

6. 痰湿凝结

主要证候　胸闷满痛,呕吐痰涎,痰核累累,舌淡,苔滑腻,脉滑濡。

治疗方法　温化痰湿。

代表方药　开郁二陈汤加减:半夏、陈皮、茯苓、甘草、枳壳、昆布、海藻等。

胃癌早期多表现为肝胃不和、脾胃阳虚证型,中期多见血瘀、痰凝证型,晚期则多见胃阴不足、气血两虚的证候。临证时,除辨证治疗外,还可结合辨病治疗,可随证加入半枝莲、白花蛇舌草、八月扎、冰球子等。

肺　　癌

肺癌是常见的恶性肿瘤之一,近年来发病率有上升趋势,仅次于胃癌,居第 2 位。据文献记载,本病属祖国医学“息贲”、“肺积”、“虚劳”、“咯血”、“肺痿”、“痰饮”等范畴。

【病因病机】

外邪袭肺　外界邪毒袭肺,肺气壅塞,肺失宣肃,气机不畅,气血瘀滞,形成肿块。

痰浊凝结　肺失宣肃,通调失司;脾失健运,湿浊内生,痰浊壅塞于肺,久而形成肿块。

正气虚弱　正气不足,复加感受邪毒(吸烟、吸入有害物质等),致肺阴灼伤,升降失常,气机壅塞,血行阻滞,而形成癌。

【辨证论治】

1. 阴虚

主要证候　咳呛气逆,痰少质黏,咯吐不利,痰中带血丝,潮热,盗汗,心烦不寐,口干咽燥,小便短赤,舌质红,少苔或光剥,脉细数。

治疗方法　滋阴清热。

代表方药　沙参麦冬汤加减:沙参、天冬、玄参、百部、丹皮、赤芍、地骨皮、山海螺、鱼腥草、石上柏等。

2. 气虚

主要证候　咳嗽气短,痰多,色白,神疲乏力,胸闷,纳少,腹胀便溏,动则汗出,舌质淡,苔白腻,脉细缓或濡滑。

治疗方法　健脾益气。

代表方药　香砂六君子汤加减:党参、白术、茯苓、甘草、木香、砂仁、陈皮、半夏、米仁、制南星等。

3. 痰浊

主要证候　咳喘痰鸣,痰多,黏稠难咯,胸胁支满,舌质胖淡,苔白腻,脉弦滑或滑数。

治疗方法　化痰去浊。

代表方药　导痰汤合葶苈大枣泻肺汤加减:姜半夏、陈皮、茯苓、炙甘草、枳实、胆南星、葶苈子、大枣等。

4. 血瘀

主要证候　胸部疼痛,痛如锥刺,或胸闷气急,咳嗽不畅,便秘口干,痰血暗红,舌绛,有瘀斑、瘀点,苔薄黄,脉细涩或弦细。

治疗方法　活血化瘀。

代表方药　桃红四物汤合失笑散加减:桃仁、红花、当归、赤芍、生蒲黄、五灵脂、石见穿、露蜂房等。

5. 气阴两亏

主要证候　胸背部隐隐作痛,咳声低弱,神疲乏力,五心烦热,自汗盗汗,舌质红苔少,脉沉细数。

治疗方法　益气养阴。

代表方药　君子汤合清燥救肺汤加减:党参、白术、茯苓、甘草、麦冬、桑叶、杏仁、地骨皮、沙参、玉竹、五味子等。

（陈　震）

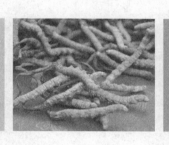

针 灸 篇

第十四章

经　络

经络学是研究人体经络系统的循行分布、生理功能、病理变化及其与脏腑相互关系的一种理论学说,它是中医基础理论的重要组成部分,指导中医临床各科的诊断和治疗。经络学与针灸学的关系尤为密切,是针灸学的理论核心。

经络学说是在医疗实践中逐步形成和发展的。早在 2000 多年前的医学著作《内经》中,就有关于经络的记载,经历代医家不断地充实和完善而使经络系统的理论逐步趋于完整。

第一节　经　络　总　论

一、经络的含义

经络是经脉和络脉的总称。"经"有路径的含义,是经络系统的主干;"络"有网络的含义,较经脉细小,纵横交错,是经脉的分支。经脉和络脉构成气血运行的通道,内属于脏腑,外络于肢节,将人体脏腑组织器官联系成一个有机的整体。

二、经络系统的组成

经络系统,包括十二经脉、奇经八脉、十二经别和十五络脉,以及内属的脏腑和外连的十二经筋、十二皮部(图 14 - 1)。

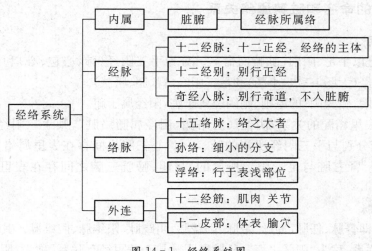

图 14 - 1　经络系统图

1. 十二经脉

十二经脉是经络系统的主体，又称"十二正经"。《灵枢·海论》曰："夫十二经脉者，内属于脏腑，外络于肢节"，由此说明经脉的内行部分深入所属络的脏腑，外行部分通达体表，使人体内外联系，构成有机整体。故十二经脉是运行气血的主要通道。

2. 十二经别

十二经别是十二正经中分出的支脉，故又称"别行的正经"，阳经经别合于阳经经脉；阴经经别合于相表里的阳经经脉，通过经别的离合，加强了脏腑之间的联系。

3. 奇经八脉

奇经八脉与十二经脉不同，不直接属于脏腑，亦无表里关系，"别行奇道"，故称"奇经"。奇经八脉交错循行于十二经脉之间，加强了十二经脉之间的沟通。

4. 十五络脉

十五络脉是络脉中较大的络，十二经脉和督任二脉各自别出一络，加上脾之大络，故称为"十五络脉"。十二经脉的别络在四肢肘和膝以下本经络穴发出后，均走向其表里经脉，加强了阴阳表里经之间的联系。

5. 浮络、孙络

络脉中浮行于浅表部位的称为"浮络"。络脉中最细小的分支称为"孙络"，密布全身，难以计数。其作用是将经络内的气血输布于全身，以濡养人体各部。

6. 十二经筋

十二经筋是十二经脉之气结聚于筋肉、关节的体系，是十二经脉在肢体的外周连属部分。其作用是约束骨骼，屈伸关节，以保持人体正常的运动功能。

7. 十二皮部

十二皮部的分布区域即十二经脉在体表的分布范围，也是腧穴分布之所在。其作用是对机体具有防卫作用。

三、经络的命名和脏腑属络关系

1. 十二经脉

十二经脉是以手足、阴阳、脏腑而命名。分为手三阴经（肺、心包、心）和足三阴经（脾、肝、肾）；手三阳经（大肠、三焦、小肠）和足三阳经（胃、胆、膀胱）。

根据"脏为阴，腑为阳"的原则，则阴经属于脏，阳经属于腑。

根据脏腑表里相配的关系"阴经属脏络腑，阳经属腑络脏"，则手三阳经所属的大肠、三焦、小肠三腑分别与手三阴经所属的肺、心包、心三脏之间存在表里属络关系。足三阴经所属的脾、肝、肾三脏与足三阳经所属的胃、胆、膀胱三腑之间存在表里属络关系（图14-2）。

2. 奇经八脉

奇经八脉，即督脉、任脉、冲脉、带脉、阳跷脉、阴跷脉、阳维脉、阴维脉。其中督脉属阳脉与 6 条阳经有联系，称为"阳脉之海"，任脉属阴脉与 6 条阴经有联系，称为"阴脉之海"。督、任脉各有其所属腧穴，故与十二经脉相提并论，合称为"十四经"。

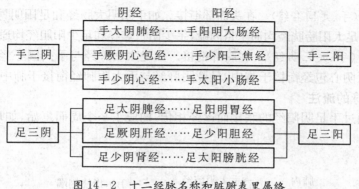

图 14-2 十二经脉名称和脏腑表里属络

四、经络的分布

1. 十二经脉

十二经脉在体表为左右对称地分布于四肢、头面和躯干,并纵贯全身。其分布规律:"内为阴,外为阳;腹为阴,背为阳;头为诸阳之会。"

四肢部　手三阴经分布于上肢内侧;足三阴经分布于下肢内侧;手三阳经分布于上肢外侧;足三阳经分布于下肢外侧。其中:

手足三阴经排列顺序:太阴在前,厥阴在中,少阴在后。

手足三阳经排列顺序:阳明在前,少阳在中,太阳在后。

足三阴经在小腿部内踝上八寸以下及足背,其分布是厥阴在前,太阴在中,少阴在后,是为例外。

头面部　手足三阳经的经脉,均上行交会于头面部;而手足阳明经分布于面部;手足少阳经分布于头侧部;足太阳经分布于头顶部和后头部,手太阳经分布于颊部。排列顺序:阳明在前,少阳在侧,太阳在后。手太阳经分布于阳明经与少阳经之间,是为例外。

躯干部　手足三阴经分布于胸腹部;手太阳经分布于背部;足太阳经分布于腰背部;手少阳、手阳明经分布于颈部和背部;足少阳经分布于躯干侧面;足阳明经分布于胸腹部,是为例外。

2. 督脉、任脉

督脉、任脉同起于小腹内,下出于会阴。"督则由会阴而行背":督脉行于腰背正中,上至头面。"任则由会阴而行腹":任脉行于胸腹正中,上抵额部。

五、十二经脉的循行走向、衔接和流注

1. 十二经脉的循行走向

手三阴经从胸走手,手三阳经从手走头,足三阳经从头走足,足三阴经从足走腹(胸)。

2. 十二经脉的衔接

阴经与阳经(表里经)　多在四肢指(趾)端衔接。如手太阴肺经在示指与手阳明大肠经衔接,手少阴心经在小指与手太阳小肠经衔接,手厥阴心包经在无名指与手少阳三焦经衔接,足阳明胃经在足大趾与足太阴脾经衔接,足太阳膀胱经从足小趾斜趋足心与足少阴肾经衔接,足少阳胆经从足跗上升趋足大趾丛毛处与足厥阴肝经衔接。

阳经与阳经(手、足同名经) 在头面部衔接。如手阳明大肠经和足阳明胃经都通过鼻旁,手太阳小肠经与足太阳膀胱经均通于目内眦,手少阳三焦经和足少阳胆经均通于目外眦。

阴经与阴经(手、足三阴经) 在胸部衔接。如足太阴脾经与手少阴心经衔接于心中,足少阴肾经与手厥阴心包经衔接于胸中,足厥阴肝经与手太阴肺经衔接于肺中。

3. 十二经脉的流注

十二经脉通过手足阴阳经的联接而逐经相传,构成了一个周而复始,如环无端的传注系统(图14-3)。

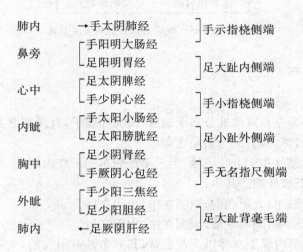

图14-3 十二经脉的流注

六、经络的作用

1. 生理作用

经络具有联系人体脏腑与肢体的作用。《灵枢·海论》曰:"夫十二经脉者,内属于脏腑,外络于肢节"。由于经络系统沟通内外,贯串上下,纵横交错,遍布全身,从而将人体各组织、器官联系成一个有机的整体。

经络又有运行气血,濡养机体的作用。《灵枢·本脏》篇:"经脉者,所以行气血而营阴阳,濡筋骨,利关节者也"。气血、津液等营养物质贯注于经脉内,必须依赖于经络输布于全身,从而调节阴阳,濡养机体,维持机体正常的生理功能。

经络还有护卫机体,抵御外邪的作用。《灵枢·本脏》曰:"卫气和则分肉解利,皮肤调柔,腠理致密矣。"经脉内营气充盛而使脉外的卫气强盛,腠理致密,故能卫外而抵御外邪的入侵。

2. 病理作用

经络具有反应证候的作用。经络的存在,使内脏与体表紧密相联,内脏有病时,可在其相应的经脉循行部位出现阳性体征,如肝病可循经出现胁痛;肺病可循经出现缺盆痛。内脏疾病还可在相关的头面五官上出现证候反应,如心火上炎可致口舌生疮;肝火旺盛可致两目肿赤;肾气亏虚可致两耳失聪。这些都说明经络与内脏的病理变化是息息相关的。

经络还具有传注病邪的作用。经络有卫外的作用,一旦卫气虚弱,病邪乘虚而入,可循经络的途径而侵入内脏,《素问·缪刺论》:"夫邪之客于形也,必先舍于皮毛;留而不去,入舍于孙脉;留而不去,入舍于络脉;留而不去,入舍于经脉;内连五脏,散于肠胃,阴阳俱感,五脏乃伤。"外感病邪的传变过程是自外而里,由表及里,层层深入,直至内脏。由于相表里的脏腑之间存在着经络的联系,故病邪的侵入可累及相表里的脏与腑,如外感病邪先侵入肺脏,留而不去,可传注大肠腑,出现高热、谵语、便秘等阳明腑证。

3. 诊断作用

经络在诊断方面,主要根据"有诸内必形于诸外",病邪既可借经络入侵脏腑,脏腑有病也可根据经络在体表的循行,皮部的分野,通过审视、按压等方法,探索其阳性体征和反应点,发现其病理变化,以作为临床诊断的一个重要参考。

《灵枢·九针十二原》载:"五脏有疾也,应出十二原,十二原各有所出,明知其原,睹其应,而知五脏之害矣。"五脏有疾病时,往往在相应的原穴部位出现一定的反应;反之,如果原穴部位出现各种异常变化,也同样可以推知五脏的盛衰情况。近代研究发现,阑尾炎患者,多在其足阳明胃经的上巨虚穴位附近出现压痛点;胆囊发生病变的患者,多在足少阳胆经的阳陵泉穴下出现压痛点,还有某些脏腑发生病痛时在其相应的背腧穴会出现压痛点。这些常可为临床诊断提供参考依据。

4. 治疗作用

经络运用于针灸临床治疗方面,根据"经脉所过,主治所及"的理论而循经取穴,以治疗疾病。当经络脏腑功能失常时,运用针和灸对腧穴的刺激,通过经络的传导,起到双向良性的调整作用,使之恢复正常的生理状态。

在针灸临床中,根据经络的循行和分布而选用腧穴即"循经取穴"法。具体运用如下。①上病下取法:如头顶痛取肝经的太冲穴,目疾取胆经的光明穴;②下病上取法:如脱肛取督脉的百会穴,腰痛取任脉的承浆穴;③表里经互取法:如肝病取胆经的阳陵泉穴,胃病取脾经的公孙穴;④手足同名经取穴法:如胁痛取手少阳三焦经的外关穴,便秘取手阳明大肠经的曲池穴等。

第二节 经 络 各 论

一、手太阴肺经(图 14 - 4)

循行路线:①起于中焦,向下联络大肠;②回绕向上经过胃的上口;③通过横膈;④属于肺脏;⑤从"肺系"(肺与喉相联系的部位)横行出来(肺1-中府);⑥向下沿上臂内侧,行于手少阴经和手厥阴经的前面;⑦下行到肘窝中;⑧沿着前臂内侧的桡侧前缘;⑨进入寸口;⑩经过鱼际;⑪沿着鱼际的边缘;⑫出拇指内侧(肺11-少商)。

腕部支脉:⑬从列缺(肺7)处分出,走向示指内侧端(大肠1-商阳),与手阳明大肠经相接。

二、手阳明大肠经(图 14 - 5)

循行路线:①起于示指末端(大肠1-商阳);②沿着示指桡侧向上,通过第1,2掌骨之间(大肠4-合谷)向上进入拇长伸肌腱与拇短伸肌腱之间的凹陷处;③沿着前臂外侧前缘;④至肘部外侧;⑤再沿上臂外侧前缘;⑥上走肩髃;⑦沿肩峰前缘;⑧向后上方到达第7颈

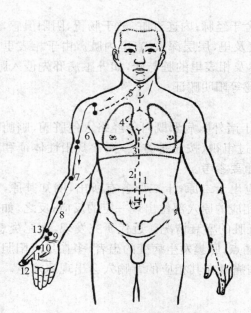

图14-4 手太阴肺经循行示意图

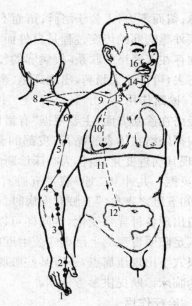

图14-5 手阳明大肠经循行示意图

椎下会大椎(督14);⑨再向下进入缺盆(锁骨上窝);⑩向下联络肺脏;⑪通过横膈;⑫属于大肠。

缺盆部支脉:⑬上走颈部;⑭经过面颊;⑮进入下齿龈;⑯围绕上唇,左右交叉于人中,止于鼻翼旁(大肠20-迎香),与足阳明胃经相接。

三、足阳明胃经(图14-6)

循行路线:①起于鼻翼两侧(会迎香),上行至鼻根部;②会睛明(膀胱1);③向下沿着鼻的外侧,起于承泣(胃1);④进入上齿龈内;⑤出于咬肌附着前缘(胃5-大迎);⑧沿着下颌角(胃6-颊车);⑨上行耳前,经颧弓向上,会上关(胆3);⑩沿着发际;⑪到达前额,会神庭(督24)。

面部支脉:⑫从大迎向下经人迎,沿着喉咙向下;⑬进入缺盆部;⑭向下通过横膈;⑮属于胃,联络脾脏。

缺盆部直行经脉:⑯经乳头;⑰向下夹脐旁进入两侧气冲(胃30)。

胃部支脉:⑱沿着腹里向下,与缺盆直行经脉会于气冲;⑲再共同下行,至髀关(胃31);⑳到达髌骨外上方;㉑下至膝盖;㉒沿胫骨外侧前缘;㉓下至足背;㉔进入足第二趾外侧端(胃45-历兑)。

足背支脉:㉗从足背最高点分出,进入足大趾内侧端(脾1-隐白);与足太阴脾经相接。

四、足太阴脾经(图14-7)

循行路线:①起于足大趾末端(脾1-隐白),沿着大趾内侧赤白肉际;②经过大趾第一跖趾关节;③上行至内踝前;④达小腿内侧;⑤沿着胫骨后面;⑥交出足厥阴经的前面;⑦经膝股部内侧前缘;⑧进入腹部;⑨属于脾脏,联络胃;⑩通过横膈上行;⑪夹食管两旁;⑫连系舌根,分散于舌下。

胃部支脉:⑬向上再通过横膈;⑭流注于心中,与手少阴心经相接。

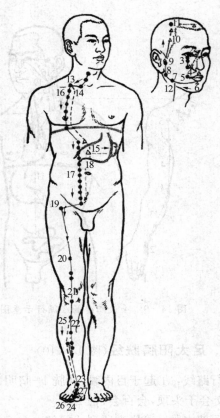
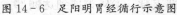
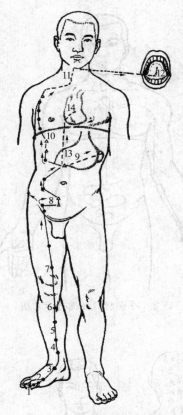

图 14-6 足阳明胃经循行示意图　　　图 14-7 足太阴脾经循行示意图

五、手少阴心经(图 14-8)

循行路线：①起于心中,出"心系"(心于其他脏器相联系的部位)；②通过横膈,联络小肠。"心系"向上的脉：③从"心系"向上；④夹着咽喉上行；⑤连于"目系"(眼球联系于脑的部位)。

"心系"直行的脉：⑥上行于肺部,再向下出于腋窝(心 1-极泉)；⑦沿着上臂内侧后缘,行于手太阴经和手厥阴经的后面；⑧到达肘窝,沿前臂内侧后缘；⑨至掌后豌豆骨部；⑩进入掌内；⑪沿小指内侧至末端(心 9-少冲),与手太阳小肠经相连。

六、手太阳小肠经(图 14-9)

循行路线：①起于手小指外侧端(小肠 1-少泽)；②沿着手背外侧至腕部,出于尺骨茎突；③直上沿着前臂外侧后缘,经尺骨鹰嘴与肱骨内上髁之间；④沿上臂外侧后缘；⑤出于肩关节；⑥绕行肩胛部；⑦交会于大椎(督 14)；⑧向下进入缺盆部；⑨联络心脏；⑩沿着食管；⑪通过横膈；⑫到达胃部；⑬属于小肠。

缺盆部支脉：⑭从缺盆；⑮沿着颈部；⑯上达面颊；⑰至目外眦；⑱转入耳中(小肠 19-听宫)。

颊部支脉：⑲从颊部向上行目眶下(小肠 18-颧髎),抵于鼻旁；⑳至目内眦会睛明(膀胱 1)与足太阳膀胱经相接,而又斜行止于颧骨部。

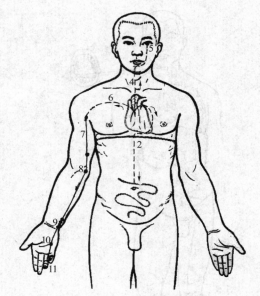

图 14-8　手少阴心经循行示意图

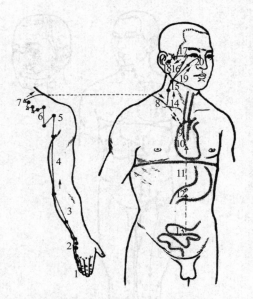

图 14-9　手太阳小肠经循行示意图

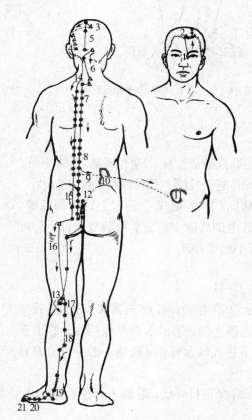

图 14-10　足太阳膀胱经循行示意图

七、足太阳膀胱经(图 14-10)

循行路线:①起于目内眦(膀胱 1-睛明);②上额;③交会于头顶,会百会(督 20)。

头顶部支脉:④从头顶到达颞部。

头顶部直行的脉:⑤头顶入里联络脑;⑥回出分开下行项后;⑦沿肩胛部内侧,挟着脊柱;⑧到达腰部;⑨从脊旁肌肉进入体腔;⑩联络肾脏;⑪属于膀胱。

腰部的支脉:⑫向下通过臀部;⑬进入腘窝。

后项的支脉:⑭通过肩胛骨内缘直下;⑮经过臀部,会环跳(胆 30)下行;⑯沿着大腿外侧后边下行;⑰与腰部下来的支脉会合于腘窝;⑱从此向下,通过腓肠肌出于外踝的后面;⑳沿着第五跖骨粗隆;㉑至小趾外侧端至阴(膀胱 67),与足少阴肾经相接。

八、足少阴肾经(图 14-11)

循行路线:①起于足小趾下,斜向足心,(肾 1-涌泉);②出于舟骨粗隆下;③沿内踝后;④进入足跟;⑤再向上行于小腿内侧;⑥出腘窝的内侧;⑦向上行股内后缘;⑧通向脊柱会长强(督 1),属于肾脏;⑨联络膀胱。

肾脏部直行的脉：⑩从肾；⑪向上通过肝和膈；⑫进入肺中；⑬沿着喉咙；⑭挟于舌根部。

肺部支脉：⑮从肺部出来，联络心脏，流注于胸中，与手厥阴心包经相接。

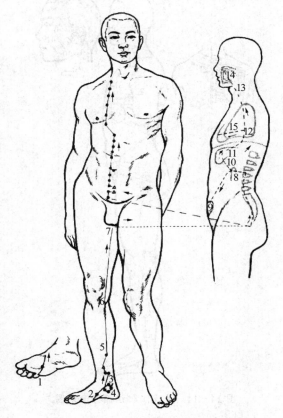 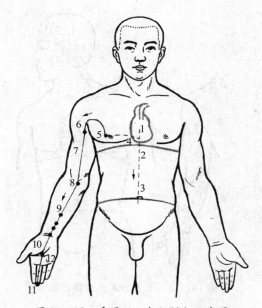

图 14－11　足少阴肾经循行示意图　　　　图 14－12　手厥阴心包经循行示意图

九、手厥阴心包经（图 14－12）

循行路线：①起于胸中，属于心包络；②向下通过横膈；③从胸至腹，依次联络上、中、下焦。

胸部支脉：④沿着胸中；⑤出于胁部，至腋下 3 寸处（心包 1－天池）；⑥上行到腋窝中；⑦沿上臂内侧行于手太阴与手少阴之间；⑧进入肘窝中；⑨向下行于前臂掌长肌腱与桡侧腕屈肌腱的中间；⑩进入掌中；⑪沿着中指到指端（心包 9－中冲）。

掌中支脉：⑫从劳宫分出，沿着无名指到指端（三焦 1－关冲），与手少阳三焦经相接。

十、手少阳三焦经（图 14－13）

循行路线：①起于无名指端（三焦 1－关冲）；②向上出于第四、五掌骨间；③沿着腕背；④出于前臂，走行于桡骨和尺骨之间；⑤向上通过肘尖；⑥沿上臂外侧；⑦上达肩部；⑧交出足少阳经的后面；⑨向前进入缺盆；⑩分于胸中，联络心包；⑪向下通过横膈，从胸至腹，属于上、中、下焦。

胸中的支脉：⑫从胸向上；⑬出于缺盆部；⑭上走项部；⑮沿耳后直上；⑯出于耳部上方，上行额角；⑰再弯下走向面颊部，到达眼眶下部。

耳部支脉:⑱从耳后,进入耳中,出走耳前,与前脉交叉于面颊部;⑲到达目外眦(三焦23-丝竹空),与足少阳胆经相接。

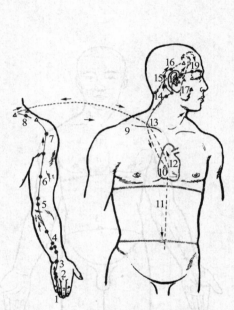 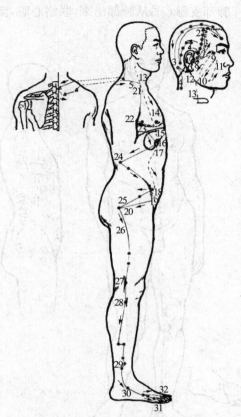

图 14-13　手少阳三焦经循行示意图　　　　图 14-14　足少阳胆经循行示意图

十一、足少阳胆经(图 14-14)

循行路线:①起于目外眦(胆1-瞳子髎);②向上到达额角部(胆4-颔厌);③下行至耳后(胆20-风池);④沿着颈部行于手少阳经的前面,到肩上交于手少阳经的后面;⑤向下进入缺盆。

耳部的支脉:⑥从耳后进入耳中;⑦出走耳前;⑧到目外眦后方。

目外眦的支脉:⑨从目外眦处分出;⑩下走大迎(胃5);⑪合于手少阳经到达于目眶下;⑫向下经颊车(胃6);⑬由颈部向下会合前脉于缺盆;⑭然后向下进入胸中,通过横膈;⑮联络肝脏;⑯属于胆;⑰沿着胁肋内;⑱出于少腹两侧腹股沟动脉部;⑲经过外阴部毛际;⑳横行入髋关节部(胆30-环跳)。

缺盆部直行的脉:㉑从缺盆;㉒下行腋部;㉓沿着侧胸部;㉔经过季胁;㉕向下会合前脉与髋关节部;㉖再向下沿着大腿的外侧;㉗出于膝的外侧;㉘下行经腓骨前面;㉙直下到达腓骨下段;㉚再下到外踝的前面,沿足背部;㉛进入足第四趾外侧端(胆44-足窍阴)。

足背部支脉:㉜从足临泣处分出,沿第一、二跖骨之间,出于大趾端,穿过趾甲,回过来到趾甲的毫毛部,会大敦(肝1),与足厥阴肝经相接。

十二、足厥阴肝经(图 14 - 15)

循行路线：①起于足大趾上毫毛部(肝 1 - 大敦)；②沿着足跗部向上；③经过内踝前 1 寸处(肝 4 - 中封)；④向上至内踝上 8 寸处，交出于足太阴经的后面；⑤上行膝的内侧；⑥沿着股部内侧；⑦进入阴毛中；⑧绕过阴部；⑨上达小腹；⑩挟着胃旁，属于肝脏，联络胆腑，向上通过横膈；⑪分部于胁肋；⑫沿着喉咙的后面；⑬向上进入鼻咽部连接于目系(眼球连系于脑的部位)；⑯向上出于前额；⑰与督脉会合于巅顶。

"目系"的支脉：⑱下行颊里；⑲环绕唇内。

肝部的支脉：⑳从肝分出；㉑通过横膈；㉒向上流注于肺，与手太阴肺经相接。

十三、督脉(图 14 - 16)

循行路线：①起于小腹内，下出于会阴部；②向后行于脊柱的内部；③上达顶后风府(督 - 16)，进入脑内；④上行巅顶；⑤沿前额下行鼻柱。

十四、任脉(图 14 - 17)

循行路线：①起于小腹内，下出会阴部；②向上行于阴毛部；③沿着腹内，向上经过关元(任 - 4)等穴；④到达咽喉部；⑤再上行环绕口唇；⑥经过面部进入目眶下(胃 1 - 承泣)。

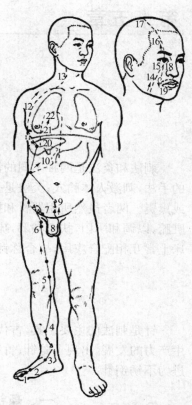

图 14 - 15 足厥阴肝经循行示意图

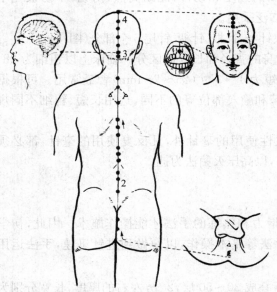

图 14 - 16 督脉循行示意图

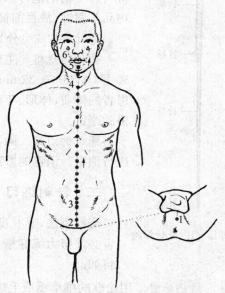

图 14 - 17 任脉循行示意图

(魏 薇 李 霁 唐燕红)

223

第十五章

刺　灸　法

刺法和灸法是两种不同的治病方法。刺法亦称针法,是利用金属制成的针具,通过一定的手法,刺激人体腧穴;灸法是一种温热疗法,主要是用艾叶点燃后在人体皮肤上进行烧灼或熏熨。两者虽然所用器材和操作方法不同,但同属于外治法,都是通过腧穴,作用于经络、脏腑,以调和阴阳,扶正祛邪,疏通经络,行气活血,从而达到防病治病的目的。针和灸在临床上常互相配合应用,故合称针灸。

第一节　刺　　法

针是刺法的主要工具,古代原始的针具是用石块加工而成的"砭石",随着人类的进化,生产力的发展,出现了骨针、竹针,进而演变为铜针、铁针、金针和银针,到 20 世纪 50 年代改进为不锈钢针。

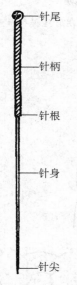

针尾
针柄
针根
针身
针尖

图15-1　毫针结构

一、毫针

毫针是针刺法中最常用的针具,目前使用的毫针主要以不锈钢为制针材料。不锈钢毫针,具有较高的强度和韧性,能耐高热、防锈,不易被化学物品等腐蚀,故目前被临床广泛采用。

毫针的构成　分为针尖、针身、针根、针柄、针尾 5 个部分(图15-1)。

毫针的规格　主要以针身的直径和长度而区分。临床上以粗细为 28、30 号(0.38~0.32mm)和长短为 1~3 寸(25~75 mm)者最常用。可根据患者的体质、体形、年龄、病情和腧穴部位等的不同,选用长短、粗细不同规格的毫针。

毫针的消毒　除了一次性使用的毫针外,凡反复使用的毫针,都必须进行消毒。消毒的方法很多,以高压灭菌法为佳。

二、针刺练习

毫针刺法,要有良好的指力和熟练的手法才能操作施术。因此,初学者必须努力练好指力和手法等基本操作,以便做到进针迅速,手法运用自如。

纸垫练针　用松软的细草纸或毛边纸,折叠成 30~50 层,2 cm 左右的厚度,长宽分别为 5~8 cm,外用棉线呈"井"字形扎紧。在此纸垫上可练习进针指力和捻转动作。练习时,一手拿住纸垫,一手如执笔式持针,使针身垂直于纸垫上,当针尖抵于纸垫后,拇、食、中三指捻动针柄,刺入纸垫内,同时手指向下渐加一定压力,待刺透纸垫背面后,再捻动退出另换一处如前再刺。如此反复练习(图 15 - 2)。

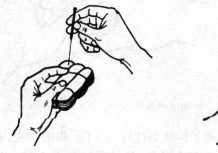

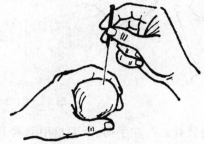

图 15 - 2　纸垫练针法　　　　　　　　图 15 - 3　棉球练针法

棉球练针　取棉絮一团,用棉线缠绕,外紧内松,做成直径为 6～7 cm 的圆球,外包白布一层缝制即可练针。因棉团松软,可以练习提插、捻转、进针、出针等各种毫针操作手法的模拟动作(图 15 - 3)。

自身练针　通过纸垫、棉团的物体练针,掌握了一定的指力和手法后,可以在自己身上进行试针练习,以亲身体会指力的强弱、针刺的感觉、行针的手法等。

三、针刺操作

针刺操作包括进针、运针、留针和出针,以及针刺的角度和深度。

毫针操作时,一般将医者持针的右手称为"刺手",按压穴位局部的左手称为"押手",又称"压手"。持针的姿势,状如执持毛笔,故称为执毛笔式持针法(图 15 - 4)。根据用指的多少,一般又分为二指持针法和多指持针法。二指持针即用右手拇食两指指腹挟持针柄,针身与拇指呈 90°角。多指持针即用右手拇、示、中、无名指指腹持针柄,小指指尖抵于针旁皮肤,支持针身垂直。

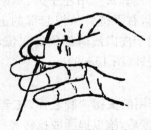

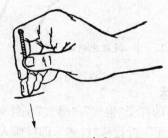

图 15 - 4　持针姿势　　　　　　　　图 15 - 5　单手进针法

1. 进针法

单手进针法　用刺手的拇、示指持针,中指指端紧靠穴位,中指指腹抵住针身下段,当拇、示指向下用力按压时,中指随势屈曲将针刺入,直刺至所要求的深度。此法用于短毫针进针(图 15 - 5)。

指切进针法　又称爪切法,临床最为常用。即以左手拇指或示指之指甲掐切穴位上,右手持针将针紧靠左手指甲缘刺入皮下的手法(图 15 - 6)。

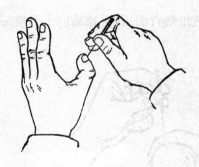
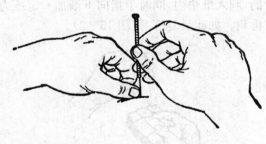

图 15-6　爪切进针法

双手夹持进针法　左手拇、示两指用消毒干棉球夹住针身下段，露出针尖，右手拇、示指持针柄，将针尖对准穴位，当贴近皮肤时，双手配合动作，将针快速刺入皮下，直至所要求的深度。此法多用于长针进针（图 15-7）。

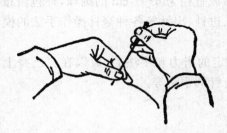
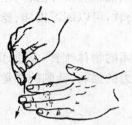
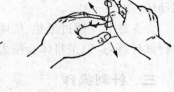

图 15-7　夹持进针法

图 15-8　舒张进针法

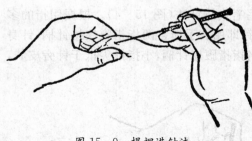

图 15-9　提捏进针法

舒张进针法　左手拇、示两指或食中两指将腧穴部位皮肤向两侧撑开使之绷紧，右手持针，针尖从指间刺入皮下。此法多适用于皮肤松弛或有皱纹的部位，特别是腹部腧穴的进针（图 15-8）。

提捏进针法　用左手拇、示两指将腧穴的皮肤提起，右手持针从捏起部的上端刺入。此法主要用于皮肉浅薄部位的穴位，特别是面部腧穴的进针（图 15-9）。

2. 运针法

运针的目的在于"得气"，"得气"是针刺产生治疗作用的关键，"刺之要，气至而有效"。得气，古代称"气至"，近代称"针感"，即针刺入腧穴一定深度后，施以提插或捻转等行针手法使患者在针刺部位有酸、胀、重、麻或向远端放射的感觉；施术者针下有沉紧感，"如鱼吞饵之沉浮"。得气与否，常有以下几种原因：取穴是否准确、针刺深度是否恰当、操作手法是否适宜以及患者个体差异等。当然丧失神经传导功能的截瘫患者，在针刺下肢穴位时，就不能或不易"得气"。

为加强得气感，必须应用相应的导气手法，主要手法有以下两种。

提插法　将针刺入腧穴一定深度后，施以上提下插动作的操作手法。这种使针由浅层向下刺入深层的操作谓之"插"，从深层向上引退至浅层的操作谓之"提"，如此反复地呈上下纵向运动的行针手法，即为提插法（图 15-10）。

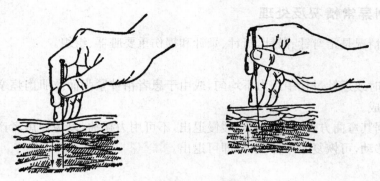

图 15-10　提插法

　　捻转法　将针刺入腧穴一定深度后,施以向前向后捻转动作的操作手法。这种使针在腧穴内反复前后来回的旋转行针手法,即为捻转法(图 15-11)。

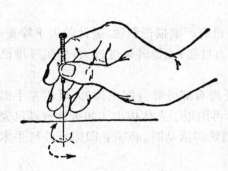

图 15-11　捻转法

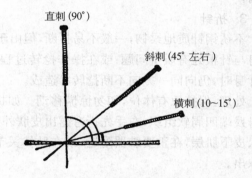

图 15-12　针刺角度

3. 针刺的角度和深度

　　针刺角度　分为直刺、斜刺与横刺(图 15-12)。直刺适用于肌肉比较丰厚部位的腧穴。斜刺适用于肌肉比较浅薄和有重要脏器部位的腧穴。横刺适用于皮薄肉少处,如头皮、胸部、面部的腧穴。

　　针刺深度　各腧穴均有一定的针刺深度。此外患者体质强壮,肥胖者可进针稍深,体质虚弱瘦小者宜浅,青壮年可深刺,老年婴幼儿宜浅刺,春夏季宜浅刺,秋冬季宜深刺,头面部及胸部腧穴宜浅刺,腰臀部及肌肉丰厚处的腧穴宜深刺。

4. 留针与出针

　　留针　进针得气后,一般留针 20 分钟,留针期间可间隙运针。对剧痛、急性阑尾炎、尿潴留等可延长留针时间,以加强疗效。

　　出针　出针时,左手持消毒干棉球,轻轻按压针刺部位,右手拇、食、中指持针作小幅度捻转后较快地退出体外,随即按压针孔,对周围血管丰富,容易出血的穴位,更应注意按压针孔。

　　针刺时对患者体位的选择,应以医者能够正确取穴,施术方便,患者感到舒适自然,并能持久留针为原则,以保证针刺操作顺利进行。

四、针刺异常情况及处理

针刺异常情况是指弯针、滞针、折针、晕针和损伤重要脏器、组织。

1. 弯针

由于进针时或运针过程中用力不均匀,或由于患者精神紧张而致肌肉痉挛,或由于体位不当等原因造成。

处理:根据其弯曲方向,不用捻转,缓慢退出,不可用力猛抽,以免使患者产生剧痛,甚至折针;如体位移动,可恢复原来体位,针即可退出。

2. 滞针

由于运针时向同一方向大幅度不断捻转,得气后未曾来回小幅度捻转以放松肌纤维而造成;或因病人肌肉痉挛、紧张而造成。

处理:小幅度缓慢捻转使肌肉纤维放松,同时用手指轻轻叩拍针处附近肌肉、放松紧张肌肉。

3. 折针

不锈钢针质地柔韧,一般不易折断,但由于针身已有严重损伤剥蚀,进针前失于检查;在针身与针根处有质量问题;或在操作捻转过程中用力过猛;或捻转幅度过大,当肌纤维已紧绕针身时,仍向同一方向不断捻转等造成。

处理:保持原有体位,切勿惊慌移动。如折断处尚有部分针身露出体外,可用左手撮捏针身残端四周软组织,右手先折弯露出皮肤外残端,再用镊子夹住拔出。如折针残端已完全断入皮下肌层,在重要脏器附近,或在肢体关节周围妨碍活动时,必须立即施行外科手术切开取出。

4. 晕针

由于患者体质虚弱、精神紧张、空腹、气候闷热,或因针刺刺激量超过患者耐受力,而发生晕针。其表现为面色苍白、出汗、心慌、头晕、眼花、胸闷、恶心及脉象细弱等,严重者可神志昏迷,甚至大小便失禁,脉搏难以扪及。

处理:一旦发现晕针,应尽快起出所有的针,扶病人卧床(去枕),轻者静卧片刻即可恢复,严重者可针刺人中、合谷等穴,亦可针刺百会、足三里、涌泉等穴,饮以热水,心力衰竭者可注射强心剂。

5. 出血　针刺操作中刺破血管,在起针时可见不同程度的出血。

处理:如为微量出血,稍加按压即可止血,如见针刺局部组织青紫其可自行吸收;如出血较多,可先冷敷,待血止后再给予热敷或按摩。

6. 损伤重要脏器、组织　①外伤性气胸:胸、背、胁肋及锁骨上窝等部位针刺过深,可发生外伤性气胸。症见胸闷、呼吸急迫;严重者口唇发绀,血压下降,甚至休克。经 X 线胸透检查即可确诊。②刺伤肝、肾、心、脾等内脏:上述脏器相应部位针刺过深,伤及内脏,会引起严重后果。刺伤肝、脾可引起出血,并伴有疼痛;刺伤肾脏可见腰痛,肾区叩击痛,甚至血尿。③刺伤脑脊髓:针刺风府、哑门、风池、大椎等穴位,应严格掌握针刺方向、深度、刺激量,如操作不当,可损伤延髓、脑脊髓,出现昏迷、瘫痪等严重后果。

处理:一旦损伤重要脏器、组织,应立即请各有关科室进行急诊处理。

第二节 灸 法

艾灸疗法主要以艾叶为原料,将干艾叶制成艾绒,然后根据需要可捻成艾炷或艾条,点燃后薰灼肌肤腧穴,借艾火的温热刺激,起到温通经络,祛湿散寒,活血化瘀,消肿散结,回阳救逆及防病保健的作用。

临床常用的灸法见图15-13。

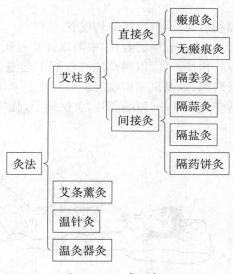

图15-13 常用灸法

一、艾炷灸

艾炷是将艾绒捻紧成上尖下大的圆锥形,大者如枣核,小者如麦粒(图15-14),每燃一个艾炷称为灸一"壮"。艾炷灸可分为直接灸和间接灸两类。

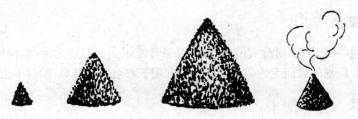

图15-14 艾炷

1. 直接灸

将大小适宜的艾炷,直接放在皮肤上施灸(图15-15),根据病情和燃烧程度的不同又分瘢痕灸和无瘢痕灸。

瘢痕灸 又称化脓灸。施灸时先在所灸腧穴部位上涂以少量大蒜汁或凡士林,以增加黏附和刺激作用,然后将艾炷直接放在腧穴上,用线香点燃艾炷,当艾炷烧近皮肤,病人感到灼痛时,可在穴

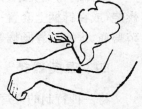

图15-15 直接灸

位周围用手轻轻拍打以减轻痛感,一般可灸 5～7 壮,灸完后拭净艾灰,在灸穴上敷贴淡药膏,每天更换 1 次,几天后灸穴逐渐出现无菌性化脓反应,脓呈白色,5～6 周,灸疮结痂脱落,局部留有瘢痕。临床常用于哮喘、慢性虚寒性胃肠病等。

无瘢痕灸　又称非化脓灸。施灸时先在灸穴部位涂以少量凡士林,将麦粒大小的艾炷直接放在腧穴上,用线香点燃,当艾炷燃至 1/2 或 2/3 时,病人感到有轻微的灼痛感时,即除去艾炷,更换一壮,一般灸 3～7 壮,以局部皮肤红晕不起泡为度,因其皮肤无灼伤,故灸后不化脓,不留瘢痕。临床常用于气血虚弱疾患、网球肘、皮肤疣等。

2. 间接灸

在艾炷下面加一层间隔物后灸,不致直接烧灼皮肤。

隔姜灸　用新鲜生姜切成 0.3 cm 厚的姜片,中间以针穿数孔,再将艾炷放于姜片上,置于腧穴上点燃,一壮艾炷燃尽,再换一壮,以局部皮肤红润不起泡为度(图 15 - 16)。临床常用于因寒而致的呕吐、腹痛、腹泻,以及风寒痹痛等。

隔蒜灸　用新鲜大蒜头切成 0.3 cm 厚的蒜片,灸法同上,临床常用于外科痈疽初起、毒虫咬伤、疼痛等。

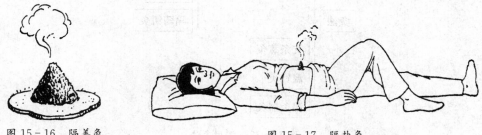

图 15 - 16　隔姜灸　　　　　　　　　　图 15 - 17　隔盐灸

隔盐灸　用细盐填平脐孔,上置艾炷施灸(图 15 - 17),有回阳救逆之功效,临床常用于休克、虚弱等。

隔药饼灸　根据病情选用中药,研成粉末,做成饼状,厚度约 0.3 cm,在药饼上置艾炷施灸,临床常用于外科疮疡、寒湿痹痛等。

二、艾条薰灸

施灸时将艾卷一端点燃,对准穴位或部位,以患者能耐受之温热为标准,徐徐薰灸,一般每处灸 10～15 分钟,以局部红晕而无灼痛为度。临床常用于寒湿性关节炎、胎位不正等(图 15 - 18)。

三、温针灸

是针刺与艾灸结合应用的一种方法,即针刺得气后留针时,将灸绒捏成团状置于针柄上燃烧,或在针柄上套置一段 1～2 cm 长的艾条燃烧,一般可烧 1～3 壮,临床常用于寒湿性关节痹痛、虚寒性胃肠病等(图 15 - 19)。

四、温灸器灸

将一种特制的灸疗器内放置艾绒或艾条段,点燃后直接放在腧穴或患病的部位,进行熨灸,直到所灸之处皮肤红润、温热为度。此法操作简便,适用于寒性病证的胃脘痛、泄泻等。

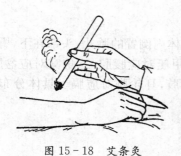

图 15－18　艾条灸

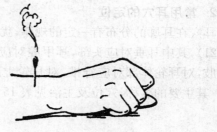

图 15－19　温针灸

五、灸法的注意事项

颜面、五官和大血管处不宜采用灸法。

实证、热证患者不宜用灸法。

施灸时要注意避免燃烧后的残灰掉落皮肤上而导致的烫伤。

第三节　其他疗法

一、耳针疗法

耳针疗法是用毫针、磁珠贴压等方法刺激耳廓穴位，以防治疾病一种方法。耳廓与经络、脏腑有密切的联系，《灵枢·经脉》记载："耳为宗脉之所聚。"耳廓与机体各部存在着生理联系，依据一定的规律分布在耳廓上的穴位，作为针刺的刺激点，以治疗人体各部的疾病。同样，当人体某部位、某脏器发生病变时，在耳廓的相应部位会出现"阳性反应点"，如压痛、隆起、变色、脱屑、结节、电阻变低或变高等反应，为临床的诊断和治疗提供了一定的参考依据。

1. 耳廓表面的解剖名称(图 15－20)

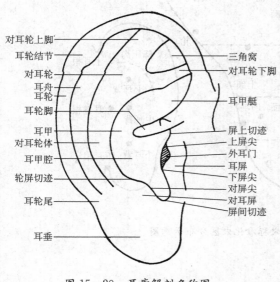

图 15－20　耳廓解剖名称图

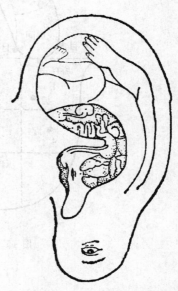

图 15－21　耳穴形象分布示意图

231

2. 常用耳穴的定位

耳穴在耳廓的分布有一定的规律,犹如一个母体内倒置的胎儿,头部在下,臀部在上(图15-21),其中耳垂对应头部,耳甲腔对应胸腔,耳甲艇对应腹腔,三角窝对应盆腔。耳舟对应上肢,对耳轮体部对应脊椎,对耳轮上脚对应下肢,耳轮脚对应膈。具体分布见(图15-22)。其主要的名称,穴位及主治见表15-1。

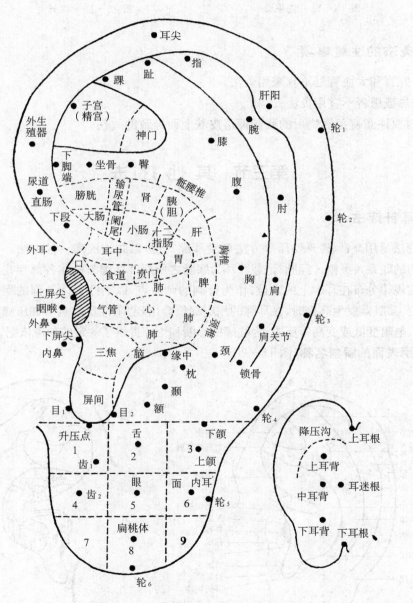

图 15-22 耳穴标准化穴区分布示意图

表 15－1　耳穴位及主治病证

解剖名称	耳穴名称	定位	主治病证
耳轮脚	耳中	耳轮脚	呃逆
耳轮	耳尖		发热、高血压、急性结膜炎、霰粒肿
耳舟	指	将耳舟分成6等分,自上而下,第1等分为指	手指疼痛和麻木
	腕	第2等分为腕	腕部疼痛
	肘	第3等分为肘	肱骨外上髁炎、肘部疼痛
	肩	第4、5等分为肩	肩关节周围炎、肩部疼痛
对耳轮上脚	趾	对耳轮上脚的后上方,近耳尖部	趾部疼痛
	跟	对耳轮上脚的前上方,近三角窝上部	足跟痛
	踝	跟、膝两穴之间	踝关节扭伤
	膝	对耳轮上脚的中1/3处	膝关节肿痛
对耳轮下脚	髋	对耳轮上脚的下1/3处	髋关节疼痛
	臀	对耳轮下脚的后1/3处	臀筋膜炎
	坐骨神经	对耳轮下脚前2/3处	坐骨神经痛
	交感	对耳轮下脚在末端与耳轮交界处	胃肠痉挛、心绞痛、胆绞痛、输尿管结石、自主神经功能紊乱
对耳轮体	颈椎	将耳轮体部分为5等分。下1/5为颈椎,中2/5为胸椎,上2/5为腰骶椎	落枕、颈椎综合征
	胸椎		胸胁疼痛、乳腺炎
	腰骶椎		腰骶部疼痛
三角窝	神门	在三角窝内,对耳轮上、下脚分叉处稍上方	失眠、多梦、戒断综合征
	盆腔	在三角窝内,对耳轮上、下脚分叉处稍下方	盆腔炎
耳屏	肾上腺	耳屏下部隆起的尖端	低血压、链霉素中毒性眩晕
对耳屏	枕	对耳屏外侧面的后1/3部	头痛、头晕、神经衰弱
	皮质下	对耳屏内侧面	痛证、神经衰弱
耳甲腔	心	耳甲腔中央	心脏病
	肺	耳甲腔中央的周围	戒断综合征、肺病、皮肤病
	脾	耳甲腔的后上方	功能性子宫出血、消化系统疾病
	内分泌	耳甲腔底部屏间切迹内	痛经、更年期综合征
	胃	耳轮脚消失处	失眠、胃病

解剖名称	耳穴名称	定位	主治病证
耳甲艇	肝	耳甲艇的后下部	胁痛、眩晕、月经不调、更年期综合征、高血压、假性近视
	胰胆	耳甲艇后上部	胆囊炎、胆石症
	肾	臀穴直下的耳甲艇上半部	腰痛、耳鸣、神经衰弱、泌尿生殖系统疾病
耳垂		耳垂正面,从屏间切迹软骨下缘至耳垂下缘划3条等距水平线,再在第2水平线上引两条垂直等分线,由前向后、由上向下将耳垂分为1～9,共9个区	
	眼	5区为眼	假性近视等各种眼疾
	面颊	5、6区交界线周围为面颊	周围性面瘫、三叉神经痛
	扁桃体	8区为扁桃体	扁桃体炎

3. 耳针取穴原则

根据相应部位取穴 如取"眼"穴治目疾,取"肺"穴治呼吸道病,取"扁桃体"穴治扁桃体炎。

根据中医理论辨证取穴 如取"脾"穴可以治消化系统疾病,如腹胀、腹泻、便秘、消化不良,也可以治脾不统血型的功能性子宫出血。

根据现代医学的认识取穴 如取"内分泌"穴可调节内分泌紊乱,常用于妇女生殖系统疾病、糖尿病;"皮质下"穴治大脑皮质的兴奋或抑制所出现的各种症状。

根据经验取穴 如取"耳尖"穴有消炎、降压等作用。

4. 常见病耳穴取穴

表15-2 常见病耳穴取穴

病 证	取 穴
高血压	交感、神门、心、耳尖
冠心病	心、交感、内分泌、肾上腺
失眠	神门、心、肾、枕、胃、皮质下
胆囊炎、胆石症	胃、肝、胆、胰、神门、交感
痛经	内分泌、交感、神门、肝
咽喉炎	咽喉、心、肺、内分泌
荨麻疹	肺、枕、内分泌、肾上腺
戒烟	口、肺、神门
呃逆	神门、胃、膈、皮质下

5. 操作方法

消毒　耳针操作应严格消毒,防止耳廓感染,可用 75％乙醇和 2％碘酒局部消毒。

进针　一般选用 0.5～1 寸毫针。针刺时左手固定耳廓,右手持针对准穴位,以 180° 角顺时针方向快速捻转进针刺入软骨,以不刺透对测皮肤为度,针感为胀痛,热感。

留针　一般针刺留针 15～30 分钟,痛证可留 1～2 小时或更长时间,留针期间可间歇捻针,以加强刺激。

出针　出针后用消毒干棉球按压针孔片刻,防止出血,或再涂以碘酒,以防感染。

耳穴贴压　选用磁珠、王不留行籽、莱菔子、白芥子以及油菜籽等,将胶布剪成 0.5 cm×0.5 cm 大小的方块,磁珠或药籽附在胶布中央,根据病情贴敷于不同耳穴上。贴敷期间,患者每天可按压耳穴数次,以刺激穴位,隔天更换,左右耳交替。

6. 注意事项

耳廓有炎症或冻伤部位禁针,针刺后发现局部红、肿、胀、痛,有轻度感染时,应及时涂 2％碘酒或用消炎药物治疗,以防引起耳廓化脓性软骨膜炎。

耳廓针刺比较痛,须病人配合接受治疗,以防晕针。

孕妇及年老体弱者慎用。

对急性扭伤患者,进针后待耳廓充血发热时,嘱病人适当活动患部,或按摩患部,以提高疗效。

二、头针疗法

头针疗法是根据大脑皮质功能定位的理论,在头皮上划分出皮质功能相应的刺激区,结合中医针灸的治疗方法,在这些刺激区进行针刺,以治疗疾病的一种方法。

1. 刺激区的定位和作用

标准定位线(图 15-23)　①前后正中线:眉间至枕外粗隆点下缘的连线;②眉枕线:眉中点上缘至枕外粗隆尖端的头侧面连线。

刺激区的定位和主治　见表 15-3,图 15-23。

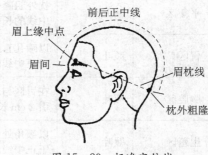

图 15-23　标准定位线

表 15-3　头针刺激区定位与主治

名　称	大脑皮质相应位置	定　位		主　治
运动区	中央前回	上点在前后正中线的中点向后移 0.5 cm,下点在眉枕线与鬓角发际交点,上下点连成一线即为本区	上 1/5 处	对侧下肢瘫痪
			中 2/5 处	对侧上肢瘫痪
			下 2/5 处(语言一区)	对侧中枢性面瘫,运动性失语
感觉区	中央后回	自运动区向后平移 1.5 cm 的平行线即为本区	上 1/5 处	对侧下肢及腰骶部疼痛、麻木、感觉异常
			中 2/5 处	对侧上肢疼痛、麻木、感觉异常
			下 2/5 处	对侧面部感觉异常、偏头痛、三叉神经痛、牙痛

名　称	大脑皮质相应位置	定　位	主　治
足运感区	顶叶	前后正中线中点旁开左右各 1 cm,向后与前后正中线平行约 3 cm 的直线	下肢瘫痪、麻木、疼痛,急性腰扭伤,遗尿
舞蹈震颤控制区	中央前回	自运动区向前平移 1.5 cm 为本区	震颤麻痹,舞蹈病
血管舒缩区	中央前回	自舞蹈震颤控制区向前平移 1.5 cm 为本区	皮质性水肿,高血压
晕听区	颞叶	耳尖直上 1.5 cm,向前后各引 2 cm 的水平线	耳鸣,头晕,内耳性眩晕症
语言二区	顶叶	自顶骨结节后下 2 cm 处,向下引一条平行于正中线的 3 cm 直线	命名性失语
语言三区	顶叶	晕听区中点向后引 4 cm 长的水平线	感觉性失语
运用区	顶叶	以顶骨结节为起点,向下、向前、向后分别成 40°,引长 3 cm 的直线	失用症
视区	枕叶	枕外粗隆旁开 1 cm,向上引一条长 4 cm 平行于正中线的直线	皮质性视力障碍
平衡区	颞上回	枕外粗隆旁开 4 cm,向下引一条平行于正中线的长 4 cm 的直线	小脑疾病引起的平衡失调
胃区	颞叶	以瞳孔直上的发际处为起点,向上作平行于正中线的长 2 cm 的直线	胃痛,呕吐,上腹不适
胸腔区	额叶	在胃区与正中线之间,从发际向上、下各引 2 cm 长的平行于正中线的直线	胸闷,胸痛,哮喘,呃逆
生殖区	颞叶	以额角处为起点,向上引 2 cm 长的平行于正中线的直线	尿频,尿急,功能性子宫出血

2. 操作方法

针具　选用 28～30 号,1.5～2 寸长的毫针。

消毒　准确定区后,用 2% 碘酒消毒。

进针　针头与头皮呈 30°角,快速刺入头皮下,然后缓慢捻转进针,达到一定深度。

运针　快速捻转不提插,每分钟捻转 200 次以上,持续捻转 2～3 分钟后,间歇留针 5～10 分钟,重复操作 2～3 次后起针,也可用电针持续刺激 15～20 分钟。

起针　快速捻转出针,起针后用干棉球压迫针眼片刻,以防出血。

3. 适应证

头皮针主要用于治疗脑源性疾病,如脑血管病变所引起的肢体瘫痪、麻木,失语,眩晕,帕金森综合征,共济失调等各种神经系统疾患。此外,也可用于治疗遗尿、三叉神经痛、腰腿痛等。

4. 注意事项

严格消毒,防止头皮感染,进针前嘱患者清洗头皮部。

脑溢血患者,须待出血停止,病情稳定后再进行头皮针治疗。

颅骨缺损者不宜采用本疗法。

三、电针疗法

电针是在针刺穴位基础上结合通电的一种新疗法,当针刺"得气"后,在针柄上通以接近人体生物电的微量电流,以代替手法运针,并通过低频脉冲电流刺激病变的神经、肌肉,以提高治疗疾病的效果。

1. 操作方法

按照针刺的操作方法,当针刺穴位"得气"后留针。选择电针仪波型、频率,然后在一对针柄上接电针仪上的输出电线,先开启电针仪开关,再开启输出开关,逐渐调高至所需的输出量,一般以病人能耐受的强度为宜,通电时间 5~20 分钟。治疗结束时,先将输出强度电位器调至"0",再关闭电针仪开关,取下针柄上的输出线后起针。

2. 适应证

电针的适应范围较广,临床常用于各种病证,如关节肌肉损伤性疾病,肢体瘫痪,各系统慢性疾病。针刺麻醉,较多用于神经、运动系统疾患。

3. 注意事项

电针仪在使用前须检查性能是否良好,调节电流时应逐渐从小到大,切勿突然增强,防止肌肉强烈收缩,使病人不能忍受,并造成弯针、断针、晕针等意外。

温灸用过的针,针柄因燃烧氧化而不导电,故最好不要选用此种针,或将输出电夹夹在针体上。

严重心脏病病人及孕妇慎用。

四、水针疗法

水针疗法又称穴位注射疗法。即选用一些中西药物注射液注入与疾病相关的穴位,是腧穴和药物相结合、能发挥双重效能的一种疗法。

常用的中药注射液:当归、红花、黄芪、党参、附子、生地、威灵仙、补骨脂、丹参、徐长卿、柴胡等。

常用西药注射液:维生素 B_1、维生素 B_6、维生素 B_{12}、核酪、胎盘组织液、三磷腺苷、辅酶 A、加兰他敏、乙酰谷酰胺、5%~10%葡萄糖注射液、普鲁卡因、阿托品等。

1. 操作方法

根据所选穴位的深度及药物用量大小的不同,选择合适的注射器和针头,常用的针头为齿科 5 号长针头。皮肤常规消毒后,右手持注射器,对准穴位,用无痛快速进针法刺入穴位皮下,然后缓慢进针,"得气"后,回抽无血,再缓慢推入药液,一般每穴注射 1~2 ml 药液,肌肉丰厚处可注射 2~5 ml 药液。

2. 适应证

水针的适应证范围较广,如冠心病、哮喘、支气管炎、慢性胃肠炎、肝炎、慢性盆腔炎、小儿腹泻、脑性瘫痪、中风瘫痪、骨质增生、各种神经性损伤、腰腿痛等,还具有预防保健作用。

3. 注意事项

注意无菌操作,防止感染。

在脊神经根或神经干经过的部位注射时,必须避开神经干,如针尖触及神经干时,患者有触电样感觉,须立即退针,改换角度再注射。

一般药液不宜注入关节腔、髓腔和血管内,以免引起不良后果。

五、拔罐疗法

拔罐疗法是以竹罐、玻璃罐等为工具,利用罐内燃烧的热力排除其中的空气,使罐内形成负压,罐吸着在肌肤上,造成局部肌肤充血、瘀血,以达到治疗疾病的目的。

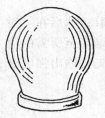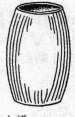

图 15-24 火罐

1. 罐的种类(图 15-24)

竹罐 用坚固无损的圆竹筒制成,优点是轻巧、不易破碎。

玻璃罐 用玻璃制成,优点是质地透明,可观察罐内皮肤的充血程度,便于掌握起罐时间。

抽气罐 用透明塑料制成,上置活塞,用来抽气,优点是可根据病情需要,掌握拔罐松紧,轻巧便于携带,且不需燃烧排气。

2. 适应证

落枕,肩、膝关节炎,风湿病,腰背肌劳损,急性和慢性软组织损伤、感冒、咳嗽、哮喘、神经性皮炎、荨麻疹等。

3. 操作方法

左手持罐,右手持镊子,夹住蘸有 95％乙醇的棉球,在罐内燃烧片刻,迅速退出,同时快速将火罐罩在选定的穴位和部位上,即可吸住,一般留罐 5～10 分钟。

4. 注意事项

拔罐时要选择适当体位和肌肉丰满的部位,肌肉消瘦,凹凸不平,毛发多的部位不宜使用。

夏季留罐时间不能过长,避免烫伤病人皮肤。

拔罐后如局部皮肤起泡,小泡不需处理,仅敷以消毒纱布,防止擦破。大泡可用消毒针头刺破,排出液体,涂以龙胆紫药水,覆盖消毒敷料,以防感染。

孕妇的腹部、腰骶部不宜拔罐。

六、皮肤针疗法

皮肤针又称梅花针、七星针。是一种特制的针具,针头呈小锤形,有 5～7 枚钢针集成一束附于针头处的针盘上,针柄长 15～20 cm。皮肤针疗法是用七星针叩刺穴位、经络或病变局部,以治疗疾病的一种方法。

1. 操作方法

针具和皮肤均用 75％乙醇消毒后,将针柄末端固定在掌心,拇指在上,示指在下,其余手指呈握拳状握住针柄。针尖对准叩刺部位,使用手腕之力,将针尖垂直叩打在皮肤上,并立刻弹起,反复进行(图 15-25)。

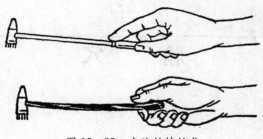

图 15-25　皮肤针持针式

2. 适应证

皮肤针一般适用于头痛、肋间神经痛、神经性皮炎、斑秃、腰背痛等。

3. 注意事项

针尖必须平齐,无钩。

局部皮肤有溃疡、破损者不宜应用。

老弱、幼儿宜轻叩刺。

七、穴位敷贴疗法

穴位敷贴疗法是指在一定的穴位上贴敷药物,通过药物和穴位的共同作用以治疗疾病的一种外治方法。

1. 操作方法

选择与疾病有关的中药,加工研末、熬膏或用酒、醋、姜汁、蜂蜜、凡士林等调制成丸,通过脏腑经络辨证,选择与疾病相关的穴位,然后消毒局部皮肤,敷上药物并用胶布固定,根据不同的病情及不同的药物,决定敷贴时间的长短,数分钟至数小时不等。

2. 适应证

穴位敷贴适应范围广泛。主要可治感冒、咳嗽、哮喘、自汗、盗汗、胃脘痛、泄泻、呕吐、食积、便秘、痛经、跌打损伤、小儿遗尿等。

3. 注意事项

用溶剂调敷药物时,需随调随敷,以防蒸发。

对刺激性强的药物,敷贴面积不宜过大,敷贴时间不宜过长。

对于孕妇、幼儿,应避免敷贴刺激性强的药物。

（魏　薇　唐燕红）

第十六章

腧　穴

第一节　总　论

一、腧穴的含义

腧穴是人体脏腑经络气血输注于体表的部位。腧与"输"相通,即有"输注"的含义,"穴"即孔隙的意思。《素问·气府论》认为腧穴是"脉气所发"之处,《灵枢·九针十二原》则称"节之交,三百六十五会,……所言节者,神气之所游行出入也",即为此义。

又据《灵枢·海论》说:"夫十二经脉者,内属于脏腑,外络于肢节",由此说明,人体的腧穴并不是孤立的,腧穴——经络——脏腑之间存在着不可分割的关系。即在体表的穴位上施以针刺或灸法,便可通过该穴位所在经络的传递,治疗该经络所属络的脏腑的疾病。反之,当人体的某一脏腑出现病变时,又能通过经络的传递,在相应的腧穴上反映出来。因此,从这个意义上说,腧穴又是疾病的反应点和治疗的刺激点。

二、腧穴的发展与分类

腧穴是我们祖先在长期与疾病作斗争的过程中,陆续发现并逐步积累起来的。它的发展可分为两个阶段。首先是感性认识阶段:这一阶段为穴位发现的萌芽时期,仅在四肢和躯干部发现一些敏感点和压痛点,以治疗简单疾病。其次是理性认识阶段:随着经验的不断积累,更多的腧穴被发现,并逐步确定了固定的名称和位置,进而对其进行系统分类,便形成了现有的经络系统及腧穴学。

腧穴共分为十四经穴、经外奇穴、阿是穴 3 类。

1. 十四经穴

十四经穴,简称经穴。即分布于十二经脉及任、督二脉上的腧穴。这些穴位都具有主治本经病证的作用,它们都有固定的名称、位置,是腧穴的主要部分,现有的 361 个经穴中,绝大部分是晋代以前发现的。

2. 经外奇穴

经外奇穴是指既有固定的名称,又有明确的位置,但尚未列入十四经系统的腧穴。

3. 阿是穴

阿是穴,又称天应穴、不定穴。无固定的名称及固定的位置,以患者明显的压痛点为穴位,即《灵枢·经筋》:"以痛为腧"所言。

三、腧穴的命名

人体的腧穴都有其一定的名称,腧穴的命名往往含有特殊的意义,或与其作用有关,或与其所在位置有关。因此,了解腧穴命名的意义,有助于对腧穴定位的记忆及对其功能的掌握。现将腧穴命名的依据及方法分类说明如下。

1. 地貌天体类

部分腧穴主要是依据天文学上的日月星辰及地理名称结合腧穴形象而命名的。如日月、上星,即以天文名称命名;少海、曲池、合谷,则以地理名称命名。

2. 动植物类

有些腧穴是以动物或植物的名称来命名的。如以动物命名的有伏兔、鱼际等;以植物来比喻的有攒竹、丝竹空等。

3. 建筑物及杂物类

部分腧穴则是用建筑物以及各类什物的名称来命名的。如地仓、天井,是以建筑物命名的;悬钟、缺盆,则是以一些什物的名称来命名的。

4. 人体类

部分腧穴是以人体的生理功能、治疗作用及解剖部位来命名的。如大椎是取其解剖部位命名;听会则包含了该穴所在部位的生理功能;迎香、光明则点明了该穴的主治作用。

5. 脏象类

这类穴位主要是根据其部位或治疗作用,结合阴阳、脏腑等中医学理论来命名的。如下肢内侧的阴陵泉、外侧的阳陵泉,以及背部以五脏六腑名称命名的背俞穴等,皆属于此类。

四、腧穴的主治作用

1. 局部治疗作用

这是所有腧穴的主治作用所具有的共同属性。即每个腧穴都能治疗其所在部位的脏腑、组织、器官的疾病。如肘部穴位曲池、少泽、少海等穴,均能治疗肘部疾病;眼部的睛明、四白、攒竹等穴,均能治疗眼部疾病。

2. 循经治疗作用

这是十四经穴的主治作用所具有的特性。即十四经穴不仅能治疗相邻的脏腑、组织、器官的疾病,而且能治疗其所属经脉循行所经过的脏腑、组织、器官的疾病。如委中穴不仅能治疗膝关节周围病变,因其所属经脉为膀胱经,其经循行经过腰背部,故还能治疗遗尿、腰背痛等症。

3. 特殊治疗作用

临床实践证明,针刺某些穴位,可根据患者的不同功能状态产生良性双向调节作用。如大椎穴可调节体温、天枢穴可调节肠蠕动等。此外,某些腧穴的治疗作用具有相对的特异性,如针刺至阴穴,可矫正胎位;针刺合谷穴,可以退热等。

五、腧穴的定位方法

腧穴的定位方法可分为骨度分寸法、体表标志法、手指比量法、简易取穴法4种。

1. 骨度分寸法

又称折量法。依据人体骨骼，按其比例划分尺寸(表 16 - 1)(图 16 - 1～16 - 3)来予以定位。

表 16 - 1　骨度法折量分寸法

部位	起　止	折算分寸(寸)	说　明
头部	前发际至后发际	12	前发际不明显者，可嘱患者抬眉显示额部皱纹。额部有皱纹，而顶部无皱纹，两者之分界线即为前发际
	眉心(印堂穴)至前发际	3	
	后发际至第七颈椎棘突	3	
	两前额发角(头维穴)之间	9	
	两乳突(完骨穴)之间	9	
胸腹部	两乳头或两侧锁骨中线之间	8	
	剑突至脐中	8	
	脐中至耻骨联合上方	5	
背部	脊柱中线至肩胛骨内侧缘	3寸	1. 取穴时，应嘱咐患者左手搭在右肩上，右手搭在左肩上，舒张肩胛骨，肩胛骨内侧缘即为膀胱经第二侧线 2. 背部横度取穴参考：第七颈椎为最明显隆起之椎体；第三胸椎棘突下平肩胛冈内缘；第七胸椎棘突下平肩胛骨下角(上肢自然下垂时)；第四腰椎棘突下平髂嵴上缘
上肢	腋横纹至肘横纹	9	1. 上肢平展时，腋横纹与肩关节相当，肩至肘为9寸 2. 肘关节伸直时，肘尖与肘横纹相当，屈肘时上臂与前臂形成的角，不以肘尖也不以肘横纹为标准，而以角平分线为标准
	肘横纹至腕横纹	12	
下肢	股骨大转子至膝中	19	股骨内上髁至胫骨内侧髁下缘这一段，骨度法称为"内辅骨"
	膝中至外踝高点	16	
	耻骨联合上缘至股骨内上髁	18	
	胫骨内侧髁下缘至内踝高点	13	

2. 体表标志法

体表标志可分为固定标志和活动标志两类。

固定标志　不受人体活动影响而固定不移的标志，如五官、指(趾)甲、乳头、肚脐等，称为"固定标志"。根据固定标志取穴的腧穴，如腓骨小头前下缘的阳陵泉；脐旁两寸的天枢；两眉之间的印堂等。

活动标志　需要采取相应的动作姿势才会出现的标志，包括皮肤的皱襞，肌肉部的凹陷，肌腱的显露以及某些关节间隙等，称为"活动标志"。如下关穴需闭口取穴，养老穴需屈肘掌心向胸，在尺骨茎突之桡侧骨缝中取穴等。

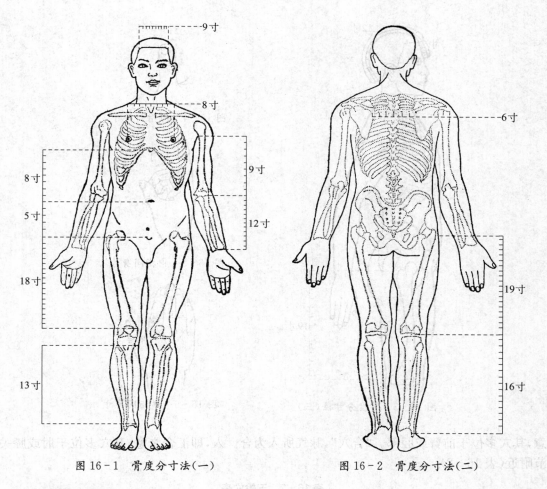

图 16-1　骨度分寸法（一）　　　　　　图 16-2　骨度分寸法（二）

3. 手指比量法

拇指同身寸　指患者的拇指指关节的横度为 1 寸（图 16-4）。

中指同身寸　指患者的中指中节屈曲时内侧两端纹头之间作为 1 寸（图 16-5）。

横指同身寸　指患者的示指、中指、无名指、小指并拢时，中指中节横纹处，四指横量即为 3 寸（图 16-6）。

4. 简便取穴法

简便取穴法是临床上比较常用的一种简便易行的方法。如当人体直立，两手自然下垂时，中指指端处即为风市穴。

六、特定穴

腧穴按性质和治疗配伍分类的穴位称"特定穴"，现分别叙述如下：

1. 五输穴

位于十二经脉四肢末端，向肘、膝方向排列，共分为井、荥、输、经、合 5 种穴位。其含义与分布为："井穴"，脉气所出为井。出，即始发之意，其穴多位于四肢指甲或趾甲之侧。"荥穴"，脉气所溜为荥。溜，即小流之意，其穴多位于指掌或跖趾部。"输穴"，脉气所注为输。注，即由浅入深注入之意，其穴多位于腕踝部。"经穴"，脉气所行为经。行，即长流经行之

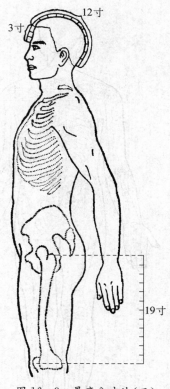

图 16-3　骨度分寸法（三）

图 16-4　拇指同身寸

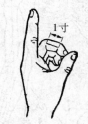

图 16-5　中指同身寸

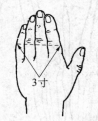

图 16-6　横指同身寸

意,其穴多位于前臂或胫部。"合穴",脉气所入为合。入,即汇合之意,其穴多位于肘或膝关节附近(表 16-2)。

表 16-2　五输穴表

十二经脉		井穴	荥穴	输穴	经穴	合穴
手三阴	太阴肺经	少商	鱼际	太渊	经渠	尺泽
	厥阴心包经	中冲	劳宫	大陵	间使	曲泽
	少阴心经	少冲	少府	神门	灵道	少海
足三阴	太阴脾经	隐白	大都	太白	商丘	阴陵泉
	厥阴肝经	大敦	行间	太冲	中封	曲泉
	少阴肾经	涌泉	然谷	太溪	复溜	阴谷
手三阳	阳明大肠经	商阳	二间	三间	阳溪	曲池
	少阳三焦经	关冲	液门	中渚	支沟	天井
	太阳小肠经	少泽	前谷	后溪	阳谷	小海
足三阳	阳明胃经	厉兑	内庭	陷谷	解溪	足三里
	少阳胆经	足窍阴	侠溪	足临泣	阳辅	阳陵泉
	太阳膀胱经	至阴	足通谷	束骨	昆仑	委中

2. 六腑下合穴

下合穴是治疗六腑病证的主要穴位。依次为手阳明大肠经——上巨虚;手少阳三焦经——委阳;手太阳小肠经——下巨虚;足阳明胃经——足三里;足少阳胆经——阳陵泉;足太阳膀胱经——委中。

3. 十二原穴

原穴是脏腑原气经过和留止的穴位,常治脏腑疾病。阴经"原穴"即五输穴的"输穴",阳经则另有原穴。如手阳明大肠经——合谷;手少阳三焦经——阳池;手太阳小肠经——腕骨;足阳明胃经——冲阳;足少阳胆经——丘墟;足太阳膀胱经——京骨。

4. 十五络穴

络穴是用于疏调表里经疾患的穴位。除督脉络穴——长强;任脉络穴——鸠尾;脾之大络——大包外,余见(表16-3)。

表16-3 十二经络穴表

阳经(表)	穴名	阴经(里)	穴名
手阳明大肠经	偏历	手太阴肺经	列缺
手少阳三焦经	外关	手厥阴心包经	内关
手太阳小肠经	支正	手少阴心经	通里
足阳明胃经	丰隆	足太阴脾经	公孙
足少阳胆经	光明	足厥阴肝经	蠡沟
足太阳膀胱经	飞扬	足少阴肾经	大钟

5. 郄穴

郄,音"隙",是经脉气血曲折汇聚之孔隙。郄穴多治疗急性病证,如手太阳经养老穴治疗急性腰背痛;足阳明经梁丘穴治疗急性胃痛。除十二经脉外,跷脉、维脉亦有郄穴(表16-4)。

表16-4 十六郄穴表

经脉	郄穴	经脉	郄穴	经脉	郄穴
手太阴	孔最	手厥阴	郄门	手少阴	阴郄
手阳明	温溜	手少阳	会宗	手太阳	养老
足太阴	地机	足厥阴	中都	足少阴	水泉
足阳明	梁丘	足少阳	外丘	足太阳	金门
阴跷脉	交信	阳跷脉	跗阳		
阴维脉	筑宾	阳维脉	阳交		

6. 俞募穴

俞募穴是治疗有关脏腑病证的有效穴位。俞穴在背部,募穴在胸腹部,其分布都是在有关脏腑的相应部位,因此当某一脏腑发生病变时,常在其所属的募穴或俞穴出现疼痛或过敏等。据此,即可选取相应的募穴、俞穴进行治疗,如肺经——肺俞、中府;心包经——厥阴俞、膻中;心经——心俞、巨阙;脾经——脾俞、章门;肝经——肝俞、期门;肾经——肾俞穴、京门;大肠经——大肠俞、天枢;三焦经——三焦俞、石门;小肠经——小肠俞、关元;胃经——胃俞、中脘;胆经——胆俞、日月;膀胱经——膀经俞、中极。

7. 八会穴

指脏、腑、气、血、筋、脉、骨、髓精气所会聚的腧穴。如脏会——章门;腑会——中脘;气会——膻中;血会——膈俞;筋会——阳陵泉;脉会——太渊;骨会——大杼;髓会——绝骨。

8. 八脉交会穴

奇经八脉与十二正经脉气相通的八个腧穴,均分布在肘膝以下。如公孙通冲脉;内关通阴维脉,后溪通督脉,申脉通阳跷脉,足临泣通带脉,外关通阳维脉,列缺通任脉,照海通阴跷脉。

第二节 常用腧穴

一、头面部

见图 16 - 7。

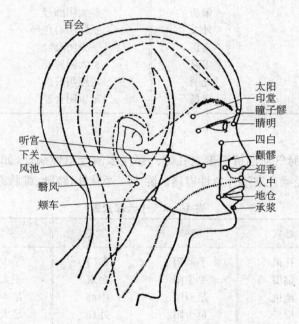

图 16 - 7 头面部常用腧穴图

百会(督脉)

【定位】 后发际中点上 7 寸,头部中线与两耳尖连线的交点处。

【主治】 头痛,眩晕,惊悸,健忘,癫狂,脑卒中失语,脱肛等。

【操作】 平刺 0.5~0.8 寸。

人中 (水沟)(督脉)

【定位】 人中沟上 1/3 与下 2/3 交点处。

【主治】 癫狂痫,小儿惊风,昏迷,脑卒中,口眼歪斜,腰脊强痛等。

【操作】 向上斜刺 0.3~0.5 寸。

迎香(手阳明大肠经)

【定位】 鼻翼外缘中点旁开,鼻唇沟中。

【主治】 鼻炎,面瘫,胆道蛔虫症,三叉神经第二支疼痛,感冒,鼻塞等。

【操作】 斜刺或平刺 0.3～0.5 寸。

四白（足阳明胃经）

【定位】 目正视,瞳孔直下,当眶下孔凹陷中。

【主治】 眼肌抽搐,面瘫,胆道蛔虫症,三叉神经痛,眼部疾患。

【操作】 直刺或斜刺 0.3～0.5 寸,不可深刺。

地仓（足阳明胃经）

【定位】 口角旁开 0.4 寸。

【主治】 口歪、流涎、眼睑𬌗动等。

【操作】 直刺 0.2 寸,或向颊车方向平刺 0.5～0.8 寸。

颊车（足阳明胃经）

【定位】 在下颌角前上方 1 横指凹陷中,咀嚼时,咬肌隆起最高点处。

【主治】 口歪、下齿痛、腮腺炎、下颌关节炎等。

【操作】 直刺 0.3～0.4 寸,或向地仓方向斜刺 0.7～0.9 寸。

下关（足阳明胃经）

【定位】 颧弓下缘凹陷处,下颌骨髁状突前方,闭口取穴。

【主治】 面瘫、面肌痉挛、三叉神经痛、颞下颌关节炎、齿痛、耳聋、耳鸣等。

【操作】 直刺 0.5～1 寸。

阳白（足少阳胆经）

【定位】 目正视,瞳孔直上,眉上 1 寸。

【主治】 面瘫,头痛,目痛,视物模糊。

【操作】 平刺 0.3～0.5 寸。

风池（足少阳胆经）

【定位】 在项后,胸锁乳突肌与斜方肌上端之间的凹陷中。

【主治】 感冒鼻塞、发热头痛、眩晕、失眠、视神经萎缩、颈项强痛等。

【操作】 针尖微下,向鼻尖斜刺 0.8～1.2 寸。

哑门（督脉）

【定位】 后发际正中直上 0.5 寸,第 1 颈椎下。

【主治】 舌强不语、癔症、癫狂痫、脑发育不全等。

【操作】 向下颌方向缓缓刺入 0.5～1 寸。

听宫（手太阳小肠经）

【定位】 耳屏前,下颌骨髁状突的后方,张口时呈凹陷处。

【主治】 聋哑、眩晕、中耳炎、外耳道炎、下颌关节不利等。

【操作】 直刺或稍向下方斜刺 0.5～1.5 寸。

承泣（足阳明胃经）

【定位】 瞳孔直下,当眼球与眶下缘之间。

【主治】 目赤、流泪、夜盲、眼睑𬌗动等。

【操作】 直刺 0.3～0.7 寸。

颧骨（手太阳小肠经）

【定位】　目外眦直下,颧骨下缘凹陷处。

【主治】　口眼歪斜、三叉神经痛、上齿痛、面肌痉挛等。

【操作】　直刺 0.6～1 寸。

睛明（足太阳膀胱经）

【定位】　目内眦角稍上方凹陷处。

【主治】　各种目疾、口眼歪斜等。

【操作】　缓慢直刺 0.8～1 寸。

翳风（手少阳三焦经）

【定位】　乳突与下颌角之间的凹陷处。

【主治】　耳聋、耳鸣、聤耳、牙关不利、颊肿、口眼歪斜、三叉神经痛等。

【操作】　针尖向前方刺 1～1.5 寸。

天突（任脉）

【定位】　胸骨上窝中央。

【主治】　咳嗽、哮喘、咽喉肿痛、声音嘶哑、瘿瘤、噎膈等。

【操作】　紧靠胸骨后方刺入 1～1.5 寸。

廉泉（任脉）

【定位】　喉结上方,舌骨上缘凹陷处。

【主治】　脑卒中舌强不语、暴哑、流涎、咽喉肿痛、吞咽困难等。

【操作】　向舌根部斜刺 0.5～1 寸。

二、胸腹部

见图 16-8。

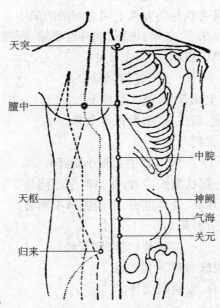

图 16-8　胸腹部常用腧穴图

中极（任脉）

【定位】 脐下 4 寸。

【主治】 子宫内膜炎、盆腔炎、阴挺、不孕、经闭、月经不调、遗精、阳痿、早泄、尿频、尿急、小便淋沥、慢性泄泻等。

【操作】 直刺 1～1.5 寸。

关元（任脉）

【定位】 脐下 3 寸,腹白线上。

【主治】 遗精、阳痿、早泄、子宫内膜炎、盆腔炎、产后出血、带下病、腹泻、痢疾、尿频、尿急、小便淋沥、脑卒中脱证、痛经等。

【操作】 直刺 0.5～1 寸。

气海（任脉）

【定位】 脐下 1.5 寸,腹白线上。

【主治】 虚脱、内脏下垂、产后出血、月经不调、痛经、遗精、阳痿、早泄、腹泻、痢疾、小儿遗尿等。

【操作】 直刺 0.5～1 寸。

中脘（任脉）

【定位】 脐上 4 寸,腹白线上。

【主治】 各种胃疾、急性和慢性胰腺炎、急性和慢性胆囊炎、便秘、泄泻、呃逆等。

【操作】 直刺 0.5～1 寸。

膻中（任脉）

【定位】 在两乳头之间,胸骨中线上,平第四肋间隙。

【主治】 心血管病、进食梗阻、胸骨后痛、喘咳、产后少乳等。

【操作】 平刺 0.3～0.5 寸。

神阙（任脉）

【定位】 脐中央。

【主治】 虚脱、荨麻疹、脱肛、急性和慢性泄泻、痢疾等。

【操作】 隔盐灸 7～14 壮。

天枢（足阳明胃经）

【定位】 脐中(神阙穴)旁开 2 寸。

【主治】 腹泻、痢疾、便秘、肠粘连、腹膜炎、月经不调、带下病、腹水等。

【操作】 直刺 0.8～1.2 寸。

三、腰背部

见图 16-9。

命门（督脉）

【定位】 第二腰椎棘突下凹陷中。

【主治】 遗精、阳痿、早泄、慢性腹泻、腰脊强痛、四肢瘫痪等。

【操作】 直刺 0.5～1 寸。

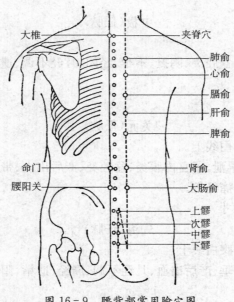

图 16-9　腰背部常用腧穴图

腰阳关（督脉）

【定位】　第四腰椎棘突下凹陷中。

【主治】　小腹痛、带下病、产后宫缩痛、崩漏、慢性肠炎、腰骶痛、淋浊等。

【操作】　直刺 0.5～1 寸。

大椎（督脉）

【定位】　第七颈椎棘突下凹陷中。

【主治】　落枕、中暑、高热、感冒发热、白细胞减少症、精神分裂症、小儿惊厥、肺结核、咳喘等。

【操作】　斜刺 0.5～1 寸。

天宗（手太阳小肠经）

【定位】　在冈下窝中,约在肩胛冈下缘与肩胛下角之间的上 1/3 折点处。

【主治】　肩背痛、肘臂后外侧痛等。

【操作】　直刺或斜刺 1～1.5 寸。

心俞（足太阳膀胱经）

【定位】　第五胸椎棘突下旁开 1.5 寸。

【主治】　心痛、惊悸、健忘、癔症、癫狂痫等。

【操作】　直刺 0.5～0.8 寸。

肺俞（足太阳膀胱经）

【定位】　第三胸椎棘突下旁开 1.5 寸。

【主治】　咳喘、肺结核、自汗、消渴等。

【操作】　斜刺 0.5～0.8 寸。

膈俞（足太阳膀胱经）

【定位】　第七胸椎棘突下旁开 1.5 寸。

【主治】　呃逆、呕吐、气喘、咳嗽、吐血、潮热、盗汗等。

【操作】 斜刺 0.5～0.8 寸。

肝俞（足太阳膀胱经）

【定位】 第九胸椎棘突下旁开 1.5 寸。

【主治】 肝胆病、胸胁胀满、妇女闭经、脊背痛等。

【操作】 斜刺 0.5～0.8 寸。

脾俞（足太阳膀胱经）

【定位】 第十一胸椎棘突下旁开 1.5 寸。

【主治】 胃下垂、慢性胃炎、消化不良、水肿、各种出血、荨麻疹、皮肤瘙痒、慢性虚损疾病等。

【操作】 直刺 5～0.8 寸。

肾俞（足太阳膀胱经）

【定位】 第二腰椎棘突下旁开 1.5 寸。

【主治】 遗精、阳痿、早泄、月经不调、白带多、遗尿、小便频数、腰膝酸痛、目昏、耳鸣、耳聋、咳喘等。

【操作】 直刺 0.8～1 寸。

大肠俞（足太阳膀胱经）

【定位】 第四腰椎棘突下旁开 1.5 寸。

【主治】 腰痛、腹泻、便秘、腰脊疼痛、坐骨神经痛、梨状肌劳损等。

【操作】 直刺 0.8～1 寸。

次髎（足太阳膀胱经）

【定位】 第二骶后孔中。

【主治】 腰腿酸痛、坐骨神经痛、闭经、痛经、小便不利等。

【操作】 直刺或向上斜刺 0.8～1 寸。

四、上肢部

见图 16-10。

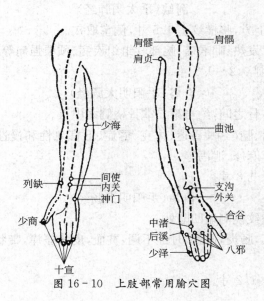

图 16-10 上肢部常用腧穴图

太 渊(手太阴肺经)

【定位】 腕掌侧横纹桡侧,桡动脉搏动处。

【主治】 气喘、咳嗽、胸痛、心悸等。

【操作】 直刺 0.3~0.5 寸。

少 商(手太阴肺经)

【定位】 手拇指末节桡侧,距指甲角 0.1 寸。

【主治】 高热、昏迷、脑卒中、中暑、咽喉肿痛等。

【操作】 用三棱针点刺出血。

劳 宫(手厥阴心包经)

【定位】 第二、三掌骨之间,偏于第三掌骨,握拳屈指时中指尖处。

【主治】 手掌多汗、癫狂、心痛、昏迷等。

【操作】 直刺 0.5 寸。

支 沟(手少阳三焦经)

【定位】 腕背横纹上 3 寸,尺骨与桡骨之间。

【主治】 便秘、胸胁肋痛等。

【操作】 直刺 0.8~1 寸。

中 渚(手少阳三焦经)

【定位】 第四、五掌骨间凹陷处,第四骨间肌中。

【主治】 偏头痛、颈侧强痛、耳鸣、耳聋、中耳炎等。

【操作】 直刺 0.5~0.8 寸。

通 里(手少阴心经)

【定位】 尺侧腕屈肌腱的桡侧缘,腕横纹上 1 寸。

【主治】 心悸、怔忡、癫狂、健忘、不寐等。

【操作】 直刺 0.5~1 寸。

列 缺(手太阴肺经)

【定位】 桡骨茎突上方,腕横纹上 1.5 寸,侧掌取穴。

【主治】 咳嗽、感冒发热、咽喉痛、腕部软组织疾病、颈项强痛等。

【操作】 向肘部斜刺 0.2~0.3 寸。

合 谷(手阳明大肠经)

【定位】 第一、二掌骨之间,约当第二掌骨桡侧之中点。

【主治】 高热、中暑、脑卒中、昏迷、休克、癔症、五官急性和慢性疾患、头痛、高血压病、面瘫、妇女闭经、滞产、荨麻疹、泄泻等。

【操作】 直刺 0.5~0.8 寸。

曲 池(手阳明大肠经)

【定位】 屈肘,肘横纹桡侧端凹陷处。

【主治】 发热,痢疾,肠炎,便秘,月经不调,贫血,皮肤瘙痒,带状疱疹,上肢酸痛、麻木、瘫痪等。

【操作】 直刺 0.8~1.2 寸。

肩髃（手阳明大肠经）

【定位】 肩峰前下方,肩峰与肱骨大结节之间。

【主治】 脑卒中、上肢瘫痪、肩部疾患等。

【操作】 直刺 0.5～0.8 寸,针尖方向斜向腋下。

内关（手厥阴心包经）

【定位】 腕横纹上 2 寸,掌长肌腱与桡侧腕屈肌腱之间。

【主治】 心血管病、呃逆、呕吐、胃痛、精神分裂症、癔症、神经衰弱、失眠等。

【操作】 直刺 0.5～1 寸。

外关（手少阳三焦经）

【定位】 腕背横纹上 2 寸,桡骨与尺骨之间。

【主治】 头痛、带状疱疹、胁肋痛、上肢痹痛、耳鸣、耳聋等。

【操作】 直刺 0.5～1 寸。

肩髎（手少阳三焦经）

【定位】 肩峰后下方,上臂外展,当肩髃穴后寸许的凹陷中。

【主治】 肩部疾患,如漏肩风,肩臂麻木、疼痛。

【操作】 向肩关节直刺 1～1.5 寸。

神门（手少阴心经）

【定位】 仰掌,在尺侧腕屈肌腱的桡侧缘,腕横纹上。

【主治】 心血管病,精神分裂症,癔症,神经衰弱,失眠,尺神经麻痹、疼痛,腕关节尺侧痛等。

【操作】 避开尺动脉,直刺 0.3～0.4 寸。

后溪（手太阳小肠经）

【定位】 第五掌指关节尺侧后方,第五掌骨小头后缘,赤白肉际处;握拳时,穴在掌指关节后的横纹头处。

【主治】 落枕、肩背后侧及上肢后侧疼痛、发热、头痛、疟疾、自汗、盗汗、耳疾、目疾等。

【操作】 直刺 0.5～0.8 寸。

五、下肢部

见图 16－11。

犊鼻（外膝眼）（足阳明胃经）

【定位】 屈膝,在髌骨下方,髌韧带外侧凹陷中。

【主治】 膝关节周围软组织疾病。

【操作】 稍向髌韧带内方斜刺 0.5～1.2 寸。

足三里（足阳明胃经）

【定位】 犊鼻穴下 3 寸,胫骨前嵴外侧一横指,当胫骨前肌上。

【主治】 消化道疾病,恶心,呕吐,呃逆,便秘,遗尿,休克,昏迷,虚脱,下肢酸痛、麻木、瘫痪,高血压,慢性虚损疾病等。

【操作】 直刺 0.5～1.5 寸。

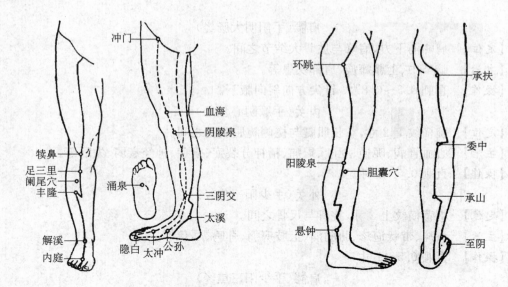

图 16-11 下肢部常用腧穴图

上巨虚（足阳明胃经）

【定位】 足三里穴下 3 寸。

【主治】 泄泻、便秘、肠鸣、腹痛、下肢痿痹等。

【操作】 直刺 0.5～1.5 寸。

丰 隆（足阳明胃经）

【定位】 膝下 8 寸,外膝眼与外踝尖连线的中点。

【主治】 咳嗽痰多,消化不良,脑卒中(中风),下肢肿胀无力等。

【操作】 直刺 0.5～1 寸。

三阴交（足太阴脾经）

【定位】 内踝高点上 3 寸,胫骨内侧面后缘。

【主治】 前列腺炎、遗精、遗尿、痛经,皮肤瘙痒、带状疱疹,失眠,消化不良,消渴,带下病等。

【操作】 直刺 0.5～1 寸。

血 海（足太阴脾经）

【定位】 髌骨内上缘上 2 寸。

【主治】 痛经,带状疱疹、湿疹,丹毒。

【操作】 直刺 1～1.5 寸。

伏 兔（足阳明胃经）

【定位】 髂前上棘与髌骨外缘的连线上,髌骨外上缘上 6 寸。

【主治】 中风瘫痪、腿膝痠痛、下肢麻痹等。

【操作】 直刺 1～2 寸。

阴陵泉（足太阴脾经）

【定位】 胫骨内侧髁后下方凹陷处。

【主治】 黄疸、小便淋沥、带下、遗精、阳痿、早泄、慢性泄泻等。

【操作】 直刺 1～2 寸。

承山（足太阳膀胱经）

【定位】 腓肠肌肌腹下，人字纹凹陷处。

【主治】 腿痛转筋、坐骨神经痛、痔疾、脱肛等。

【操作】 直刺 1～1.5 寸。

至阴（足太阳膀胱经）

【定位】 足小趾末节外侧，距指甲角 0.1 寸。

【主治】 胎位不正、难产、胞衣不下（胎盘滞留）等。

【操作】 浅刺 0.1～0.2 寸，或点刺出血。

涌泉（足少阴肾经）

【定位】 足底第二、三趾趾缝纹头端与足跟连线的前 1/3 与后 2/3 交点处。

【主治】 中暑，休克，昏迷，昏厥，癫狂，小儿高热惊厥等。

【操作】 直刺 1 寸。

太溪（足少阴肾经）

【定位】 内踝尖与跟腱之间的凹陷处。

【主治】 小便频数，慢性泄泻，遗精、阳痿、早泄，月经不调，赤白带下等。

【操作】 直刺 0.5～1 寸。

复溜（足少阴肾经）

【定位】 太溪穴直上 2 寸，跟腱的前方。

【主治】 水肿，腹胀、泄泻、肠鸣，足痿，盗汗、自汗、热病汗不出等。

【操作】 直刺 0.8～1.2 寸。

风市（足少阳胆经）

【定位】 大腿外侧的中线上，当腘横纹上 7 寸，或直立垂手时中指尖处。

【主治】 腰腿酸痛、足膝无力、足胫顽麻，浑身瘙痒等。

【操作】 直刺 1～2 寸。

悬钟（足少阳胆经）

【定位】 外髁尖上 3 寸，腓骨前缘。

【主治】 颈项侧面强痛、胁肋痛、下肢外侧痛等。

【操作】 直刺 1～1.5 寸。

公孙（足太阴脾经）

【定位】 足内侧缘，第一跖骨基底的前方。

【主治】 腹痛、消化不良、便秘、腹泻、胃痛、呕吐，月经不调等。

【操作】 直刺 0.6～1.2 寸。

阳陵泉（足少阳胆经）

【定位】 腓骨小头前下方凹陷处。

【主治】 肝胆疾患、下肢瘫痪、脉管炎、习惯性便秘等。

【操作】 直刺或向下刺 1～1.5 寸。

委中（足太阳膀胱经）

【定位】 腘窝横纹中点，股二头肌腱与半腱肌腱之间。

【主治】 中暑重症、腰背痛、坐骨神经痛、腓肠肌痉挛、脑卒中、下肢无力等。

【操作】 直刺0.5～1寸，重症用三棱针点刺出血。

昆仑（足太阳膀胱经）

【定位】 外踝高点与跟腱之间凹陷中。

【主治】 头痛、项强、目眩、腰骶疼痛、外踝肿痛等。

【操作】 直刺0.5～0.8寸。

环跳（足少阳胆经）

【定位】 侧卧屈股，股骨大转子最高点与骶管裂孔的连线上，外1/3与内2/3交点处。

【主治】 腰痛、坐骨神经痛、下肢瘫痪、髋关节痛等。

【操作】 直刺2～2.5寸。

太冲（足厥阴肝经）

【定位】 足背第一、二跖骨结合部前凹陷处。

【主治】 头顶痛、胸胁胀满、黄疸、带状疱疹、眩晕、月经不调、乳腺炎、足背肿痛等。

【操作】 直刺0.8～1.2寸。

六、经外奇穴

印堂（经外奇穴）

【定位】 两眉头连线中点，正对鼻尖处。

【主治】 小儿高热、惊厥、鼻塞，头痛，面肌痉挛，三叉神经痛等。

【操作】 提捏局部皮肤，向下平刺0.3～0.5寸，或用三棱针点刺出血。

太阳（经外奇穴）

【定位】 眉梢与目外眦连线中点外1寸凹陷处。

【主治】 头痛、失眠、目疾、面瘫、三叉神经痛等。

【操作】 直刺0.3～0.5寸，或用三棱针点刺出血。

夹脊（华佗夹脊）（经外奇穴）

【定位】 第一胸椎至第五腰椎，各棘突下旁开0.5寸。

【主治】 见夹脊穴主治疾患图表。

【操作】 直刺0.3～0.5寸；或用梅花针叩刺。

四神聪（经外奇穴）

【定位】 百会穴前后左右1寸，共4穴。

【主治】 头痛、眩晕、失眠、健忘、癔症等。

【操作】 平刺0.5～1.2寸。

安眠（经外奇穴）

【定位】 翳风穴与风池穴连线的中点。

【主治】 失眠、眩晕、头痛、心悸、癫狂等。

【操作】 直刺0.8～1.2寸。

定喘（经外奇穴）

【定位】 第七颈椎棘突下旁开0.5寸。

【主治】 哮喘、咳嗽、肩背痛等。

【操作】 直刺 0.5～0.8 寸。

十宣（经外奇穴）

【定位】 手十指尖端,距指甲游离缘 0.1 寸。

【主治】 高热中暑、昏迷、昏厥、热病、小儿惊厥等。

【操作】 直刺 0.1～0.2 寸,或用三棱针点刺出血。

四缝（经外奇穴）

【定位】 第二至五指掌面,近端指关节的中央,一侧 4 穴。

【主治】 小儿疳积。

【操作】 点刺挤出少许黄白液体。

（刘红利　施炳培）

第十七章

治 疗 总 论

第一节　针灸的治疗作用

在正常的生理情况下,机体处于阴阳平衡、气血调和、脏腑协调、经络畅通的状态。而在病理情况下,则阴阳失衡、气血不和、脏腑失调、经络壅滞。针灸治病就是通过针刺或艾灸等方法作用于腧穴,以调节脏腑阴阳、疏通经络气血,达到治疗疾病的目的。

一、调和阴阳

阴阳学说在祖国医学中的应用非常广泛。从经络脏腑到病因病机以及辨证论治,均包涵着阴阳对立统一的规律。疾病的发生,从根本上说是阴阳的相对平衡遭到了破坏,即阴阳的偏盛偏衰代替了正常的阴阳消长。通过针灸的调和,使阴阳趋于平衡,从而达到治疗疾病的目的。

二、扶正祛邪

扶正,就是扶助抗病能力;祛邪,就是祛除致病因素。疾病的发生、发展及其转归过程,就是正气和邪气相互斗争的过程。疾病的发生,是正气处于相对劣势,邪气处于相对优势。既病之后,机体会不断产生一定的抗病能力与病邪抗争。若正能胜邪,则邪退病愈;若正不敌邪,则病趋恶化。通过针灸的刺激,增强了机体的抗病能力,从而起到扶正祛邪的作用。

三、疏通经络

人体的经络"内属于脏腑,外络于肢节"。十二经脉的分布"内为阴,外为阳;腹为阴,背为阳;头为诸阳之会,阴经的外行部分不上头部。"十二经脉左右对称地分布于四肢、头面和躯干,并通过十五络的联系,沟通表里,组成了气血循环的通路,维持着正常的生理功能。中医理论中"不通则痛",即指经络闭阻不通而引发的多种病证。经络闭阻不通,气血运行不畅,会引起肢体的麻木、痿软、拘挛或者脏腑功能活动失去平衡。通过针灸疏通经络,从而达到"通则不痛"的目的。

综上所述,针灸的治疗作用,实质上就是对机体的一种良性调节作用。其治疗作用的发挥,与多种主观、客观因素密切相关。除了腧穴的特性、针灸补泻手法以外,还与机体状态、治疗时间、辅助治疗措施等密切相关,其中尤以机体状态最为重要。机体在不同的病理状态下,针灸可以产生不同的治疗作用。如当机体处于虚寒、脱证状态时,针灸可以起到补虚散寒、回阳固脱的作用;当机体处于实热、闭证状态时,针刺可以起到清热泻实、开窍启闭的作用。如高血压病患者,针灸可使其血压降低;低血压患者,针灸可使其血压升高。心动过速者,针灸能使心率减慢;心动过缓者,针灸能使心率加快。胃肠痉挛者,针灸可以消除痉挛;胃肠蠕动弛缓者,针灸又可使胃肠蠕动增强。这均说明机体状态在针灸治疗过程中所起的重要作用。

第二节　针灸辨证论治的原则

针灸治疗原则是根据八纲的理论,结合疾病的性质而确定的。在临床运用针灸治病时,必须根据中医基础理论,运用望、闻、问、切四诊配合其他方法,确立八纲,始能决定针灸治疗原则。现将常用的治疗原则分述如下。

一、补虚与泻实

补虚,就是扶助正气;泻实,就是祛除邪气。在疾病过程中,正气不足则表现为虚证,宜用补法;邪气亢盛则表现为实证,宜用泻法。《灵枢·经脉》说:"盛则泻之,虚则补之……陷下则灸之,不盛不虚以经取之。"《灵枢·九针十二原》说:"虚则实之,满则泄之,宛陈则除之,邪盛则虚之。"都是针对虚证、实证制定的补虚泻实的治疗原则。

盛则泻之　"盛则泻之"、"满则泻之"、"邪盛则虚之",是指病邪亢盛,正气未衰的某些急性或发作性病证,针刺治疗时,宜用泻法。

虚则补之　"虚则补之"、"虚则实之",是指虚证的治疗原则是用补法。适用于治疗各种慢性虚弱性病证。

陷下则灸之　"陷下则灸之",亦属于补虚的范畴。陷下即气虚下陷,也就是说气虚下陷的治疗原则是以灸法的补法为主。

不盛不虚以经取之　"不盛不虚以经取之",并非病证本身无虚实可言,而是脏腑、经络的虚实表现不甚明显或虚实兼而有之,则辨其病在何经,循经取穴。

宛陈则除之　"宛"同"郁",有郁结、瘀滞之义。"陈"即"陈旧",引伸为时间长久。"宛陈"泛指脉络瘀阻之类的病证。"除"即"清除",是指清除瘀血的刺血疗法。

二、清热与温寒

清热,是指热性病证用"清"法,即以寒治热;温寒,是指寒性病证用"温"法,即以热治寒。《灵枢·经脉》说:"热则疾之,寒则留之。"就是针对热性病证和寒性病证制定的清热、温寒的治疗原则。

热则疾之　"热"是指热性病证,"疾"即快速进针,行针后不留针的刺法。

寒则留之　"寒"是指寒性病证,"留"即留针,进针后深刺久留针的刺法。

三、治标与治本

标与本是相对的概念,含义颇广。如正气为本,邪气为标;病因为本,症状为标;原发病为本,继发病为标等。标与本基本概括了疾病过程中对立双方的主次关系。标属于疾病的现象与次要方面;本属于疾病的本质与主要方面。应用治标与治本的原则是:缓则治其本、急则治其标和标本兼治。

四、同病异治与异病同治

同病异治，即同一疾病用不同的方法治疗。异病同治，即不同疾病用相同的方法治疗。这一原则是以病机的异同为依据的。如某些疾病，受病部位和症状虽然相同，但因其具体的病机不同，所以在治法上亦因之而异。反之，许多疾病，受病部位和症状虽然不同，但因其主要的病机相同，所以在治法上亦因之而同。

五、局部与整体

局部治疗，是指针对局部症状而言的治疗；而整体治疗，是指针对某一疾病原因的治疗；局部与整体兼治，即既重视原因治疗，又重视症状治疗，将两者结合起来，则有利于提高疗效。因此，针灸治病要善于掌握局部与整体的关系，从辨证论治的整体观念出发，选配穴位进行治疗，避免头痛医头、脚痛医脚的片面性。

第三节　针灸的取穴方法

针灸治病是通过针与灸刺激腧穴来完成的。在临床上对腧穴的选用恰当与否，是直接与医疗效果有密切关系的。

一、选穴法

常用的选穴法有以下 4 种。

就近选穴法　即在受病的脏腑、五官、肢体的部位，就近选取腧穴进行针灸。

循经选穴法　又称远道选穴法，即按经络在体表的分布和属、络有关脏腑为依据，选取远离疾病部位的穴位（表 17 - 1）。

表 17 - 1　十二经循经选穴举例表

经　脉		腧　穴	主治范围	
			特　性	共性
手三阴	手太阴肺经	太渊、尺泽	呼吸道疾病	胸腔疾患
	手厥阴心包经	内关、大陵	心血管病，精神、情志病	
	手少阴心经	神门、少海	心血管病，精神、情志病	
手三阳	手阳明大肠经	合谷、曲池	头面、颈前部，包括眼、鼻、口、齿	上肢运动神经
	手少阳三焦经	中渚、外关	头面、颈侧部，包括耳、颈部疾患	系统疾患
	手太阳小肠经	后溪、养老	后头、颈后部、颞部疾患	
足三阴	足太阴脾经	公孙、三阴交	消化系疾患，出血性疾患	腹部疾患
	足厥阴肝经	阴陵泉	肝、胆疾患，外生殖器疾患	
	足少阴肾经	太冲、蠡沟、太溪、复溜、交信	泌尿、生殖系疾患	
足三阳	足阳明胃经	足三里	泌尿系疾患，全身性强壮穴	下肢运动神经
	足少阳胆经	阳陵泉	肝胆疾患	系统疾患
	足太阳膀胱经	委中	腰背部	

按神经分布选穴法　即按脊神经及其所形成的神经丛、神经干分布的区域来选穴。

对症选穴法 即根据临床症状选穴(表17-2)。

表 17-2 常见症状对症取穴举例表

症　状	选　穴	症　状	选　穴
发热	大椎、曲池、合谷	噎症	天突、内关
昏迷	人中、十宣	胸闷	中脘、内关
虚脱	百会、神阙、关元、足三里	恶心、呕吐	内关、足三里
多汗	合谷、复溜	呃逆	膈俞、内关、劳宫
盗汗	后溪、阴郄	腹胀	天枢、气海、内关
失眠	神门、三阴交、太溪	胁肋痛	支沟、阳陵泉
多梦	心俞、神门、太冲	消化不良	足三里、公孙
失音	扶突、合谷、间使	尿闭	三阴交、阴陵泉
牙关紧闭	下关、颊车、合谷	遗精、阳痿、早泄	关元、三阴交
舌强	哑门、廉泉、合谷	尿失禁	曲骨、三阴交
喉痹	合谷、少商	便秘	天枢、支沟
流涎	人中、颊车、合谷	脱肛	长强、承山
心悸	内关、郄门	腓肠肌转筋	承山、阳陵泉
胸痛	膻中、内关	皮肤瘙痒	曲池、血海、三阴交
咳嗽	天突、列缺	虚弱	关元、足三里

二、配穴法

配穴法是根据不同病证的治疗需要,选择具有协调作用的两个以上的穴位加以配合应用的方法。

前后配穴法 "前"是指胸腹,"后"是指腰背。如治胃病配胃俞、中脘穴;治心病配心俞,巨阙穴。

上下配穴法 "上"是指上肢和腰部以上的穴位,"下"是指下肢和腰部以下的穴位。如治胃病,上肢取内关穴,下肢取足三里穴;治鼻疾、牙痛,上肢取合谷穴,下肢取内庭穴;治支气管炎咳嗽痰多,上肢取太渊穴,下肢取丰隆穴。

左右配穴法 "左右"是指左右两侧相对的穴位,这种配穴法除治疗一侧肢体疾病外,脏腑、器官、组织和精神意识等疾病均可采用。治心脏病可配左右神门穴;治胃病可配左右足三里穴。或者是指左病右取,右病左取,如右侧落枕取左侧悬钟穴。

远近配穴法 "远"是指循经远道选穴,"近"是指就近选穴。两种选穴结合使用,称为远近配穴法。如治前额痛近取印堂穴,远配合谷穴;治耳疾近取听宫穴,远配中渚穴。

第四节　针灸治疗作用的研究

现代研究表明针灸能影响机体生理、病理过程,而且这种影响在机体内会引起一系列的反应。通过针灸工作者大量临床实践和实验研究,已经揭示针灸治疗最主要的作用在于对机体的调整功能。调整指的是机体在一种或一对物质刺激作用下,可因相关条件和因素的不同而分别使特定的病理变化总是向着有利于机体的方向发生转化。正是由于各种有关功能得以调整,针灸治疗主要有以下四大作用。

一、调节作用

针灸对偏盛偏衰的脏腑功能会产生双向良性的调节作用。研究表明,针灸对呼吸、循环、消化、泌尿、内分泌和神经系统等均有不同程度的调节作用。这是针灸应用于临床的一个主要方面。

1. 呼吸系统的调节作用

针灸对呼吸系统能起明显调节作用,不仅影响呼吸的运动,而且影响肺的通气、换气。有报道说,对一侧肺功能下降的病人,针刺膈俞穴可使受限一侧肺的呼吸功能增强,使健侧因代偿而增强的呼吸功能降低,进而促使两侧不平衡的呼吸运动功能达到平衡。而且针刺人中穴对呼吸停止的动物呼吸有兴奋作用,对呼吸节律异常的动物有恢复作用,故在临床上用以治疗中枢性及外周性呼吸衰竭。有报道针刺健康人足三里穴,肺的通气量增加了6.6%,最大通气量增加 20%,耗氧量增加 22.8%。表明针刺能调整呼吸道的呼吸阻力和呼吸膜的通透性。许多研究表明,支气管哮喘患者针灸以后能有效地降低肺内小气道阻力,并使肺最大通气量增加。因此针灸对于预防和治疗支气管哮喘、慢性支气管炎有良好的疗效。

2. 对循环系统的调节作用

改善心功能　针刺能改善心功能,增强心肌的收缩力与心输出量,改善左心室功能,并且改善心肌的营养过程。故在临床上可用针刺治疗风湿性心脏病与冠状动脉粥样硬化性心脏病。电针内关、间使等穴,可使冠状动脉血流量增加,冠状动脉阻力下降,心肌血氧供应量增加,耗氧量降低,改善了心肌血氧失衡状态,使冠心病病人缺血区心肌损伤范围缩小,进而保护心肌。故在临床上针刺治疗心绞痛有一定疗效。针刺对于心率和心律也有明显调节作用。针刺对阵发性心动过速和阵发性心动过缓、风湿性心脏病患者的异常心率均有治疗作用,可以使部分患者恢复正常。原心率快的减慢、原心率慢的增快。一般认为针刺治疗后心率由异常加快而减慢的效果明显。而且激动起源失常所致的心律失常,其针刺疗效优于激动传导异常者。

调节血压　针刺对血压也有调节作用。针刺降压作用明显,针刺曲池、丰隆、风池、肝俞、肾俞等穴治疗高血压,资料显示 111 例中显效 91%。针刺降压作用快,而且收缩压、舒张压均有递减趋势,尤以收缩压下降更明显。针灸还具有升压与抗休克作用。如人中、内关等穴对抗休克有特异性作用,实验结果表明,针灸能使休克动物血压回升,心脏功能增强,心搏出量和心输出量增加,总外周阻力降低,从而提高失血性休克动物的抗休克能力。

3. 对消化系统的调节作用

大量临床研究资料表明,针灸对消化系统的双向良性调节作用十分明显。针刺能调节胃运动功能。早在 20 世纪 50 年代,就有专家报道对 218 例正常人进行针刺影响胃运动功能的观察,发现针刺手三里后主要表现为胃蠕动增强,针刺足三里后主要表现为胃蠕动抑制。无论是手三里或足三里,针刺后蠕动迟缓的胃其蠕动波可以加深,紧张的胃其蠕动波可以变浅。针刺足三里与中脘后,能使幽门开放时间加速,并对胃蠕动速度有调整作用。正因为针灸有此作用,故对于胃痉挛、呕吐、胃下垂等胃运动功能障碍性疾病有良好的治疗效果。针刺对胃液分泌有调节作用,因此可以治疗慢性胃炎、胃十二指肠溃疡、消化不良等疾病。有专家报道在 X 线下观察针刺对正常人胆囊影像的影响,结果发现在针刺阳陵泉穴的 61 例中,针刺后比针刺前胆囊影像缩小者 45 例,而对非胆经穴位和非穴者 24 例,其胆囊大小则缺乏变动。这说明针刺胆经阳陵泉穴对胆囊的动态有调节作用。针刺对胆囊炎、胆石症有一定的治疗效果。另外,针刺对食管、肠道的运动与唾液腺、胰腺的分泌也有调节作用。

4. 对泌尿系统的调节作用

临床与实验研究均证明,针刺对肾脏泌尿功能、输尿管运动功能,以及膀胱运动功能与尿道括约肌舒缩功能等具有一定的调整作用。针刺可以治疗中医辨证属于肾阳不足、下元虚寒的尿失禁和西医诊断为反射性尿潴留,取穴基本近似。由于这些穴位在人体不同的功能状态下,可以发生不同的调节作用,从而取得临床效果。有专家报道针刺治疗尿失禁 100 例,经治疗后 68 例排尿正常,18 例能基本达到控制排尿。又有专家报道针刺治疗产后尿潴留 30 例,针 1 次自动排尿者 26 例,针 2 次自动排尿者 2 例,多于 4 次者 2 例。另外针刺可以治疗输尿管结石,对结石梗阻所致的痉挛、疼痛有解痉止痛作用。

5. 对内分泌系统的调节作用

针刺对肾上腺皮质激素的合成作用及其血浆皮质激素水平、肾上腺皮质激素的相关指标等具有调节作用。而且这种调节作用在下丘脑-垂体-肾上腺皮质轴系统中是多方面、多环节的。一般来说,针灸对肾上腺皮质系统有促进作用,这已得到形态学证实,但这并不是一味的产生增强效应。当机体处于某种特定状态时,还具有反馈抑制作用,使该轴维持一定的平衡状态。研究表明,针刺对交感肾上腺髓质系统功能的双向调节作用是针刺升压与镇痛等效应的基础之一。针灸对性腺也有一定作用。针灸可治疗男子性功能障碍及精子缺乏症,并对不孕症和继发性闭经也有一定疗效。临床资料表明,针刺膻中、少泽等穴可以促进乳汁分泌,并发现可使缺乳妇女血液中泌乳素分泌增加。

另外,针刺对机体甲状腺系统、胰岛及其他内分泌腺体系统均有调节作用,故在临床上用以治疗单纯性甲状腺肿、甲状腺功能亢进、糖尿病等,并可用以减肥。

6. 对神经系统的调节作用

针灸对中枢神经系统功能有调节作用。在正常情况下针灸能提高大脑皮质的功能活动,而在病理情况下针灸则能促进大脑皮质功能恢复生理平衡。脑血栓形成患者或癫痫患者,在针刺治疗后病理性脑波一般均明显减弱,而 θ 指数与波幅均呈现普遍性提高,而且这种正常化趋势的进展程度恰与临床疗效相平行。因此,在临床上用针刺治疗癫痫、流行性乙型脑炎后遗症、智能发育不全、精神分裂症等都有一定疗效。

针灸对脊髓的作用主要是指对脊髓损伤后再生与功能恢复的作用,故常用针灸治疗外伤性截瘫、脊髓前角灰质炎后遗症。

针灸对周围神经功能也有调节作用,对周围性面神经麻痹、面肌痉挛、三叉神经痛、肋间神经痛、坐骨神经痛、周围神经损伤等疾病均有治疗效果。

二、镇痛作用

疼痛是针刺最主要的适应证,从各种关节酸痛、内脏痉挛疼痛直致癌性疼痛,针刺均有良好镇痛作用。有专家在总结了针刺镇痛的实验研究后认为,应用多种测痛指标,在人体和动物模型进行观察的结果都肯定了针刺确有镇痛作用。大量的实验研究证明,针刺镇痛是来自痛源部位的感觉传入冲动和针刺穴位深部组织引起的传入冲动在中枢神经系统内相互作用,并进行整合的结果。有专家认为,针刺镇痛就是针刺引起深部组织感受器或神经小枝发放传入冲动,在中枢神经系统的各级水平激活痛觉调制系统,通过它们的活动,调制痛觉信号的传递,使感觉信号减弱,并发生性质上的改变。针刺镇痛除在中枢原理的研究外,国内还对有关针刺对大脑皮质的作用也作了研究。有专家认为,由于针麻是患者在清醒状态下接受手术,所以人的高级中枢——大脑皮质的作用是不容怀疑的。

中枢神经递质在实现镇痛、中枢有关信息整合的过程中起着重要作用。其中,对针刺镇痛有重要意义的是5-羟色胺(5-HT)和内源性阿片样物质(OLS)等,它们是实现针刺镇痛作用的部分重要物质基础。有报道说,针刺可使脑啡肽含量显著增高,针效差者血中OLS无显著改变。还有报道中枢乙酰胆碱(Ach)也是加强针刺镇痛的一个重要环节。针刺能加速脑内Ach的释放变化,与针刺效果呈平行关系。所以有专家总结了这方面的工作后认为,针刺信号进入中枢后可以激发很多神经元的活动,释放出多种神经介质,其中有些是有助于针刺镇痛的,如5-HL、OLS、Ach等。

有专家通过对不同神经系统疾患病人中进行针感和针效的观察,证明针感和针效确实是相一致的,并且都与周围神经和脊髓中的痛温觉上行传入通路的完整性有密切关系。针感在脊髓内主要是沿着传导痛温觉的腹外侧索上传到脑的。专家认为脑内可能有几个平行的具有不同神经化学特点的镇痛系统存在,并提出有可能是一个单一的串联抑制系统。专家还认为人体内本来存在着内源性抗痛系统,其功能反映于神经系统的各级水平,其中包括尾核、杏仁核等结构,以及与神经活动有关的某些生化物质,如内啡肽等。针刺穴位激活了内源性抗痛系统的功能,从而抑制了与痛觉传导有密切关系的非特意性投射系统,导致镇痛的效果。

三、免疫作用

大量的针灸临床、实验研究证明,针灸能提高机体抗病能力、增加防御功能。这方面的研究,国内近一二十年来作了大量工作,认为针灸具有调整、增强机体免疫功能的作用,以达到防病、治病之目的。

1. 针灸对细胞免疫的影响

针刺能改善粒细胞吞噬功能,有研究表明灸法也可以增强中性细胞和巨噬细胞的吞噬功能,有专家发现激光穴位照射能提高急腹症患者T细胞数量,还发现免疫功能低下的小鼠艾灸后T细胞百分率明显增高。

2. 针灸对体液免疫的影响

针灸对非特异性免疫的影响　针灸可提高血浆杀菌能力。有报道对37例急性菌痢病人针刺后30分钟,血浆杀菌活力增加者31例,占83.8%,针前菌落数平均为434±76,针后降至235±40。针灸可以使血清补体含量增高,如有专家报道电针家兔大椎、陶道、曲池等穴,发现针后补体效价普遍升高,而补体可以扩大体液免疫和细胞免疫功能。又有专家用针灸治疗19例感染性变态反应性支气管哮喘,其中10例经过针灸治疗血清溶菌酶含量平均较正常人增高3倍以上,可以认为针灸能促使白细胞释放更多的溶菌酶,使白细胞更好地消化病原菌。

针灸对特异性免疫的影响　有专家发现在11名健康人连续12天针灸上巨虚穴后,血清IgG、IgA含量虽然都在正常范围变动,但针刺后较针刺前均有增高,其中IgG较IgA增高明显。此外,还发现一些与免疫有关的疾病如过敏性鼻炎、感染性变态反应性支气管哮喘、急性菌痢,应用针灸治疗后,在获得良好疗效的同时,也观察到免疫球蛋白含量也有变化。有些学者用针灸治疗肿瘤病人放疗或化疗反应,发现能提高降低的白细胞、血小板与免疫球蛋白。另外,针灸对凝集素、间接血球凝集、沉淀素和溶血素等产生影响,使之含量增加。某些实验证明,针灸还能使机体提早产生抗体或在血液中维持时间延长。

针灸对免疫功能的影响,是针灸抗炎和能够治疗多种疾病的重要环节。

四、修复组织作用

大量临床资料证实,针灸具有修复组织的作用,如针刺攒竹、下关、地仓、颊车等穴治疗面神经瘫痪有良好效果。有专家报道对 42 例周围性面瘫患者的额肌和口轮匝肌的肌电图及诱发电位反应的刺激阈值观察,发现针刺前患侧的肌电图有不同程度的异常,严重者既无残余运动电位,又无诱发肌电反应。经过针刺治疗后有效者肌电图与自身健侧相比虽仍略差,但均有不同程度的好转。针刺天鼎、四渎等穴可治疗臂丛神经损伤;针刺支正、神门等穴可治疗尺神经麻痹;针灸阳陵泉、委阳等穴可治疗腓总神经损伤等;并均有较好疗效。针灸还可促使脊髓损伤后的功能恢复,改善脊髓的病理损害。如以针灸为主结合功能锻炼治疗,总有效率达 96%,痊愈和显效率达 39%。对于脊髓灰质炎后遗症,以循经和局部相结合的取穴方法针灸治疗 4 967 例,有效率达 98.71%,痊愈率达 78%。针刺还可促使脊髓灰质炎动物模型麻痹肢体残存的神经肌肉恢复,提高其代偿能力。

(邵 雷)

第十八章

治 疗 各 论

第一节 中 风

【概述】 中风是一种常见的急性疾病。因其发病骤然,变证多端,犹如风之善行而数变,故又称"卒中"。本病多见于中、老年人。临床表现为半身不遂,口角歪斜,舌强语謇,甚则突然昏仆,不省人事。常有头晕、肢麻、疲乏、急躁等先兆症状。临床按病变部位的深浅和病情程度的轻重,可分为中经络、中脏腑两大类。

本病涵盖现代医学的出血性和缺血性脑血管意外疾病及其后遗症。

【治则】 中经络:疏通经络发,调和气血。

中脏腑:闭证宜启闭开窍,脱证宜回阳固脱。

【取穴】

1. **中经络** 以手足阳明经穴为主,辅以太阳、少阳经穴。

处方 面部:下关,地仓,颊车。

上肢:肩髃,曲池,合谷。

下肢:环跳,足三里,阳陵泉。

2. **中脏腑** 以任、督二脉及十二井穴为主。

处方 闭证:人中,十二井穴。

脱证:关元(灸),神阙(灸)。

【随证加减】 除上列处方外,上肢不遂可取肩髎、后溪等穴;下肢不遂可取伏兔、悬钟等穴;语言謇涩可取廉泉、哑门等穴;肌肤不仁可用皮肤针轻叩患部;体肥多痰可加丰隆;食欲不佳可加足三里;肝火炽盛可加太冲;阴虚津液不足可加太溪;病程日久,病侧经筋屈曲拘挛者,肘部加曲泽,腕部加大陵,手指加八邪,膝部加曲泉,踝部加太溪,足趾加八风。

【其他疗法】

1. **电针** 选取上述四肢穴位数对,进针得气后,接电针仪通电,以加强刺激。

2. **头针** 选取病灶侧的运动区、感觉区、语言区及足运感区。对脑卒中早期及脑血栓形成者效果较理想。

【按语】 凡年老形盛气虚,有头晕、肢麻等先兆者,当注意饮食、起居、情志调节,采取相应的预防措施;针灸治疗的同时,当嘱患者进行瘫痪肢体的功能锻炼,并配合推拿、理疗等康复疗法;中风急性期及中风重症当采取综合治疗措施。

第二节　面　瘫

【概述】　面瘫,俗称"口眼歪斜"。本病多见于青壮年,男性居多。发病急骤,多为单纯性的一侧面颊筋肉弛缓,无半身不遂症状,部分患者可有感冒发热等前驱症状。临床表现为一侧面部板滞、麻木、瘫痪,不能蹙额、皱眉、闭眼、鼓颊、露齿、吹哨等,口角向健侧歪斜,漱口漏水,食物滞留于病侧齿颊之间,病侧额纹、鼻唇沟变浅或消失,甚则出现患侧舌前 2/3 味觉减退或消失,少数患者见耳后、耳下或面部疼痛。病程日久,可因瘫痪肌挛缩,口角歪向病侧而出现"倒错"现象。

本病涵盖现代医学的周围性面神经麻痹和周围性面神经炎。

【治则】　祛风散寒,疏通经络。

【取穴】　以手足阳明经穴为主,辅以足少阳、太阳经穴。

处方　下关。地仓。颊车。阳白。四白。合谷。

【随证加减】　不能抬眉加攒竹;鼻唇沟平坦加迎香;人中沟歪斜加人中;舌麻、味觉缺失加廉泉;耳后痛加翳风。

【其他疗法】

1. **水针**　用维生素 B_1 100 mg 或维生素 B_{12} 100 μg 局部穴位注射,每穴 0.5~1 ml。

2. **电针**　面瘫后期可选取局部穴位,接通电针仪。通电量以患者感到舒适,面部肌肉微见跳动为宜。

3. **穴位敷贴**　将中药马钱子等捻成粉末,撒于膏药或胶布上,敷贴于患侧穴位。

【按语】　注意鉴别中枢性面神经麻痹和周围性面神经麻痹;本病针刺治疗宜早、轻、浅;因眼睑闭合不全而致的眼部感染,可嘱患者用眼罩和眼药水防护;避免受寒吹风,面部可作按摩和热敷;注意休息,避免过度疲劳。

第三节　头　痛

【概述】　头痛是临床常见的一种自觉症状,发生于多种急性和慢性疾病。因其病因、病机复杂,故其临床表现各异:或头脑空痛;或头痛如裹;或头痛隐隐;或头痛如刺等。本篇仅叙述病史较长,反复发作的慢性头痛。

本篇涵盖现代医学的神经、血管性头痛,偏头痛,高血压头痛及眼、耳、鼻等病证引起的头痛等。

【治则】　通络止痛。

【取穴】　以手足少阳、阳明经穴为主。针灸治疗头痛当结合疼痛部位,按辨证归经分治。

处方　阳明头痛(前额痛):风池,印堂,合谷。

少阳头痛(偏头痛):风池,太阳,外关。

太阳头痛(后头痛):风池,后溪,昆仑。

厥阴头痛(巅顶痛):风池,百会,太冲。

【随证加减】　肝阳上亢加太冲、太溪等穴;痰浊中阻加中脘、丰隆等穴;气血不足加血海、足三里;瘀血阻络加阿是穴、三阴交等穴。

【其他疗法】

1. **耳针**　选取耳穴:枕,额,皮质下,神门,耳尖,降压沟等。每次取一侧或双侧,中强刺激。亦可用王不留行籽或磁珠等耳穴贴压。顽固性头痛,可取耳背静脉放血。

2. **温针**　针刺穴位得气后,在针柄装上艾绒进行温针灸。每次取 1～2 穴,灸 3～5 壮。本法适用于风寒性头痛。

3. **水针**　用 0.25％普鲁卡因 3.5 ml 和咖啡因 0.5 ml 的混合液注射风池穴。每穴 0.5～1 ml。本法适用于顽固性头痛。

【按语】　针灸治疗头痛,近期或远期均有一定的治疗效果,但应注意与颅脑实质性病变作鉴别,以便及时治疗原发病。

第四节　呃　　逆

【概述】　呃逆,古称"哕",俗称"打呃"。呃逆可单独发生,其证轻微,持续数分钟至数小时后可不治自愈;亦可继发于其他急性和慢性疾病的过程中,其证多重,间歇或持续发作,可迁延数日至数月不愈。临床表现为胸膈气逆,喉间发出呃忒声,声短而频,难以自忍。呃逆患者常会妨碍谈话、咀嚼、呼吸、睡眠,术后呃逆尚可影响伤口愈合。

本病即现代医学的膈肌痉挛。

【治则】　和胃降逆。

【取穴】

处方　足三里,内关,中脘,膈俞。

【随证加减】　胃寒加灸梁门;胃热加陷谷;阳虚加灸气海;阴虚加太溪;肝气横逆加太冲;呃逆不止可加攒竹、膻中。

【其他疗法】

1. **电针**　顽固性呃逆患者选取相应穴位,接电针仪通电,以加强刺激。

2. **耳针**　选取耳穴:膈,交感,神门,胃,肝,脾。在穴位范围寻找敏感点或压痛点,给予强刺激。亦可用王不留行籽或磁珠耳穴贴压。

3. **水针**　选取 1～2 穴,用利他灵或氟哌叮醇等穴位注射,每穴 0.5～1 ml。

【按语】　针灸对病程短的实证呃逆效果较好,而对病程长的虚证呃逆效果较差;危重病后期,呃忒不止,出现虚脱倾向者,提示预后不良;因进食过猛、吸入冷空气等所致的呃逆,可用饮热茶或精神猝然转移等方法,一般可使呃逆停止而无须治疗。

第五节　不　　寐

【概述】　不寐又称"失眠",是以经常不能获得正常睡眠为特征的一种病证。临床表现为不易入睡,或易于醒觉,或醒后不能再寐,或时寐时醒,甚则通宵达旦不能成寐。常伴有多梦、头痛、眩晕、心悸、健忘等证。

本证多见于现代医学的神经衰弱。

【治则】　养心安神。

【取穴】 以手少阴、厥阴经穴为主,辅以相应经脉的腧穴及背俞穴。

处方 神门,内关,三阴交,安眠穴。

【随证加减】 心脾两虚加心俞、脾俞等穴;心肾不交加心俞、肾俞等穴;脾胃不和加脾俞、胃俞等穴;肝火上扰加太冲、肝俞等穴;心虚胆怯加心俞、胆俞等穴。

【其他疗法】

1. **电针** 选取耳穴:神门,皮质下,交感,心,脾,肾,脑。每次取一侧或双侧,轻刺激。亦可用王不留行籽或磁珠耳穴贴压。

2. **皮肤针** 用七星针或梅花针轻叩脊柱两旁0.5～3寸处、骶部及头颞区,使局部皮肤潮红即可。

【按语】 针灸治疗不寐疗效较好,治疗时间尤以下午为宜;由其他疾病引发的不寐者,应同时治疗原发病;帮助患者消除烦恼等情志因素,合理安排生活,适当开展文娱活动;老年人睡眠时间逐渐缩短而易醒觉,如无明显不适症状,则属生理现象。

第六节 哮 喘

【概述】 哮喘俗称"吼病",是一种常见的反复发作性疾患。哮与喘在症状表现上有所区分,明·虞搏《医学正传》曰:"……哮以声响名,喘以气息言"。哮是指喉中有痰鸣音,喘是指呼吸困难而急促,两者相兼,名为"哮喘"。临床表现为呼吸急促,喉间哮鸣声,甚则张口抬肩不能平卧。

本病涵盖现代医学的支气管哮喘、喘息性支气管炎、阻塞性肺气肿等病。

【治则】 急则治其标:平喘降逆,宣肺化痰;缓则治其本:固表补肺,健脾益肾。

【取穴】

处方 发作期:膻中,列缺,肺俞,大椎,丰隆。

　　　　缓解期:肺俞,膏肓,足三里,脾俞,肾俞。

【随证加减】 喘甚加天突、定喘;肺气心阳俱虚加内关、神门。

【其他疗法】

1. **艾灸** 选取大椎、肺俞等穴,用麦粒灸或隔姜灸,每穴每次灸3～5壮。本法适用于哮喘缓解期,一般在伏天用此法治疗,故称"伏灸"。

2. **穴位敷贴** 用白芥子、甘遂、细辛、延胡索各15 g研末,用黄酒或姜汁调成药饼,敷贴于相关穴位上,2小时后去掉药饼。本法在夏季伏天进行,适用于缓解期哮喘。

3. **水针** 选取足三里或肾俞等背俞穴,用黄芪或胎盘组织液等穴位注射,每穴0.5～1 ml。本法适用于哮喘缓解期。

4. **耳针** 选取耳穴:平喘,肾上腺,气管,皮质下,交感。每次取一侧或双侧,强刺激。亦可用王不留行籽或磁珠耳穴贴压。适用于哮喘发作期,有平喘作用。

【按语】 哮喘患者应注意保暖,防止感冒,忌食引发哮喘的食物,避免诱发因素;发作严重或哮喘持续状态,应配合药物治疗。

第七节 落 枕

【概述】 落枕又称"失枕"、"颈部伤筋",是指急性单纯性颈项强痛、活动受限的一种病证,多见于成年人。老年人则往往是颈椎病的反映,并有反复发作的特点。临床表现为晨起时发现一侧颈项部牵拉痛,不能俯仰转侧,并可向同侧肩背部扩散,或兼有头痛怕冷等症状,局部肌肉痉挛,压痛明显。

本病属祖国医学"痹证"范畴。

【治则】 舒筋通络止痛。

【取穴】 以督脉、手足太阳经穴为主。

处方 落枕穴,后溪,大椎,阿是穴。

【随证加减】 恶寒头痛加合谷、外关;肩背痛加肩髃、曲垣;不能前后俯仰加昆仑、列缺;不能左右回顾加支正。

【其他疗法】

1. **电针** 选取颈项部穴位,进针得气后,接电针仪通电,以加强刺激。

2. **火罐** 在患侧附近穴位上,施用火罐,可祛散风寒,并可缓解局部肌肉痉挛。

3. **耳针** 选取耳穴:神门,颈,颈椎。强刺激。亦可用王不留行籽或磁珠耳穴贴压。

【按语】 针灸治疗落枕同时可配合推拿及热敷治疗;睡眠时枕头高低宜适度,避免颈部受冷;中老年患者如出现反复落枕,应考虑颈椎病可能。

第八节 漏 肩 风

【概述】 漏肩风,俗称"冻肩"、"凝结肩",以单侧或双侧肩关节酸重疼痛,运动受限为主症。患者多于50岁左右发病,故又有"五十肩"之称。临床表现为肩部酸痛,并可向颈部和上肢放射,日轻夜重。患肢每畏风寒,肩关节呈不同程度僵直,活动受限。病程日久,肩凝冻结,活动受限加重而疼痛程度减轻,患肢可因废用而致肌肉萎缩。因此,本病早期以疼痛为主,后期以功能障碍为主。

本病属祖国医学"痹证"范畴。现代医学称为"肩关节周围炎"。

【治则】 祛风散寒,通络止痛。

【取穴】 以手三阳经穴为主。

处方 肩髃,肩髎,曲池。

【随证加减】 肩内廉痛加肩前、尺泽;肩外廉痛加肩贞、小海;阿是穴、曲垣、天宗等穴亦可同时选用。

【其他疗法】

1. **电针** 选取上述穴位数对,进针得气后,接电针仪通电,以加强刺激。

2. **艾灸** 选取肩部数穴温针灸或麦粒灸,以祛散风寒。

3. **水针** 选取1~2穴,用威灵仙注射液或维生素 B_1 100 mg、维生素 B_{12} 100 μg、0.2%利多卡因2 ml混合注射液等穴位注射,每穴注射0.5~1 ml。

4. **火罐** 在患侧局部穴位上,施用火罐,以祛风散寒。

5. **耳针** 选取耳穴:肩、肩关节、锁骨、肾上腺等,行强刺激,针刺时嘱患者适当活动患肢。亦可用王不留行籽或磁珠耳穴贴压。

【按语】 本病治疗时,应排除肩部结核、肿瘤等疾病;病程较短,体质较健的患者,可用条口透承山法行强刺激的透穴疗法;肩关节疼痛轻缓,肿胀消失,应嘱患者坚持关节功能锻炼。

第九节 肘 劳

【概述】 肘劳,类似现代医学的肱骨外上髁炎,俗称"网球肘"。本病多见于从事前臂旋转和屈伸肘关节频繁的人员,如网球运动员、钳工等。临床表现为肘关节外侧酸痛无力,其痛可扩散至前臂或肩背,握拳前臂旋转或持重物时酸痛加重。局部压痛明显,但肿胀不明显,肘关节活动自如,但屈腕旋转试验多呈阳性。

本病属祖国医学"伤筋"范畴。

【治则】 舒筋通络。

【取穴】 以局部穴位为主。

处方 曲池,阿是穴。

【随证加减】 前臂痛加手三里、合谷等穴。

【其他疗法】

1. **艾灸** 选取曲池、阿是穴进行温针灸或隔姜灸,以温通经脉,通络止痛。

2. **刺络拔罐** 先用皮肤针叩刺局部出血,后加拔火罐。适用于局部肿胀患者。

3. **水针** 选取曲池、阿是穴,用当归注射液 2 ml 或醋酸氢化可的松 0.5 ml 穴位注射。

【按语】 针灸治疗期间,当嘱患者尽量减少肘部活动,避免提拿重物。

第十节 腰 痛

【概述】 腰痛又称"腰脊痛",为临床常见的一种症状。腰痛的部位或在脊中,或在一侧,或两侧俱痛,包括腰脊、腰骶和骶髂部的疼痛。腰痛涉及面很广,因其病因、病机不同,故临床表现各异:或腰酸重痛;或腰痛隐隐;或腰部剧痛等,可伴腰部拘急强直,转侧俯仰不利。本篇重点讨论寒湿腰痛、肾虚腰痛和劳损腰痛。

本证涵盖现代医学的急性腰扭伤,泌尿系统结石,腰部软组织损伤,肌肉风湿以及脊柱和内脏病变等所致的腰痛。

【治则】 舒筋痛络,补肾益气,祛瘀止痛。

【取穴】 以足太阳、督脉经穴为主,辅以足少阳、少阴经穴。

处方 肾俞,委中,命门,阿是穴。

【随证加减】 急性腰扭伤疼痛剧烈可针人中;寒湿腰痛可加腰阳关;劳损腰痛可加次髎;肾虚腰痛可加太溪。

【其他疗法】

1. **电针** 选取腰部数穴,进针得气后,接电针仪通电,以加强刺激。

2. **火罐** 腰部针后加拔火罐,以祛风散寒及缓解腰部肌肉痉挛。本法适用于寒湿腰痛和慢性腰肌劳损。

3. **水针** 用复方当归注射液或威灵仙注射液等进行穴位注射,每穴 0.5~1 ml。本法适用于慢性腰肌劳损。

4. **耳针** 选取耳穴:神门、腰椎、骶椎、肾、皮质下等穴,取患侧,强刺激。亦可用王不留行籽或磁珠耳穴贴压。

5. 艾灸　选取腰部数穴,进行温针灸、隔姜灸或隔附子饼灸等,每穴每次灸 3～5 壮。本法适用于寒湿腰痛。

【按语】　针灸治疗腰痛,常有较好的效果。但应注意排除脊椎结核、肿瘤等所致的腰痛;腰痛伴有腿痛,可参考坐骨神经痛论治。

附　坐骨神经痛

【概述】　坐骨神经痛是指沿坐骨神经通路的一段或全长的放射性疼痛,为常见的周围神经疾病。多见于青壮年,男性居多。临床表现为一侧腰腿部阵发性或持续性疼痛,呈放射样、烧灼样或针刺样痛,行动时加重,直腿抬高试验和加强试验阳性,肌力、感觉、反射改变。临床根据病因不同,分为原发性和继发性两类,继发性又按其受损部位不同,分为根性和干性两类。

本病属祖国医学"痹证"范畴。

【治则】　通络止痛。

【取穴】　以足太阳、少阳经穴为主。

处方　华佗夹脊,环跳,阿是穴。

【随证加减】　太阳经痛加殷门、委中、承山等穴;少阳经痛加风市、阳陵泉、悬钟等穴。

【其他疗法】　参考"腰痛"治疗。

【按语】　坐骨神经痛如由肿瘤、结核等病引起,当积极治疗原发病;如因腰椎间盘突出引起,可配合牵引、理疗、推拿等综合治疗,并嘱患者卧硬床。

第十一节　痛　　经

【概述】　妇女在经期或行经前后出现小腹或腰骶部疼痛,甚则剧痛难忍,并随月经周期而发作,称为"痛经"。本病以青年未婚女子为多见,临床表现为经期或经行前后小腹疼痛,痛引腰骶,严重时伴面色苍白,恶心呕吐,出冷汗,甚则剧痛昏厥,呈周期性发作。

本病涵盖子宫过度前倾和后倾、子宫颈管狭窄、子宫内膜增厚、盆腔炎、子宫内膜异位等病证所引起的痛经。

【治则】　补虚泻实,理气调血,益肾健脾,疏肝解郁。

【取穴】　以任脉、足太阴、少阴经穴为主。

处方　关元,气海,血海,足三里,三阴交。

【随证加减】　寒凝胞宫加水道、地机;肝郁气滞加太冲;肝肾亏损加肝俞、肾俞;腹痛连腰骶加命门、肾俞;胸闷恶心加内关。

【其他疗法】

1. 耳针　选取耳穴:子宫,内分泌,交感,卵巢,神门,皮质下,中强刺激。亦可用王不留行籽或磁珠耳穴贴压。

2. 艾灸　选取关元、中极等穴,进行温针灸或隔物灸,以温通胞脉。本法适用于寒湿凝滞型痛经。

【按语】　针灸治疗痛经效果较好,但应排除盆腔器质性病变所致的腹痛;针灸治疗本病一般于经前 3～5 天开始,连续 3～5 次,至下次月经来潮前再行针治;注意经期卫生,避免精神刺激和过度劳累,防止受寒和过食生冷。

附　胎位不正

【概述】　胎位不正,是指妊娠 30 周后,胎儿在子宫内的位置不是头位而言。包括枕后位、横位、臀位或斜位等异常胎位。本病常见于经产妇或腹壁松弛的孕妇,无自觉症状。

【治则】　益气养血,调理胎位。

【取穴】　以足太阳膀胱经穴为主。

处方　至阴(灸)。

【按语】　由骨盆狭窄、子宫畸形、肿瘤等所致的胎位不正,应由产科医师进行处理。

第十二节　蛇　丹

【概述】　本病为成簇如串珠的水疱,沿身体单侧呈带状分布且疼痛剧烈的皮肤病。因其每多缠腰而发,故又名"缠腰火丹";亦有发生于胸部和颜面部者。临床表现为患部初起有束带状刺痛,局部皮肤潮红,伴轻度发热、乏力等全身症状。皮疹呈簇集状水疱,呈绿豆至黄豆大小,中间夹以血疱或脓疱,排列如带状。水疱常发生于身体之一侧,以腰肋部、胸部为多见,面部次之。2～3 周后疱疹干燥结痂,愈后一般不留瘢痕。亦有疱疹消退后遗疼痛时间较长者。

本病相当于现代医学的带状疱疹。

【治则】　清泄风火,清热利湿。

【取穴】　以局部围刺和少阳、太阴、厥阴经穴为主。

处方　局部围刺,曲池,外关,血海,三阴交,太冲。

【随证加减】　心烦加神门、内关;热盛加合谷、大椎;口苦加阳陵泉、支沟。

【其他疗法】

耳针　选取耳穴:神门,肝,胆,肺,相应敏感点。行强刺激。亦可用王不留行籽或磁珠耳穴贴压。

【按语】　局部围刺:即在疱疹周围,用 1 寸长的毫针沿皮刺向疱疹中心,针数多少以患处面积大小而定,每针相距 1～2 寸为宜;针刺治疗带状疱疹镇痛效果明显,对疱疹消退后遗神经痛者也有一定疗效;少数病例合并化脓感染者须外科处理。

第十三节　泄　泻

【概述】　泄泻,又称腹泻,是指大便次数增多,便质稀薄,甚至呈浆水样。本病分为急性和慢性两类。临床表现为大便稀薄或如水样,便次增多,可伴腹胀、腹痛等证。急性暴泻起病突然,病程短,可伴恶寒、发热等证;慢性久泻起病缓慢,病程长,反复发作,时轻时重。

本病涵盖现代医学的急性和慢性肠炎,肠结核,肠功能紊乱,结肠过敏所致的腹泻。

【治则】　急性泄泻:调理肠胃气机;慢性泄泻:健脾温肾疏肝。

【取穴】 以手足阳明经穴为主。

处方 急性泄泻:天枢,合谷,上巨虚。

慢性泄泻:天枢,中脘,足三里。

【随证加减】 恶寒肢冷加神阙隔姜灸;热甚加商阳点刺放血;腹胀腹痛加公孙;脾虚配脾俞、关元俞;肾虚配肾俞、命门;肝郁配肝俞、太冲。

【其他疗法】

1. **艾灸** 选取数穴,进行温针灸、隔姜灸或隔附子饼灸等。每穴每次灸 3～5 壮。本法适用于恶寒肢冷的急性和慢性腹泻。

2. **耳针** 选取耳穴:大肠,小肠,胃,脾,肾,交感,神门。行中强刺激。亦可用王不留行籽或磁珠耳穴贴压。

【按语】 急性泄泻治疗期间须控制饮食,以流质、半流质为宜,忌食牛奶、奶制品及油腻类食品。慢性泄泻亦应注意饮食细软,易于消化吸收,忌食生冷、油腻之品;对于严重失水患者或由恶性病变所致的泄泻,当采用综合疗法。

第十四节 便 秘

【概述】 便秘是指大便秘结不通。本篇论述范围以习惯性便秘为限。临床表现为粪便干燥、坚硬,排便艰涩难下,常数日一行,可伴少腹胀急,神疲乏力,胃纳不佳等证。

【治则】 疏通腑气。

【取穴】 以大肠之俞、募穴及下合穴为主。

处方 天枢,大肠俞,上巨虚,支沟,阳陵泉。

【随证加减】 烦热口渴加合谷、曲池;肝郁腹胀加气海、行间;脾胃虚弱加脾俞、胃俞;畏寒腹冷加灸神阙。

【其他疗法】

1. **电针** 选取腹部及下肢部数穴,进针得气后,接电针仪通电,以加强刺激。

2. **耳针** 选取耳穴:直肠下段,大肠。行强刺激。亦可用王不留行籽或磁珠耳穴贴压。

【按语】 针灸治疗便秘,应排除肠梗阻等肠道器质性疾病,患者应注意改变偏食习惯,多吃蔬菜水果,进行适当的体育锻炼,逐步养成定时排便习惯。

第十五节 胃 脘 痛

【概述】 胃脘痛又称胃痛。因疼痛在上腹心窝部及其附近部位,故又称"胃心痛"、"心下痛",但与"真心痛"有显著区别。临床表现为胃脘部疼痛,呈胀痛或隐痛,常伴痞闷或胀满、嗳气、泛酸、嘈杂、恶心、呕吐等证。

本病涵盖现代医学的急性和慢性胃炎,消化性溃疡,功能性消化不良及胃神经官能症等所致的胃痛。

【治则】 疏肝健脾,调和胃气。

【取穴】 以胃之俞、募穴和足太阴经穴为主。

处方 中脘,胃俞,足三里,内关,公孙,脾俞。

【随证加减】 胃中有灼热感加太溪;便血加血海;吐血加膈俞;痛甚加梁丘;肝气上逆加太冲;脾胃虚寒加气海。

【其他疗法】

1. **艾灸** 选取数穴,进行温针灸,隔姜灸或隔附子饼灸,每穴每次灸 3~5 壮。本法适用于虚寒性胃痛。

2. **耳针** 选取耳穴:脾,胃,肝,交感,神门,皮质下,行中强刺激。亦可用王不留行籽或磁珠耳穴贴压。本法适用于胃神经官能症。

【按语】 针灸治疗胃痛,当与肠、胰、肝、胆、脾的病变及厥心痛等表现为胃脘部位的疼痛相鉴别;注意饮食调养,忌食刺激性食物,避免烟、酒等不良嗜好;保持乐观情绪,注意劳逸结合,适当进行体育锻炼。

第十六节 癃 闭

【概述】 小便不利,涓滴而下者谓之"癃";小便不通,欲溲而不下者谓之"闭",合称"癃闭"。本病多见于老年男性,产后妇女及术后患者。临床表现为小便淋沥不爽,点滴不畅或小便闭塞不通,欲解不下。常伴少腹胀满或胀急而痛。

本病即现代医学的尿潴留。

【治则】 通调水道。

【取穴】 以足太阴、太阳经穴为主。

处方 中极,三阴交,三焦俞,肾俞,膀胱俞。

【随证加减】 命门火衰,中气不足加脾俞、阴谷;三焦决渎无力加灸气海;湿热下注加阴陵泉;湿毒上犯加少商点刺放血;心烦加内关。

【其他疗法】

1. **电针** 刺双侧维道,沿皮刺,针尖向曲骨透刺,接电针仪通电,以加强刺激。

2. **耳针** 选取耳穴:膀胱、肾、三焦、尿道,行中等刺激。亦可用王不留行籽或磁珠耳穴贴压。

【按语】 尿潴留患者膀胱过度充盈时,下腹部穴位宜浅刺、斜刺或横刺;临床出现头晕、胸闷、喘促、恶心、呕吐、水肿,甚至昏迷、抽搐等时,是由尿潴留转为尿毒症,当及时抢救治疗。

第十七节 小 儿 遗 尿

【概述】 小儿遗尿,是指 3 周岁以上小儿,睡眠时小便经常自遗,醒后方觉的一种病证,又称"尿床","夜尿"。临床表现为睡眠中尿液不自主的流出,轻者数夜一次,重者每夜一次或数次,迁延日久,可伴精神不振,食欲减退,消瘦萎黄等全身症状。

【治则】 补益脾肺,温补肾阳。

【取穴】 以任脉、足太阴、足阳明经穴为主。

处方 关元,气海,肾俞,膀胱俞,足三里,三阴交。

【随证加减】 肺虚加太渊;脾虚加脾俞;肾虚加太溪;尿频数加百会、次髎;睡眠深沉加百会、神门。

【其他疗法】

1. 头针 选取双侧足运感区,生殖区。沿皮刺,捻转 1 分钟或用电针通电。

2. 耳针 选取耳穴:肾,膀胱,脑点,皮质下,尿道区。行中等刺激。亦可用王不留行籽或磁珠耳穴贴压。

【按语】 3 周岁以下小儿,由于大脑发育尚未完善,排尿习惯尚未养成,或日间贪玩疲劳所致遗尿,不属病态;针刺少腹部穴位前,应嘱病儿排空膀胱;针灸治疗期间,应注意晚上控制病儿饮水,定时叫醒病儿排尿,逐渐养成其自觉起床解尿的习惯,并鼓励病儿消除自卑感和怕羞心理,树立战胜疾病的信心。

第十八节 痹 证

【概述】 痹,指闭阻不通。凡外邪侵入肢体的经络、肌肉、关节,导致气血运行不畅,闭阻不通,筋脉关节失于濡养而引起的疼痛、肿大、重胀或麻木等证,甚则影响肢体运动功能者,总称痹证。因其病因及部位不同,临床表现各异:或为肢体关节走窜疼痛,或肌肉关节冷痛喜热,或肿胀酸痛沉重。

本证涵盖现代医学的风湿热,风湿性关节炎,类风湿关节炎,骨关节炎,肌纤维织炎及神经痛等。

【治则】 通络止痛。

【取穴】 以近部与循经取穴为主,辅以阿是穴。

处方 肩部:肩髃,肩髎,臑俞。

肘部:曲池,尺泽,天井,合谷。

腕部:阳池,外关,阳溪,腕骨。

背脊:水沟,腰阳关,华佗夹脊。

髀部:环跳,居髎,悬钟。

股部:秩边,承扶,风市,阳陵泉。

膝部:内外膝眼,梁丘,阳陵泉。

踝部:申脉,照海,昆仑,丘墟。

【随证加减】 行痹加风门、膈俞、肝俞等穴;痛痹加肾俞、关元、命门等穴;着痹加脾俞、足三里、阴陵泉等穴;热痹加大椎、曲池、合谷等穴。

【其他疗法】

1. 艾灸 选取相应穴位,予以温针灸或隔物灸,以祛风散寒。

2. 电针 选取相应穴位,接电针仪通电,以加强刺激。

3. 火罐 局部针后加拔火罐,以祛除风寒,缓解局部肌肉痉挛。

4. 水针 选取肩、肘、髋、膝部穴位,用威灵仙、当归等注射液进行穴位注射,每穴 0.5～1 ml。

5. 耳针 选取耳穴:神门,交感,相应区压痛点。行强刺激。亦可用王不留行籽或磁珠耳穴贴压。

【按语】 针灸对痹证有较好的疗效。在治疗本证同时,还应对风湿病的其他表现如风湿性心脏病等进行治疗,必要时可配合中西药物,或推拿、理疗等综合治疗;本证还须与骨结核、骨肿瘤相鉴别,以免延误病机。

第十九节 痿 证

【概述】 痿证,是指肢体萎弱无力,肌肉萎缩,不能随意运动,甚则运动功能丧失而成瘫痪之类的病症。因其多见于下肢,故又称"痿躄"。临床表现为患肢筋肉弛缓,萎缩,运动无力,甚则瘫痪。

本证涵盖现代医学的小儿麻痹后遗症,急性脊髓炎,重症肌无力,肌营养不良,多发性神经炎,癔症性瘫痪及周期性麻痹等。

【治则】 疏通经络,调和气血。

【取穴】 以手足阳明经穴为主。

处方 肩髃,曲池,合谷,髀关,梁丘,足三里,解溪。

【随证加减】 肺热加尺泽、肺俞;胃热加内庭、中脘;湿热加阴陵泉、脾俞;肝肾阴虚加肝俞、肾俞、悬钟、阳陵泉。

【其他疗法】

1. **电针** 选取四肢相应穴位,接电针仪通电,以加强刺激。

2. **水针** 选取相应穴位,用黄芪注射液或 ATP、辅酶 A(COA)、维生素 B_1、维生素 B_{12} 等进行穴位注射,每次 2～4 穴,每穴 0.5～1 ml。

【按语】 针灸对多种原因引起的痿证,均有一定的疗效,但本证疗程较长,需耐心施治;在治疗过程中需加强肢体功能锻炼,并配合推拿、理疗等疗法,以提高疗效。

第二十节 针 眼

【概述】 针眼俗称"偷针",是指眼睑发生硬结,形如麦粒,痒痛并作,又称"霰粒肿"、"麦粒肿"。临床表现为初起眼睑痒痛并作,睫毛毛囊根部皮肤红肿、硬结,形如麦粒,推之不移,继则红肿热痛加剧,轻则数日内可未成脓肿而自行消散,重则可在硬结顶端出现黄色脓点,可自行溃破排脓而愈。

【治则】 疏风清热利湿。

【取穴】 以手足阳明、足太阳经穴为主。

处方 睛明,四白,合谷。

【随证加减】 脾胃湿热加阴陵泉;外感风热加行间、太阳。

【其他疗法】

1. **挑治** 在两肩胛区,找到粟粒大红色皮疹,皮肤常规消毒后,挑破皮疹,挑断皮下组织纤维,患左眼挑右肩,患右眼挑左肩。

2. **耳针** 选取耳穴:耳尖,眼,肝,脾。行强刺激。或选耳尖及耳壳后小静脉放血。

3. **火罐** 取大椎穴,用三棱针点刺出血后拔罐。

【按语】 上述方法适用于红肿硬结,可促其消退,如已成脓应由眼科处理;本病切忌挤压,以免挤压成疔,疔疮走黄。

第二十一节 眩 晕

【概述】 眩晕是指患者自觉头昏眼花,视物旋转翻覆,不能坐立,常伴有恶心、呕吐、出汗等症。中医认为本病分为虚实两类。虚证多因气血不足、肾精亏虚,不能上荣头目而致;实证多因肝阳偏亢或湿盛生痰,上扰头目而致。

本证涵盖现代医学的高血压病,动脉硬化,内耳性眩晕,贫血,椎-基底动脉供血不足,神经衰弱等证。

【治则】 虚证:培补气血;实证:平肝化痰。

【取穴】

1. **虚证** 以足少阴、阳明、少阳经穴和背俞穴为主。

处方 风池,百会,脾俞,肾俞,气海,足三里,三阴交。

2. **实证** 以足厥阴、阳明、手少阳经穴为主。

处方 风池,印堂,中脘,丰隆,中渚,行间。

【随证加减】 头重加头维;耳鸣加听宫;心悸加内关;少寐加神门;胁胀加阳陵泉。

【其他疗法】

1. **头针** 取双侧晕听区,中等刺激。

2. **水针** 取翳明,风池,中渚,太冲,每次选 2 对穴,每穴注射维生素 B_{12} 0.5 ml。

3. **耳针** 选取耳穴:肾,肝,胃,内耳,皮质下,每次选 2~3 穴,中等刺激。亦可用王不留行籽或磁珠耳穴贴压。

【按语】 内科疾病引起的眩晕多无明显旋转感,但有原发病可察,如高血压、贫血、神经衰弱等,应病证结合,标本兼治;内耳性眩晕呈阵发性,体位改变时加重,可有明显的旋转感,针灸有一定的疗效;长期应用链霉素、新霉素、卡那霉素等药物引起的眩晕症,以耳鸣、失听为主症,针灸疗效不理想。

第二十二节 耳 鸣

【概述】 耳鸣是指自觉耳内鸣响的一种症状。中医认为本病分为虚实两类,实证多由肝胆火旺或痰热郁结,导致少阳经气闭阻,壅遏清窍所致;虚证多因肾精亏虚,不能上荣于耳所致。

【治则】 实证:清肝泻火;虚证:补益肾精。

【取穴】

1. **实证** 以少阳经穴为主。

处方 翳风,听会,中渚,太冲。

2. **虚证** 以足少阴和手足少阳经穴为主。

处方 翳风,听会,肾俞,关元,太溪。

【随证加减】 痰热郁结加丰隆;脾胃虚弱加足三里;肝胆火旺加丘墟;肾虚耳鸣加足三里、地五会。

【其他疗法】

1. **耳针** 选取耳穴:皮质下,内分泌,肝,肾,内耳,外耳,取患侧或双侧。行强刺激。亦可用王不留行籽或磁珠耳穴贴压。

2. 水针 取听宫,翳风,完骨,肾俞,每次选 2 穴,用山莨菪碱(654-2)注射液或维生素 B₁₂注射液,每穴注射 0.2~0.5 ml。

【按语】 针灸对耳鸣有一定的疗效,但在日常生活中患者应做到劳逸结合,调畅情志,避免房劳,注意摄生调养,增强体质。

第二十三节 风　疹

【概述】 风疹即荨麻疹,又称瘾疹,是一种常见的过敏性皮肤病。其特征是皮肤上出现鲜红色或苍白色的瘙痒性疹块。急性者短期发作后多可痊愈,慢性者常反复发作,可历数月或经久难愈。

中医认为本病多由风邪侵袭肌表或胃肠积热郁于肌表而致。

【治则】 疏风清热,活血和营。

【取穴】 以阳明、太阴经穴为主。

处方　曲池,合谷,血海,三阴交,阿是穴。

【随证加减】 外感风邪者加大椎、鱼际;胃肠积热者加足三里、阴陵泉;咽痛加少商点刺出血;腹痛加建里;腹泻加天枢。

【其他疗法】

1. 耳针 选取耳穴:神门,肺,枕,内分泌,肾上腺,中强刺激。亦可用王不留行籽或磁珠耳穴贴压。

2. 拔罐 取神阙穴拔火罐,先留罐 5 分钟,取下后再拔 5 分钟,如此 3 次,共 15 分钟。

3. 水针 取合谷,曲池,血海,三阴交,分为两组,交替使用,每穴注射 2% 普鲁卡因 1 ml。

【按语】 针灸对荨麻疹效果良好,见效迅速;某种食物过敏者应暂且忌食。

第二十四节 阳　痿

【概述】 阳痿,又称阴痿,是指男性未届性功能衰退时期,出现阴茎不能勃起或勃起不坚。临床表现为阴茎勃起困难,或虽能勃起,但时间短暂,每多早泄。常伴有头晕目眩,精神萎靡,情绪不畅,腰膝酸软等证。

【治则】 温补肾阳,清利湿热。

【取穴】 以任脉经穴为主。

处方　肾俞,关元,三阴交,八髎。

【随症加减】 头晕耳鸣眼花加风池;阴囊潮湿加阴陵泉;夜寐不宁加神门;心悸怔忡加内关。

【其他疗法】

1. 耳针 选取耳穴:内生殖器,外生殖器,心,肾,皮质下,神门,行中度刺激。亦可用王不留行籽或磁珠耳穴贴压。

2. 电针 选取相应穴位,接电针仪通电,以加强刺激。

3. 水针 用维生素 B_1 注射液 50 mg 或丙睾 5 mg,交替注射上述穴位,每隔 2～3 天 1 次。

【按语】 本病多数属功能性,故针灸治疗的同时,应做好患者的思想工作,消除疑虑心理,克服诱发因素,建立良好的生活习惯,适当锻炼身体,治疗期间应停止房事。

第二十五节　近　视

【概述】 近视是一种屈光不正的眼病,古称"能近怯远"症。发病年龄常见于青少年。临床表现为视近物正常,视远物模糊不清。近视较重者视力为 0.1～0.3,较轻者视力为 0.5～0.7。

【治则】 滋补肝肾,益气明目。

【取穴】 以近部取穴为主。

处方　睛明,攒竹,承泣,风池,肝俞,肾俞。

【随症加减】 脾胃虚弱加四白、三阴交、足三里。

【其他疗法】 耳针　选取耳穴:眼,肝,肾,行中等刺激。亦可用王不留行籽或磁珠耳穴贴压。

【按语】 针刺治疗假性近视效果较好;青少年应当注意用眼卫生,眼部穴位的保健操对保护眼睛和预防近视有积极作用。

附　世界卫生组织(WHO)推广的针灸主治有效病证

急性鼻窦炎,急性鼻炎,感冒,急性扁桃体炎,急性支气管炎,支气管哮喘,急性结膜炎,中心性视网膜脉络膜炎,儿童近视,单纯性白内障,牙痛,拔牙后疼痛,牙龈炎,急性和慢性咽炎,食管贲门痉挛,呃逆,胃下垂,急性和慢性胃炎,胃酸过多,慢性十二指肠溃疡,单纯急性十二指肠溃疡,急性和慢性结肠炎,急性菌痢,便秘,腹泻,麻痹性肠梗阻,头痛,偏头痛,三叉神经痛,面神经麻痹,脑卒中,周围神经疾患,小儿脊髓灰质炎后遗症,梅尼埃病,神经性膀胱功能失调,遗尿,肋间神经痛,颈臂综合征,肩凝症,网球肘,坐骨神经痛,腰痛及骨关节炎等。

(吴　熠　王翔宇)

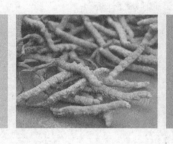

推拿篇

第十九章

推　拿

第一节　概　述

推拿学作为我国传统医学不可分割的重要组成部分,以其悠久的发展历史,科学的基础理论,丰富的手法技能,广泛的适应范围以及卓著的医疗保健功效,在中华民族的健康事业中起到了重要的作用。尤其在提倡无创及天然疗法的今天,推拿因其不药而愈病、简便验廉的特点,越来越受到海内外人们的重视。

推拿学是最古老的一门医学,发源于中国中原地区。原始人在肢体受冻时,知道用摩擦取暖;在外伤疼痛时,会本能地去抚摸或按压受伤部位;在打呃、咳嗽时,也往往会情不自禁地去拍打胸背部;在机体和情绪过度紧张时,适当的手法可能胜过许多药物。在日积月累的反复实践中,我们的祖先们从原始的、下意识的、简单的手部动作中,逐渐总结出了推拿医学。

推拿在不同的历史时期,有着许多形式各异的手法及名称。追溯至秦代以前,就有以甲骨文形式记载的推拿手法的代称——"拊"。至先秦时期,即出现了"按蹻"、"折枝"、"抑搔"等文字记载。而汉代刘熙《释名·释姿容》中云:"摩挲,犹末杀也,手上下之言也。"此中就出现了国外译名 massage 的音译来源,意为"摩挲(之)"。而在《素问·血气形志篇》中:"形数惊恐,经络不通,病生于不仁,治之以按摩醪药。"则首次明确指出按摩是一种医疗方法,并正式以手法医学名称被确定下来。至明代,儿科医家万全在《幼科发挥》一书中提到:"一小儿得真搐,予曰不治。彼家请一推拿法者掐之。"首次记载了推拿一词。故推拿疗法,明代以前称为按摩,明代以后按摩与推拿两者并用。新中国成立以后,国家正式以"推拿学"(Tuina)命名这一学科。由此可见,这一名称的沿革,反映了不同历史时期所使用的手法侧重各异,以及治疗病种的多面性。推拿学发展至今天,可谓日臻完善,百家争鸣,其门类及流派遍及神州,主要包括推拿学理论、推拿功法、推拿手法、推拿治疗学等。

与源远流长且系统完善的中国推拿学相比,西方按摩术无论在基础理论、手法种类及治疗病种上,都与我国推拿学有着明显的不同。由日本河合杏平所著,并于 1928 年印行的《西洋按摩术》,则首次向中国展示了西方手法医学。此书系统介绍了西方按摩术,有轻擦法、重擦法、揉捏法和叩打法 4 类基本手法,以及关节运动法、分部手法等。时至今日,西方按摩术仍是一种以揉捏、叩打等基本操作手法为主,并主要运用于保健的一种方法,而并非真正严格意义上的医疗方法。由此可见,西方按摩术虽然有其特点及侧重之处,但与我国推拿学在长久的历史发展中所起到的举足轻重的治疗作用,以及诸说齐鸣的盛世流行情况是有很大区别的。

推拿的完整含义可以概括为:古老的医术、传统的医学和年轻的学科。其一,推拿是由最初具有较大程度本能性质的简单动作而逐渐形成的原始医疗保健方法。这一操作简单、散于民间的"以人疗人之法",侧重于自身养身保健与祛痛疗伤,如各种形式的自身保健推拿,结合气功的保健功、眼保健操等。其二,推拿是一门以手法技能为主,从体表施术操作的中医外治法。传统的推拿医学以中医学基础理论为依据,注重整体观和辨证论治的基本原则,强调运用规范的手法技能和一定的经络、部位。推拿学科是中国传统医学不可分割的一部分。其三,推拿也是一门论述和研究运用手法技能,进行防治疾病的中医临床专业学科。其涉及的内容相当广泛,同其他的学科有纵横贯通、密切相关的联系,相互结合、相互渗透。可见,中西医结合整理、总结和研究推拿的基本理论、手法的技能及其实践应用,是发展和提高推拿学科总体水平的合理思路和正确途径。推拿从一种医术发展成一门医学学科,显示出它的顽强生命力和严密的科学性。

第二节 作用原理

一、中医学认识

中医学认为,推拿手法通过抑按皮肉、捷举手足的操作技能,产生疏通经络,开达抑遏,促进气血运行,调节脏腑功能,濡养皮肉筋骨,整复关节错位,并从总体上恢复阴阳动态平衡作用。推拿手法基本作用主要有以下几方面。

(1)疏通经络:经络内属脏腑、外联肢节,推拿手法直接作用于经穴,主要通过激发经气的运行,产生多种得气感,从而起到疏通经络的作用。而得气与否以及得气的强弱都是判断推拿手法的刺激量和推拿疗效的条件。

(2)行气活血:《素问·调经论篇》说:"血气不和、百病乃变化而生"。明确指出,气血运行不畅,如气虚鼓动无力或气滞运行不畅,可导致血瘀,瘀血闭阻经络则引起疼痛,即所谓"不荣则痛"或"不通则痛",推拿手法通过行气活血,可起到祛瘀生新并止痛的作用。

(3)调整脏腑:主要通过以下3个途径来实现。一是通过对经络的刺激,直接调整与之相连的脏腑功能;二是通过对背俞穴和腹募穴的刺激,调整对应脏腑的功能;三是通过对特定穴的作用,综合调整内在脏腑的功能。

(4)理筋散结:推拿手法通过力的直接作用,可使挛缩、结聚的筋脉得以松解,并使之纳入正常的部位。此外,筋脉连属关节,筋伤可导致关节肿痛、屈伸不利。推拿手法可取得祛瘀消肿、滑利关节的效果。

(5)正骨复位:筋伤未必骨损,骨损必伴筋伤,所以在矫正骨关节错位时,常配合推拿手法的力学作用,可使错位的骨关节得以矫正。骨正筋顺,方可完备,此谓之正骨复位作用。

二、现代医学认识

从现代医学的角度来理解,推拿手法作用于人体,往往产生一种复合感觉刺激,包括酸、胀、麻、热、痛等,这些感觉是手法作用的直接结果,推拿手法正是借助于这些感觉刺激,通过神经系统调节和神经-内分泌-免疫网络调节发挥作用的。推拿手法所产生的感觉刺激可以兴奋不同的神经纤维,产生多种生物电活动。一方面将冲动传至中枢的不同水平,经整合后再沿下行纤维传出,调节相关内脏组织的功能;另一方面可通过局部反射弧而发挥调节作用。在这一系列的电活动传导过程中,还伴随一些化学物质的变化,如神经递质、激素、免疫活性物质、细胞因子等,这种作用往往是通过神经-内分泌-免疫网络调节来实现的(图1)。

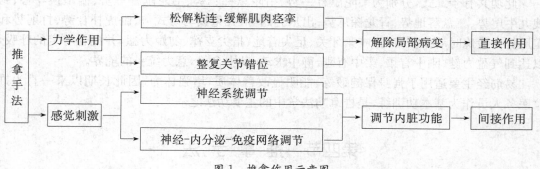

图 1　推拿作用示意图

三、生物学效应

大量的研究资料表明,推拿治疗手法对全身各系统的生物功能都具有调整作用,主要包括心血管系统、呼吸系统、消化系统、神经系统及运动系统等。实验表明,推拿手法产生的良性刺激,通过神经或体液的传出功能,引起机体内部相应的应变过程,而产生手法的功效,达到防治疾病的目的。

第三节　推 拿 功 法

推拿功法是应推拿临床需要,以提高推拿医务工作者身体素质和专项技能为主要目的的传统练功方法,具有内外兼修、动静结合、练力重气、形神合一等特点,是推拿手法的基础。

推拿功法起源于原始时期,在与环境、疾病的斗争过程中,人们认识到一些简单的动作就可能起到缓解病痛的作用。随着经验的积累,逐渐形成了古代舞式体操、导引等自我保健及医疗方法,即形成推拿功法,而其中主要的功法首推少林内功及易筋经两种。

一、少林内功

少林内功原为武林强身的基本功,经历代辗转相传,已形成一种自我配合整体推拿治疗的独特方法和流派。其主要内容分成三部分,即基本裆势、上肢姿势锻炼法和双人锻炼法。基本裆势有站裆、马裆、弓箭裆等;上肢姿势锻炼法有前推八匹马、倒拉九头牛、凤凰展翅等;双人锻炼法有推把上桥、双龙搅水等。

少林内功锻炼时不强调吐纳与意守,而注重蓄劲于指端,以力贯气,即所谓的"练气不见气,以力带气,气贯四肢"。因此,在锻炼时强调下实上虚,着重锻炼两下肢的霸力和上肢的灵活性,要求上身正直,含胸拔背,下肢挺直,脚尖内扣,足跟踏实,五趾抓地,同时两股用力内收,站如松树,稳而牢固。使人们在锻炼时能力达四肢腰背,气随力行,注于经脉,气血循行畅通,濡养四肢百骸和五脏六腑,达到扶正健体、祛除病邪的目的。

二、易筋经

易筋经是通过特定的方法进行自我调身、调息、调心的锻炼,改变和增强经络、筋骨、肌肉等软组织的功能,同时调整脏腑功能,具有整体自我改善作用,是一种强壮身体的功法。

此功共有十二式,分别为韦陀献杵一势、韦陀献杵二势、韦陀献杵三势、摘星换斗势、到拽九牛尾势、三盘落地势、青龙探爪势、出爪亮翅势、九鬼拔马刀式势、卧虎扑食势、打躬势和工尾势。锻炼时动作须有力,咬紧牙关、足尖着地、指尖支撑、勿嫌力猛,并配合一定的呼吸,以达到气盈力健、刚中有柔、柔中有刚、静中求动、动中含静,意力统一的境界。

易筋经主要适用于强身保健锻炼,能明显改善体质,增强体力,因此长期以来一直为推拿医务人员作为基本功训练,是推拿功法学中的主要功法之一。

第四节 推 拿 手 法

推拿手法是医生施行推拿治疗时所采用的一种特殊的操作技能,通常以手、腕、肘、前臂、脚、膝、头等部位,按照一定的技术要求施加于患者的身体,从而实现其防治疾病的目的。推拿手法的种类繁多,但都是以力的形式表现出来的,力是推拿手法作用的基础,施术者通过调整力的大小、方向和作用点,便形成了各种各样的手法。无论何种流派或形式的手法,操作的基本技术都要求持久、有力、均匀、柔和、深透。

中医辨证论治的基本法则之一是"虚则补之,实则泻之",这也是手法治疗的基本法则。其中,"补"是指补正气之不足,凡能补充人体物质不足或增强人体组织某功能的治疗手法,谓之补法;"泻"乃泻邪气之有余,凡是具有直接去除体内病邪的作用,或抑制组织器官功能亢进的治疗的手法,称为泻法。手法对经络穴位或特定部位的各种不同的方式刺激,使机体内部得到调整,起到扶正祛邪的功效,便是手法补泻的意义。所以使用推拿手法治疗疾病时,首先需进行中医辨证,其次再根据虚实补泻原则进行治疗,这样才能充分发挥推拿治疗的有效性。

临床上为了增强手法的作用并获得较好的治疗效果,常使用介质来达到治疗目的。常用的有冬青油膏、凡士林、薄荷水、葱姜水、麻油、滑石粉及水等。这些介质需要根据不同的病情及治疗对象,甚至季节变换等进行选择。如夏季多用薄荷水,冬季多用葱姜水等。清水在小儿推拿中使用,常能起到增强清凉和退热的作用。此外,介质尚有增强润滑以保护患者皮肤的重要作用。

推拿手法具有广泛的临床适用范围,但也存在明显的禁忌证。主要包括以下几个方面:恶性肿瘤部位;骨折部位;正在出血或内出血的部位;皮肤疾病(如湿疹、癣、疙瘩、脓肿等)患处;皮肤破损及水火烫伤患处;骨与关节结核患者;化脓性关节疾患;妇女妊娠期及月经期;剧烈运动后、极度劳累、饥饿状态或极度虚弱患者;醉酒后神志不清等。医者尤需谨慎。

根据推拿手法的技巧动作及其力学性质的基本规律,常用的推拿手法有以下几种。

一、一指禅推法

【动作定义】 用大拇指指端、罗纹面或偏锋拇指桡侧面着力于经络穴位或部位上,肩肘关节及上肢肌肉放松,通过腕部的连续摆动和拇指关节的屈伸活动,使产生的力持续作用于经络、穴位或部位上,称为一指禅推法。

【操作要领】

(1)沉肩:肩关节放松,肩部不能耸起用力,即肩部下垂之意。

(2)垂肘:上肢肌肉放松,肘部自然下垂,略低于腕部。

（3）悬腕：腕关节自然悬屈，拇指处于垂直位，便于腕部作左右摆动。

（4）指实：拇指端、罗纹面或偏锋自然着力，吸定于治疗部位上。

（5）掌虚：手握成空拳状，四指不着掌面，拇指垂直，示指中节桡侧抵住拇指面或拇指间关节，使拇指关节活动时起稳定作用。

（6）紧推慢移：紧推就是腕部摆动及拇指关节伸屈活动有节律，频率略快，每分钟 120～160 次。慢移指固定一点后，移动时应随着腕部摆动，拇指端着力点作缓慢的移动。

【分化】 缠法、屈指推法、一指禅偏峰推法。

【临床应用】 本法的特点是接触面小、功力集中、渗透性强，适用于全身各部位的经络及穴位，具有舒经活络、调和营卫、祛瘀消积、开窍醒脑等作用。临床常用于治疗头痛、失眠、面瘫、高血压病、消化道疾病及关节酸痛等。

二、㨰法

【动作定义】 以第五掌指关节背侧吸定于治疗部位，用小鱼际与手掌背侧在治疗部位上作滚动的手法，称为㨰法。

【操作要领】

（1）肩关节放松，肘关节微屈成 130°～150°，并以肘关节为支点，前臂作主动摆动，带动腕关节的伸屈及前臂的旋转运动，使整个空掌呈圆球样滚动状。

（2）动作协调，压力均匀，摆动灵活，操作时身体前倾 30°，频率为每分钟 120～160 次。

（3）腕关节屈伸的幅度要大，使手背滚动幅度控制在 120°左右，即腕关节屈约 80°、伸约 40°。

（4）手法的压力来源有二：一是上身向前倾增加手法的压力；二是伸直腕关节增加手法的压力。

【临床应用】 常用于颈项部、肩背部、腰臀部以及四肢等肌肉较丰满的部位。本法具有活血化瘀、舒筋通络、滑利关节的作用，具有缓解肌肉痉挛、增加肌肉和韧带运动的功能。多配合各关节被动运动，有松解粘连之效。

三、推法

【动作定义】 用手指、手掌、虎口部、掌端或肘端着力，在保持一定垂直压力下作定向、节律推动的手法，称为推法。主要有指推法、掌推法、虎口推法、拳推法、肘推法等。

【操作要领】

（1）推行于线（直线或弧线），着力面紧贴体表的治疗部位，频率为每分钟 60～80 次。

（2）沉肩、垂肘、悬腕、掌虚；前臂主动用力，单向持续推行。

（3）推进的速度宜缓慢均匀，尤其是肘推法。

【分化】

（1）抹法：用单手或两手拇指指腹用力，作往返推行移动的手法，称为抹法。要求动作缓和稳实、手法强度大于指推法。

（2）擦法：用手掌的指掌面，大、小鱼际或掌根着力，作往返直线摩擦的手法，称擦法。手法操作时，往返用力为"推三回一"。手法强度及往返幅度均大于掌推法。

【临床应用】 推法具有温经通络、活血止痛、健脾和胃、调和气血的功效，适用于全身各部位。在众多推法中,直推法是小儿推拿常用手法之一,其治疗作用取决于穴位特性。

四、拿法

【动作定义】 用拇指与其余四指罗纹面对称用力内收提起并捏揉的手法,称为拿法。主要有三指拿法、五指拿法及指掌拿法等。

【操作要领】

(1) 沉肩、垂肘、臂腕柔松、指掌蓄劲,动作灵活。

(2) 着力面为罗纹面,不可用指端、爪甲内抠。

(3) 拿法运劲由轻到重,不可突然用力或使用暴力。

(4) 拿法刺激较强,拿后常继以揉搓,以缓和刺激。

【分化】 捏法:用指腹相对用力,挤捏肌肤或做捻转挤拿扯提的对称用力动作,称为捏法。用于脊柱两旁的,称为捏脊法。

【临床应用】 适用范围广,常用于颈项部、肩背部、上下肢等肌肉筋腱部位和穴位。具有舒筋通络、解痉止痛、醒脑明目、效劳除烦等作用。

五、按法

【动作定义】 用手指或手掌着力于治疗部位或穴位上,逐渐用力向下按压的方法,称为按法。分为指按法及掌按法。

【操作要领】

(1) 沉肩、垂肘、臂腕柔松、指掌蓄劲、用力柔缓。

(2) 按压的方向应垂直用力向下,并略作旋动。

【分化】

(1) 点法:接触面积小、压力强的按法称为点法。操作时以指端或屈指骨突起部着力于施术部位或穴位上。

(2) 掐法:用拇指、示指或中指的指甲重掐取穴,而不刺破皮肤的手法。操作时切忌抠动而掐破皮肤。

(3) 压法:偏重于手法压力并不作旋动的按法,称为压法。手法强度大于按法但小于点法。操作时着力于按压与迅速放松结合,并可伸直手臂,靠近患者,以借助于自身的体力。

(4) 踩法:用单足或双足取代手部着力踩踏,并作适当弹跳的手法,称为踩法或踩跷法。手法强度大,操作时需扶持于栏杆等设置,以分散体重的压力,并控制踩踏的力度及弹跳的幅度。

【临床应用】 按法适用于全身各部位,具有温通气血、解痉镇痛、开窍醒脑、消积导滞等作用。临床上常用于各种急性和慢性疼痛。

六、摩法

【动作定义】 用手掌或指腹轻放于体表治疗部位,作环形、有节律的摩动手法,称为摩法。分为指摩法和掌摩法。

【操作要领】

(1) 沉肩、垂肘、松腕,指掌关节自然伸直并拢,前臂主动运动。

(2) 操作时紧贴于体表治疗部位,可作顺时针或逆时针方向摩动,偏重于摩擦力。

（3）指摩法宜轻快，频率为每分钟 120 次左右；掌摩法宜稍重缓，频率为每分钟 100 次左右。

【分化】

（1）揉法：用手指的罗纹面或手掌面着力于治疗部位或穴位，作轻柔的、缓和的环旋运动并带动该处的皮下组织一起揉动的手法。其摩动的幅度及手法强度小于摩法。

（2）搓法：用手掌面着力于治疗部位或夹住肢体作交替搓动的手法，称为搓法。搓时动作须快，但移动要慢。

（3）捻法：用拇指与示指相对捏住治疗部位，稍用力，作对称的快速捻搓手法，称为捻法。操作时需紧捻慢移，做到捻而不滞。

【临床应用】 本法柔和舒适，可用于全身各部位，但以胸胁部及胁肋部为常用。常以"急摩为泻，缓摩为补"为治则广泛应用于各种疾病，具有温经通络、调养气血、和中理气、散瘀消肿等作用。

七、击法

【动作定义】 用拳、掌、指以及桑枝棒击打体表，着力于点、线、面的刚性手法称为击法。可分为拳击法、掌击法、指击法及棒击法。

【操作要领】

（1）前臂主动用力，以拍击动作为主，着力时间短。手腕蓄劲伴松弛的动作使手法刚中有柔。

（2）沉肩、垂肘、腕力松柔、含蓄，动作平稳明快。

（3）使用棒击法时，需注意由轻到重，垂直叩击体表，但后脑及肾等部位禁用棒击法。

【临床应用】 本法使用范围较广，临床根据不同的病证及操作部位选择使用不同的击法。本法具有消劳除烦、震通气血、舒筋活络及化瘀散结等作用。与推法、拿法等手法合用，常用于治疗失眠、头痛头晕及颈肩腰腿疼痛等病证。

八、扳法

【动作定义】 用双手向同一方向或相反方向用力，使关节作伸展屈曲或旋转的手法，称为扳法。

【操作要领】

（1）医者一手固定患者关节的近端，另一手作用于关节的远端，然后双手向相反方向或同一方向用力，使关节慢慢被动活动，至有阻力时再做一短促的、稍增大幅度的、有控制的、突发性的扳动。

（2）操作时需顺应关节的生理功能，因势利导，不能超出或违反关节的生理功能范围，更忌强拉硬扳。

（3）本法是一个有控制的、有限度的被动运动，要分阶段进行。突发性扳动的动作要干脆利落，用力要短暂、迅速，做到发力要快、时机要准、力度适当、收力及时。

（4）不能强求关节的弹跳声，以免造成不必要的损伤。

【临床应用】 扳法适用于脊柱以及四肢关节等部位，具有舒筋活络、滑利关节、松解粘连、整复错位等功效。常用于治疗四肢关节、运动功能障碍，以及脊椎关节突关节错位等病证。

九、拔法

【动作定义】 用对抗力量将关节或肢体牵拉、牵引,使其伸展的手法,称为拔法,又称拔伸法。

【操作要领】

(1)医者固定肢体或关节的一端,或者握住关节的两端,用对抗力量沿患肢纵轴将关节或肢体拔伸。

(2)用力要均匀而持续,不可突发猛力,力量由小到大,持续拔伸在 2～5 min 以上。

(3)操作时沉肩、微屈肘、指掌蓄劲,腰和手臂主动用力,带动腕掌,动作柔缓协调、幅度控制适当。

【分化】

(1)背法:医患两者相背紧靠而立,两足分开,用两臂挽持患者两肘弯部,继而弯腰、屈膝并以骶臀部着力,作伸膝、挺臀、摇晃系列动作。操作时,患者下肢离地,肢体松弛,腰骶部受牵拉拔伸,使椎间关节间隙拉开,可闻及弹响声。

(2)勒法:用屈曲的示指、中指紧挟患者的指、趾根部,并作迅速滑脱动作的手法。操作时宜用力稳实,动作迅捷。

【临床应用】 拔伸法应用于颈椎、腰椎以及四肢关节,具有整复关节、肌腱错位,解除关节间隙软组织嵌顿和松解软组织粘连、挛缩的功效。

十、摇法

【动作定义】 以患肢关节为轴心,使肢体作被动换转运动的手法。

【操作要领】

(1)医者一手握住或扶住被摇关节的近端以固定肢体,另一手握住关节远端的肢体,然后作缓和的环转运动,使被咬的关节作顺时针及逆时针方向摇动。

(2)摇转的幅度要由小到大,并根据病情恰如其分地掌握,做到因势利导,适可而止。

(3)摇转幅度必须限制在正常关节的生理许可范围内,或患者能忍受的范围内进行。

(4)操作时动作宜缓和,用力要平稳,摇动速度宜缓慢,不宜急速。

【临床应用】 摇法具有舒筋活络、滑利关节、松解粘连和增强关节活动等功效,多用于颈项部、腰部及四肢关节,可治疗关节炎症及关节粘连等病证。

第五节　常见病证推拿治疗

推拿治疗是根据中医辨证论治的基本原则来实现的。在实践应用中,不仅注重手法动作技巧的规范,并善于掌握其衍变、复合与强度用量,同时需要手法技能的内涵功力和柔刚并用,并重视局部,兼顾整体。推拿治疗病证范围很广,涵盖内科、外科、妇科及儿科等各种病证。

在推拿治疗时,首先要明确诊断,集中精力,选择合适的手法、治疗部位以及患者体位,治疗时间一般为 10～20 min,并注意操作卫生。手法操作的顺序一般依病情而定,可以从头面、胸腹、肩背、腰骶、上肢、下肢这一顺序进行。下面介绍一些常见病证的推拿治疗方法。

一、头痛

头痛是以头部反复发生疼痛为主要表现的病证,又名头风,是患者最常见的主诉之一。据有关资料统计,有 60%～70% 的健康人曾发生头痛,且病因十分复杂,每次发作可持续数分钟、数小时或数日,也可持续数周。推拿疗法则对大多数头痛患者有效。本证可见于西医学中的血管神经性头痛、高血压病、脑动脉硬化等疾病。

【取穴】 百会、印堂、头维、太阳、鱼腰、风池、风府、天柱等。

【手法选择】 一指禅推法、按法、揉法、拿法等。

【操作】 患者取坐位,先用一指禅推风池、项部两侧膀胱经,印堂向上沿前额发际至头维、太阳;其次,按揉百会、风池、风府、天柱、印堂、鱼腰、太阳等穴;然后用五指拿法从头顶拿至风池,改用三指拿法沿膀胱经拿至大椎两侧。

【辩证加减】 肝阳上亢者,加推桥弓,两侧交替进行,按揉太冲、行间两穴。痰浊中阻者一指禅推中脘、天枢,摩腹。气血不足者,摩腹,以中脘、气海、关元为主,擦背部膀胱经及督脉,透热为度。瘀血阻络者,按揉攒竹、合谷,抹攒竹至太阳。

二、胃脘痛

胃脘痛以上腹部近心窝处经常发生疼痛为主症,又称心下痛等,但与真心痛有明显区别。本证可见于西医学的急性和慢性胃炎、消化性溃疡,以及胃肠道功能紊乱等疾病。

【取穴】 中脘、气海、天枢、肝俞、脾俞、胃俞、内关、合谷、足三里等。

【手法选择】 一指禅推法、摩法、按法、揉法、拿法、搓法等。

【操作】

(1)患者仰卧位,在胃脘部先用轻快的一指禅推法、摩法治疗,使热量渗透于胃腑。然后按揉中脘、气海、天枢、足三里、内关等穴位。

(2)取俯卧位,用一指禅推法在背部沿两侧膀胱经上下往返 3～5 次,然后用较重的按揉法施于脾俞、胃俞、三焦俞。

(3)患者坐位,拿肩井循臂肘而下,在手三里、内关、合谷等穴作较强的刺激。最后搓肩臂,再搓抹其两胁,上下往返数次。

【辩证加减】 肝胃气滞者,按揉章门、期门。寒邪犯胃者,直擦背部膀胱经,以透热为度。胃热炽盛者,顺时针方向摩腹,按揉合谷、曲池、大椎。食滞胃肠者,顺时针方向摩腹,重点在中脘及天枢。瘀阻胃络者用轻摩法施于中脘、天枢、气海,再按揉血海。胃阴亏虚者,按揉三阴交、肾俞。脾胃虚寒者,按揉气海、关元、足三里,直擦背部督脉,横擦脾俞、胃俞、肾俞及命门,透热为度。

三、痛经

妇女在行经前后或行经期间发生周期性小腹疼痛称为痛经,以青年未婚者多见。一般多在经前 1～2 天或月经来潮的第 1 天开始,于月经来后逐渐减轻以至消失。也有发生于经行之际,或自痛经开始延续至经净时止,或月经将净后才出现疼痛,以及逐年加剧等不同症候。往往伴有其他全身症状,如乳房作胀或胀痛、恶心、呕吐、腰酸,甚至下腹绞痛或昏厥等。本证包括西医学中的子宫过度前倾和后倾、宫颈狭窄、子宫内膜增厚、盆腔炎、子宫内膜异位等引起的痛经。

【取穴】 气海、关元、肾俞、八髎、三阴交等。

【手法选择】 一指禅推法、摩法、按法、揉法、擦法、擦法等。

【操作】 患者仰卧位,用摩法顺时针方向摩小腹,一指禅推或揉气海、关元。其次取俯卧位,擦腰部脊柱两旁及骶部,用一指禅推或按揉肾俞、八髎。擦八髎,透热为度。按揉三阴交,以酸胀为度。

【辩证加减】 气血瘀滞者,加按揉章门、期门,拿血海、地机。寒湿凝滞者,加按揉血海、阴陵泉及三阴交,擦背部膀胱经。肝郁湿热者,加按揉曲泉、委中。气血亏虚者,按揉脾俞、胃俞、中脘、足三里。肝肾亏虚者,加一指禅推或按揉太溪,横擦八髎。

四、小儿泄泻

小儿泄泻常由消化不良所致,一年四季均可发生,而以夏秋季较为多见。临床以大便次数增多,粪质稀薄,或呈水样带有不消化乳食及黏液为特征。泄泻严重,治疗不及时常引起伤阴、伤阳或阴阳俱伤等危重证候。若迁延日久,会影响小儿生长和发育。

【取穴】 脐、腹、龟尾、足三里、天枢、中脘等。

【手法选择】 摩法、揉法、推法、按法。

【操作】 患儿取仰卧位,摩腹,揉脐,龟尾。按天枢,拿肚角。推七节骨,推脾土。最后拿足三里。

【辩证加减】 寒湿泻者,加补脾经、推三关。湿热泻者,加清脾经、胃经,退六腑。伤食泻者,顺时针方向摩腹,揉板门。脾虚泻者,加补脾经,捏脊。肾虚泻者,揉外劳、关元、气海。

五、中风

中风,是以猝然昏仆,不省人事,或半身不遂、肢麻、口㖞、舌强语謇为主的一种病证。因其起病急骤、变证多端、变化迅速,犹如风之善行而数变,故以中风名之,又称卒中。有中经络及中脏腑之分。本证相当于西医学中的脑溢血、脑血栓形成、脑栓塞、蛛网膜下隙出血、短暂性脑缺血发作等疾病。

【取穴】

(1)半身不遂:肩髃、曲池、合谷、风池、肾俞、环跳、阳陵泉、委中、足三里等。

(2)口㖞:迎香、下关、颊车、地仓、风池、合谷等。

(3)舌强语謇:廉泉、哑门、风府、风池、天突等。

【手法选择】 一指禅推法、擦法、按法、揉法、搓法、拿法、摇法。

【操作】

(1)患者仰卧位,用擦法治疗患肢内外侧,配合患肢肩、肘、腕关节的被动活动。按揉肩髃、曲池、合谷。捻手指及指掌关节。拿极泉、小海、少海、合谷,自肩部拿至腕部。

(2)擦患侧下肢,自髂前上棘向下沿大腿前面、膝部向下至小腿外侧、踝部及足背部,配合髋、踝关节的被动活动。按揉髀关、风市、伏兔、阳陵泉、足三里。拿患侧下肢,以委中、承山为重点。

(3)俯卧位,擦背腰部,并向下至臀部、股后部、小腿后部至跟腱,配合腰后伸、髋后伸及膝屈伸等被动活动。按揉背腰部及脊柱两侧,自上而下 2～4 次。

(4) 取坐位,一指禅推四白、迎香、下关、颊车、地仓,同时按揉迎香、颊车、地仓。大鱼际揉患侧及健侧面部。最后拿风池及颈项。

(5) 患者仍坐位,一指禅推廉泉、天突、哑门、风府,并行按揉法。拿风池及颈项、合谷。

六、落枕

落枕又称失枕,以急性颈项疼痛、酸胀、活动不利为主要症状。一般无外伤史,多见于成年人。中老年患者往往是颈椎病变的反应,可反复发作。

【取穴】 风池、风府、风门、肩井、天宗、阿是穴等。

【手法选择】 一指禅推法、㨰法、拿法、摇法、弹拨法、扳法、擦法、按法、揉法。

【操作】

(1) 患者坐位,用轻柔的一指禅推法在患侧颈项及肩部治疗,配合颈项的前屈、后伸、侧屈及旋转活动。拿颈项及肩井,弹拨紧张的肌肉。

(2) 摇颈项数次后,在颈项微前屈时,迅速向患侧加大旋转幅度作扳法,手法稳而快速。

(3) 按揉风池、风府、风门、肩井、天宗、阿是穴,最后在患部行擦法。

【辩证加减】 气血淤滞者,同基本治法。风寒外袭者,可重用擦法。

七、颈椎病

颈椎病是指颈椎及其周围软组织退行性改变影响颈部血管、神经和脊髓等,引起颈、肩、头、上肢、胸部疼痛和其他症状的综合征。好发于中老年人。目前临床主要分为颈型、神经根型、椎动脉型、交感神经型、脊髓型及混合型6种。

【取穴】 风池、风府、颈椎夹脊、肩井、天宗等。

【手法选择】 㨰法、扳法、擦法、按法、揉法、拿法。

【操作】 患者坐位,㨰颈项部及肩背部,配合颈部屈伸、侧屈、旋转等被动活动。按揉风池、风府、颈椎夹脊、肩井、天宗,拿颈项、风池、肩井。拔伸颈项部,斜扳颈部。

【辩证加减】 颈型颈椎病者,同基本治法。神经根型颈椎病者,加㨰上肢,按揉小海、内关、神门、拿合谷,捻五指节,擦颈项。椎动脉型颈椎病者,去斜扳法,加按百会、翳风,一指禅推百会至枕部。交感神经型颈椎病者,加摩胸,推膻中,按揉阳白、印堂、太阳及内关。脊髓型颈椎病者,去斜扳法,加㨰上肢、腰骶部和下肢。

八、肩周炎

肩周炎即肩关节周围炎,是以肩部疼痛和活动障碍为主要症状的常见病。好发年龄在50岁左右,多见于体力劳动者。亦称作肩凝风、五十肩等。

【取穴】 肩髃、肩髎、肩内陵、肩贞、肩井、天宗等。

【手法选择】 一指禅推法、㨰法、拿法、摇法、扳法、按法、揉法、搓法。

【操作】

(1) 患者坐位,用㨰法施术于患侧肩前部及上臂内侧,往返数次,配合患者被动的外展、旋转等活动。

(2) 㨰肩外侧及腋后部,配合患者上举、内收等活动,按揉肩髃、肩髎、肩内陵、肩贞、肩井、天宗穴,拿肩部、上肢。

（3）摇肩关节，幅度由小到大。施扳法于肩关节，双手握住患肢腕部抖肩关节，最后搓肩部和前臂。

【辨证加减】 外邪侵袭者，加擦肩部。气血淤滞者，加强关节被动活动。气血虚弱者，加按揉气海、膈俞、足三里。

九、腰肌劳损

腰肌劳损又称功能性腰痛，是腰部肌肉受到机械性的持续过度牵拉而产生的慢性损伤。多数患者与职业性体位有关。

【取穴】 肾俞、气海俞、大肠俞、腰眼、阿是穴。

【手法选择】 㨰法、按法、揉法、弹拨法、擦法。

【操作】 患者俯卧位，在腰部施㨰法，再按揉肾俞、气海俞、大肠俞、腰眼、阿是穴。弹拨腰骶部的压痛点。最后以小鱼际擦腰骶部及督脉，以透热为度。患者侧卧位，施腰部斜扳法。

十、腰椎间盘突出症

腰椎间盘突出症是指因腰椎间盘退变、膨出或突出，压迫刺激神经根、马尾神经及脊髓，引起腰痛、下肢放射痛或膀胱直肠功能障碍等症状的病证。本病常合并有腰椎管狭窄，多见于青壮年，以第四腰椎与第五腰椎、第五腰椎及第一骶椎之间为好发节段。

【取穴】 肾俞、大肠俞、腰阳关、第三至第五腰椎夹脊、阿是穴、环跳、委中、承山、阳陵泉。

【手法选择】 㨰法、一指禅推法、按法、揉法、弹拨法、擦法、扳法。

【操作】

（1）患者俯卧位，以㨰法施于腰部及患侧下肢，往返3～5次。按揉肾俞、大肠俞、腰阳关、第三至第五腰椎夹脊、阿是穴、环跳、委中、承山、阳陵泉。弹拨腰椎夹脊，适当配合腰后伸扳法。

（2）取患侧卧位，施腰部斜扳法。

（3）患者俯卧位，在腰部施以擦法，透热为度。

（4）患者取仰卧位，以㨰法施于患侧下肢外侧，并以一指禅推法施于阳陵泉、足三里。

十四经穴简表

督脉 Dumai（28 穴）

穴　名	英语编号	定　位
长强 Changqiang	GV 1	尾骨尖端与肛门连线之中点
腰俞 Yaoshu	GV 2	第四骶椎下，骶管裂孔中
腰阳关 Yaoyangguan	GV 3	第四腰椎棘突下凹陷中，约与髂嵴相平
命门 Mingmen	GV 4	第二腰椎棘突下凹陷中
悬枢 Xuanshu	GV 5	第一腰椎棘突下凹陷中
脊中 Jizhong	GV 6	第十一胸椎棘突下凹陷中
中枢 Zhongshu	GV 7	第十胸椎棘突下凹陷中
筋缩 Jinsuo	GV 8	第九胸椎棘突下凹陷中
至阳 Zhiyang	GV 9	第七胸椎棘突下凹陷中
灵台 Lingtai	GV 10	第六胸椎棘突下凹陷中
神道 Shendao	GV 11	第五胸椎棘突下凹陷中
身柱 Shenzhu	GV 12	第三胸椎棘突下凹陷中
陶道 Taodao	GV 13	第一胸椎棘突下凹陷中
大椎 Dazhui	GV 14	第七颈椎棘突下凹陷中
哑门 Yamen	GV 15	于后正中线入发际上 0.5 寸凹陷中
风府 Fengfu	GV 16	于后正中线上，后发际直上 1 寸
脑户 Naohu	GV 17	于头部中线，枕骨粗隆上缘凹陷中
强间 Qiangjian	GV 18	后发际中点上 4 寸，当风府与百会连线的中点处
后顶 Houding	GV 19	后发际中点上 5.5 寸，当前后发际连线中点向后 0.5 寸
百会 Baihui	GV 20	后发际中点上 7 寸，头部中线与两耳尖连线中点处
前顶 Qianding	GV 21	头部中线入前发际 3.5 寸处
囟会 Xinhui	GV 22	头部中线入前发际 2 寸处
上星 Shangxing	GV 23	头部中线入前发际 1 寸处
神庭 Shenting	GV 24	头部中线入前发际 0.5 寸处
素髎 Suliao	GV 25	鼻背下端之鼻尖处
人中（水沟）Renzhong	GV 26	人中沟的上 1/3 与下 2/3 交点处
兑端 Duiduan	GV 27	人中沟下端之红唇与皮肤移行处
龈交 Yinjiao	GV 28	上唇系带与齿龈之移行处

任脉 Renmai(24穴)

穴　名	英文编号	定　位
会阴 Huiyin	CV 1	肛门与阴囊根部（女性为大阴唇后联合）连线中点
曲骨 Qugu	CV 2	腹部中线，耻骨联合上缘凹陷处
中极 Zhongji	CV 3	脐下4寸，腹白线上
关元 Guanyuan	CV 4	脐下3寸，腹白线上
石门 Shimen	CV 5	脐下2寸，腹白线上
气海 Qihai	CV 6	脐下1.5寸，腹中线上
阴交 Yinjiao	CV 7	脐下1寸，腹中线上
神阙 Shenque	CV 8	脐窝中点处
水分 Shuifen	CV 9	脐上1寸，腹白线上
下脘 Xiawan	CV 10	脐上2寸，腹白线上
建里 Jianli	CV 11	脐上3寸，腹白线上
中脘 Zhongwan	CV 12	脐上4寸，腹白线上
上脘 Shangwan	CV 13	脐上5寸，腹白线上
巨阙 Juque	CV 14	脐上6寸，腹白线上
鸠尾 Jiuwei	CV 15	脐上7寸，腹白线上
中庭 Zhongting	CV 16	膻中穴下1.6寸，胸骨中线上，当胸骨体下缘处
膻中 Shanzhong	CV 17	两乳头之间，胸骨中线上，平第四肋间隙
玉堂 Yutang	CV 18	膻中穴上1.6寸，胸骨中线上，平第三肋间隙
紫宫 Zigong	CV 19	膻中穴上3.2寸，胸骨中线上，平第二肋间隙
华盖 Huagai	CV 20	膻中穴上4.8寸，胸骨中线上，平第一肋间隙
璇玑 Xuanji	CV 21	胸骨中线上，约当胸骨柄中点处
天突 Tiantu	CV 22	璇玑穴上1寸，胸骨上窝正中
廉泉 Lianquan	CV 23	颌下喉结上方，舌骨下缘凹陷处
承浆 Chengjiang	CV 24	颏唇沟正中凹陷处

手太阴肺经 Shou tai yin fei jing（11穴）

穴　名	英语编号	定　位
中府 Zhongfu	LU 1	胸壁外上部，平第一肋间隙，距胸骨正中线6寸
云门 Yunmen	LU 2	距胸骨中线旁开6寸，锁骨外端下方凹陷中
天府 Tianfu	LU 3	腋前皱襞上端下3寸，肱二头肌桡侧缘
侠白 Xiabai	LU 4	天府下1寸，肱二头肌桡侧缘
尺泽 Chize	LU 5	微屈肘，肘横纹上，肱二头肌腱桡侧缘
孔最 Kongzui	LU 6	尺泽与太渊连线上，距太渊7寸
列缺 Lieque	LU 7	桡骨茎突上方，腕横纹上1.5寸，侧掌取穴
经渠 Jingqu	LU 8	腕横纹上1寸，桡骨茎突内侧与桡动脉之间凹陷中
太渊 Taiyuan	LU 9	腕横纹上，桡动脉桡侧凹陷中
鱼际 Yuji	LU 10	第一掌指关节后，掌骨中点，赤白肉际处
少商 Shaoshang	LU 11	拇指桡侧，去指甲角约0.1寸

手阳明大肠经 Shou yang ming da chang jing（20 穴）

穴　名	英语编号	定　位
商阳 Shangyang	LI 1	示指桡侧，去指甲角 0.1 寸许
二间 Erjian	LI 2	微握拳，第二掌指关节前缘桡侧赤白肉际处
三间 Sanjian	LI 3	微握拳，示指桡侧，第二掌指关节后，第二掌骨小头上方
合谷 Hegu	LI 4	第一、二掌骨之间，第二掌骨桡侧中点处
阳溪 Yangxi	LI 5	腕背桡侧，拇指跷起时，拇短伸肌腱与拇长伸肌腱之间凹陷处
偏历 Pianli	LI 6	侧腕屈肘，阳溪与曲池连线上，阳溪上 3 寸
温溜 Wenliu	LI 7	侧腕屈肘，阳溪与曲池连线上，阳溪上 5 寸
下廉 Xialian	LI 8	侧腕屈肘，阳溪与曲池连线上，曲池下 4 寸
上廉 Shanglian	LI 9	侧腕屈肘，阳溪与曲池连线上，曲池下 3 寸
手三里 Shousanli	LI 10	侧腕屈肘，阳溪与曲池连线上，曲池下 2 寸
曲池 Quchi	LI 11	屈肘，肘横纹桡侧端凹陷处
肘髎 zhouliao	LI 12	屈肘，曲池外上方 1 寸，肱骨边缘处
手五里 Shouwuli	LI 13	曲池与肩髃连线上，曲池上 3 寸
臂臑 Binao	LI 14	曲池与肩髃连线上，曲池上 7 寸
肩髃 Jianyu	LI 15	肩峰前下方凹陷处，肩峰与肱骨大结节之间
巨骨 Jugu	LI 16	锁骨肩峰端与肩胛冈之间凹陷处
天鼎 Tianding	LI 17	扶突穴直下 1 寸，胸锁乳突肌后缘
扶突 Futu	LI 18	颈部侧面，喉结旁开 3 寸，约当胸锁乳突肌的胸骨头与锁骨头之间
禾髎 Heliao	LI 19	鼻孔外缘直下，平水沟处
迎香 Yingxiang	LI 20	鼻翼外缘中点旁开，鼻唇沟中

足阳明胃经 Zu yang ming wei jing（45 穴）

穴　名	英语编号	定　位
承泣 Chengqi	ST 1	两目正视，瞳孔直下 0.7 寸，眼球与眶下缘之间
四白 Sibai	ST 2	承泣直下 0.3 寸，眶下孔凹陷处
巨髎 Juliao	ST 3	目正视，瞳孔直下，与鼻翼下缘平齐处
地仓 Dicang	ST 4	巨髎之下与口角水平交界点，约口角旁 0.4 寸
大迎 Daying	ST 5	下颌角前下 1.3 寸，当咬肌附着部的前缘，下颌骨上
颊车 Jiache	ST 6	下颌角前上方一横指凹陷中，咀嚼时咬肌隆起最高点处
下关 Xiaguan	ST 7	颧弓下缘凹陷处，下颌骨髁状突前方，闭口取穴
头维 Touwei	ST 8	鬓发前缘直上入发际 0.5 寸处，距神庭穴 4.5 寸
人迎 Renying	ST 9	与喉结相平，胸锁乳突肌前缘，距喉结 1.5 寸
水突 Shuitu	ST 10	人迎与气舍中点，胸锁乳突肌前缘
气舍 Qishe	ST 11	锁骨内侧端上缘，胸锁乳突肌的胸骨头与锁骨头之间
缺盆 Quepen	ST 12	乳中线上，锁骨上窝正中
气户 Qihu	ST 13	乳中线上，锁骨中点下缘
库房 Kufang	ST 14	乳中线上，第一肋间隙中
屋翳 Wuyi	ST 15	乳中线上，第二肋间隙中
膺窗 Yingchuang	ST 16	乳中线上，第三肋间隙中
乳中 Ruzhong	ST 17	乳头正中央

穴　名	英语编号	定　位
乳根 Rugen	ST 18	乳头直下,第五肋间隙
不容 Burong	ST 19	脐上 6 寸,巨阙穴(任脉)旁开 2 寸
承满 Chengman	ST 20	脐上 5 寸,上脘穴(任脉)旁开 2 寸
梁门 Liangmen	ST 21	脐上 4 寸,中脘穴(任脉)旁开 2 寸
关门 Guanmen	ST 22	脐上 3 寸,建里穴(任脉)旁开 2 寸
太乙 Taiyi	ST 23	脐上 2 寸,下脘穴(任脉)旁开 2 寸
滑肉门 Huaroumen	ST 24	脐上 1 寸,水分穴(任脉)旁开 2 寸
天枢 Tianshu	ST 25	脐中,神阙穴(任脉)旁开 2 寸
外陵 Wailing	ST 26	天枢下 1 寸,阴交穴(任脉)旁开 2 寸
大巨 Daju	ST 27	天枢下 2 寸,石门穴(任脉)旁开 2 寸
水道 Shuidao	ST 28	天枢下 3 寸,关元穴(任脉)旁开 2 寸
归来 Guilai	ST 29	天枢下 4 寸,中极穴(任脉)旁开 2 寸
气冲 Qichong	ST 30	天枢下 5 寸,曲骨穴(任脉)旁开 2 寸
髀关 Biguan	ST 31	髂前上棘与髌骨外上缘连线上,平臀横纹,与承扶穴(膀胱经)相对处
伏兔 Futu	ST 32	髂前上棘与髌骨外上缘连线上,髌骨外上缘上 6 寸
阴市 Yinshi	ST 33	髂前上棘与髌骨外上缘连线上,髌骨外上缘上 3 寸
梁丘 Liangqiu	ST 34	髂前上棘与髌骨外上缘连线上,髌骨外上缘上 2 寸
犊鼻(外膝眼)Dubi	ST 35	屈膝,髌骨下方,髌韧带外侧凹陷中
足三里 Zusanli	ST 36	犊鼻下 3 寸,胫骨前嵴外侧一横指,胫骨前肌上
上巨虚 Shangjuxu	ST 37	犊鼻下 6 寸,胫骨前嵴外侧一横指,胫骨前肌上
条口 Tiaokou	ST 38	犊鼻下 8 寸,胫骨前嵴外侧一横指,胫骨前肌上
下巨虚 Xiajuxu	ST 39	犊鼻下 9 寸,胫骨前嵴外侧一横指,胫骨前肌上
丰隆 Fenglong	ST 40	犊鼻下 8 寸,胫骨前嵴外侧二横指
解溪 Jiexi	ST 41	平外踝高点,足背与小腿交界处横纹中,拇长伸肌腱与趾长伸肌腱之间
冲阳 Chongyang	ST 42	足背部,距陷谷 3 寸,足背动脉搏动处
陷谷 Xiangu	ST 43	第二、三跖趾关节后方,第二、三跖骨结合部前凹陷处
内庭 Neiting	ST 44	第二跖趾关节前方,第二、三趾缝间纹头处
厉兑 Lidui	ST 45	第二趾外侧,去指甲角 0.1 寸许

足太阴脾经 Zu tai yin pi jing（21 穴）

穴　名	英语编号	定　位
隐白 Yinbai	SP 1	足拇趾内侧,去指甲角约 0.1 寸
大都 Dadu	SP 2	足拇趾内侧,第一跖趾关节前下方,赤白肉际处
太白 Taibai	SP 3	第一跖趾关节后缘,赤白肉际处
公孙 Gongsun	SP 4	第一跖骨基底前下缘,赤白肉际处,距太白穴 1 寸
商丘 Shangqiu	SP 5	内踝前下方凹陷处,舟骨结节与内踝高点连线中点处
三阴交 Sanyinjiao	SP 6	内踝高点上 3 寸,胫骨内侧面后缘
漏谷 Lougu	SP 7	内踝高点上 6 寸,胫骨后缘,阴陵泉与三阴交连线上
地机 Diji	SP 8	阴陵泉下 3 寸,胫骨后缘,阴陵泉与三阴交连线上
阴陵泉 Yinlingquan	SP 9	胫骨内侧髁下缘凹陷处

穴 名	英语编号	定 位
血海 Xuehai	SP 10	屈膝,髌骨内上缘上 2 寸,股四头肌内侧头隆起处
箕门 Jimen	SP 11	血海上 6 寸,缝匠肌内侧
冲门 Chongmen	SP 12	平耻骨联合上缘中点旁开 3.5 寸
府舍 Fushe	SP 13	冲门上 0.7 寸,任脉旁开 4 寸
腹结 Fujie	SP 14	府舍上 3 寸,任脉旁开 4 寸,府舍与大横连线上
大横 Daheng	SP 15	神阙(任脉)旁开 4 寸
腹哀 Fuai	SP 16	脐上 3 寸,建里(任脉)旁开 4 寸
食窦 Shidou	SP 17	中庭(任脉)旁开 6 寸,第五肋间隙中
天溪 Tianxi	SP 18	食窦上一肋,任脉旁开 6 寸,第四肋间隙中
胸乡 Xiongxiang	SP 19	天溪上一肋,任脉旁开 6 寸,第三肋间隙中
周荣 Zhourong	SP 20	胸乡上一肋,任脉旁开 6 寸,第二肋间隙中
大包 Dabao	SP 21	侧卧举臂,腋下 6 寸,腋中线上,第六肋间隙中

手少阴心经 Shou shao yin xin jing（9穴）

穴 名	英语编号	定 位
极泉 Jiquan	HT 1	上臂外展,腋窝正中,腋动脉跳动处
青灵 Qingling	HT 2	举臂,少海与极泉连线上,少海上 3 寸,肱二头肌尺侧缘
少海 Shaohai	HT 3	屈肘,肘横纹尺侧纹头凹陷中
灵道 Lingdao	HT 4	仰掌,尺侧腕屈肌腱桡侧缘,腕横纹上 1.5 寸
通里 Tongli	HT 5	仰掌,尺侧腕屈肌腱桡侧缘,腕横纹上 1 寸
阴郄 Yinxi	HT 6	仰掌,尺侧腕屈肌腱桡侧缘,腕横纹上 0.5 寸
神门 Shenmen	HT 7	仰掌,尺侧腕屈肌腱桡侧缘,腕横纹上取穴
少府 Shaofu	HT 8	第四、五掌指关节后方,仰掌屈指,小指端与无名指端之间
少冲 Shaochong	HT 9	小指桡侧,去指甲角约 0.1 寸

手太阳小肠经 Shou tai yang xiao chang jing（19穴）

穴 名	英语编号	定 位
少泽 Shaoze	SI 1	小指尺侧,去指甲角约 0.1 寸
前谷 Qiangu	SI 2	第五掌指关节尺侧前方,握拳时,掌指关节前横纹头赤白肉际处
后溪 Houxi	SI 3	第五掌指关节尺侧后方,第五掌骨小头后缘,赤白肉际处,握拳时,穴在掌指关节后的横纹头处
腕骨 Wangu	SI 4	腕前方,三角骨前缘,赤白肉际处
阳谷 Yanggu	SI 5	三角骨后缘,赤白肉际上,豌豆骨与尺骨茎突间
养老 Yanglao	SI 6	掌心向下时,尺骨茎突高点处;屈肘掌心向胸时,转手骨开,在尺骨茎突桡侧骨缝中
支正 Zhizheng	SI 7	腕上 5 寸,阳谷与小海连线上
小海 Xiaohai	SI 8	屈肘,尺骨鹰嘴与肱骨内上髁之间
肩贞 Jianzhen	SI 9	肩关节后下方,当上臂内收时,腋后纹头上 1 寸处
臑俞 Naoshu	SI 10	上臂内收,肩贞直上,肩胛冈下缘

穴　名	英语编号	定　位
天宗 Tianzong	SI 11	在冈下窝中,约在肩胛冈下缘与肩胛下角之间的上 1/3 折点处取穴,上与秉风穴直对
秉风 Bingfeng	SI 12	肩胛冈上窝中点,天宗穴直上,举臂有凹陷处
曲垣 Quyuan	SI 13	肩胛冈内上端凹陷处,约当臑俞与第二胸椎棘突连线中点处
肩外俞 Jianwaishu	SI 14	第一胸椎棘突下,陶道(督脉)旁开 3 寸,肩胛骨脊柱缘垂直线上
肩中俞 Jianzhongshu	SI 15	第七颈椎棘突下,大椎(督脉)旁开 2 寸
天窗 Tianchuang	SI 16	平甲状软骨(喉结)于胸锁乳突肌后缘处,扶突穴后方
天容 Tianrong	SI 17	平下颌角,胸锁乳突肌前缘凹陷中
颧髎 Quanliao	SI 18	目外眦直下,颧骨下缘凹陷中
听宫 Tinggong	SI 19	在耳屏与下颌关节之间,微张口呈凹陷处

足太阳膀胱经 Zu tai yang pang guang jing（67 穴）

穴　名	英语编号	定　位
睛明 Jingming	BL 1	目内眦内上方凹陷中
攒竹 Zanzhu	BL 2	眉毛内侧端,眶上切迹处
眉冲 Meichong	BL 3	眉头直上,入发际 0.5 寸,神庭(督脉)与曲差之间
曲差 Quchai	BL 4	神庭旁 1.5 寸,入发际 0.5 寸,神庭与头维(胃经)连线的中 1/3 与内 1/3 交点处
五处 Wuchu	BL 5	曲差直上,入发际 1 寸
承光 Chengguang	BL 6	五处后 1.5 寸,五处与通天之间
通天 Tongtian	BL 7	承光后 1.5 寸,承光与络却之间
络却 Luoque	BL 8	通天后 1.5 寸,距督脉 1.5 寸
玉枕 Yuzhen	BL 9	脑户(督脉)旁 1.3 寸,枕外粗隆上缘外侧
天柱 Tianzhu	BL 10	哑门(督脉)旁 1.3 寸,项后发际内斜方肌外侧
大杼 Dazhu	BL 11	第一胸椎棘突下,督脉旁开 1.5 寸
风门 Fengmen	BL 12	第二胸椎棘突下,督脉旁开 1.5 寸
肺俞 Feishu	BL 13	第三胸椎棘突下,督脉旁开 1.5 寸
厥阴俞 Jueyinshu	BL 14	第四胸椎棘突下,督脉旁开 1.5 寸
心俞 Xinshu	BL 15	第五胸椎棘突下,督脉旁开 1.5 寸
督俞 Dushu	BL 16	第六胸椎棘突下,督脉旁开 1.5 寸
膈俞 Geshu	BL 17	第七胸椎棘突下,督脉旁开 1.5 寸
肝俞 Ganshu	BL 18	第九胸椎棘突下,督脉旁开 1.5 寸
胆俞 Danshu	BL 19	第十胸椎棘突下,督脉旁开 1.5 寸
脾俞 Pishu	BL 20	第十一胸椎棘突下,督脉旁开 1.5 寸
胃俞 Weishu	BL 21	第十二胸椎棘突下,督脉旁开 1.5 寸
三焦俞 Sanjiaoshu	BL 22	第一腰椎棘突下,督脉旁开 1.5 寸
肾俞 Shenshu	BL 23	第二腰椎棘突下,督脉旁开 1.5 寸
气海俞 Qihaishu	BL 24	第三腰椎棘突下,督脉旁开 1.5 寸
大肠俞 Dachangshu	BL 25	第四腰椎棘突下,督脉旁开 1.5 寸
关元俞 Guanyuanshu	BL 26	第五腰椎棘突下,督脉旁开 1.5 寸

续 表

穴 名	英语编号	定 位
小肠俞 Xiaochangshu	BL 27	平第一骶后孔,督脉旁开 1.5 寸,髂后上棘内缘与骶骨间凹陷中
膀胱俞 Pangguangshu	BL 28	平第二骶后孔,督脉旁开 1.5 寸,髂后上棘内缘与骶骨间凹陷中
中膂俞 Zhonglushu	BL 29	平第三骶后孔,督脉旁开 1.5 寸
白环俞 Baihuanshu	BL 30	平第四骶后孔,督脉旁开 1.5 寸
上髎 Shangliao	BL 31	第一骶后孔中
次髎 Ciliao	BL 32	第二骶后孔中
中髎 Zhongliao	BL 33	第三骶后孔中
下髎 Xialiao	BL 34	第四骶后孔中
会阳 Huiyang	BL 35	尾骨下端两旁,督脉旁 0.5 寸
承扶 Chengfu	BL 36	臀横纹正中
殷门 Yinmen	BL 37	承扶与委中连线上,承扶下 6 寸
浮郄 Fuxi	BL 38	微屈膝,腘窝上方,股二头肌腱内侧,委阳上 1 寸
委阳 Weiyang	BL 39	腘横纹外侧端,股二头肌腱内缘
委中 Weizhong	BL 40	腘窝横纹中央,股二头肌腱与半腱肌腱之间
附分 Fufen	BL 41	平第二胸椎棘突下,督脉旁开 3 寸
魄户 Pohu	BL 42	平第三胸椎棘突下,督脉旁开 3 寸
膏肓 Gaohuang	BL 43	平第四胸椎棘突下,督脉旁开 3 寸
神堂 Shentang	BL 44	平第五胸椎棘突下,督脉旁开 3 寸
谚谑 Yixi	BL 45	平第六胸椎棘突下,督脉旁开 3 寸
膈关 Geguan	BL 46	平第七胸椎棘突下,督脉旁开 3 寸
魂门 Hunmen	BL 47	平第九胸椎棘突下,督脉旁开 3 寸
阳纲 Yanggang	BL 48	平第十胸椎棘突下,督脉旁开 3 寸
意舍 Yishe	BL 49	平第十一胸椎棘突下,督脉旁开 3 寸
胃仓 Weicang	BL 50	平第十二胸椎棘突下,督脉旁开 3 寸
肓门 Huangmen	BL 51	平第一腰椎棘突下,督脉旁开 3 寸
志室 Zhishi	BL 52	平第二腰椎棘突下,督脉旁开 3 寸
胞肓 Baohuang	BL 53	平第二骶后孔,督脉旁开 3 寸
秩边 Zhibian	BL 54	胞肓直下,骶管裂孔旁开 3 寸
合阳 Heyang	BL 55	委中直下 2 寸,委中与承山连线上
承筋 Chengjin	BL 56	合阳与承山之间,腓肠肌肌腹中央
承山 Chengshan	BL 57	腓肠肌肌腹下,伸小腿时,肌腹下出现交角处
飞扬 Feiyang	BL 58	承山穴外下方,昆仑上 7 寸
跗阳 Fuyang	BL 59	足外踝后方,昆仑直上 3 寸
昆仑 Kunlun	BL 60	跟腱与外踝之间凹陷处
仆参 Pucan	BL 61	外踝后下方,昆仑直下,跟骨凹陷处赤白肉际处
申脉 Shenmai	BL 62	外踝正下方凹陷处
金门 Jinmen	BL 63	申脉前下方,骰骨外侧凹陷中
京骨 Jinggu	BL 64	足跗外侧,第五跖骨粗隆,赤白肉际处
束骨 Shugu	BL 65	足跗外侧,第五跖骨小头后下方,赤白肉际处
足通谷 Zutonggu	BL 66	第五跖趾关节前下方凹陷处,赤白肉际处
至阴 Zhiyin	BL 67	足小趾外侧,距指甲角约 0.1 寸

足少阴肾经 Zu shao yin shen jing（27穴）

穴 名	英语编号	定 位
涌泉 Yongquan	KI 1	蹉足时，足心前1/3凹陷中
然谷 Rangu	KI 2	舟骨粗隆下缘凹陷中
太溪 Taixi	KI 3	足内踝与跟腱之间凹陷中
大钟 Dazhong	KI 4	太溪后下0.5寸，跟腱附着部内侧凹陷中
水泉 Shuiquan	KI 5	太溪直下1寸，跟骨结节内侧前上部凹陷中
照海 Zhaohai	KI 6	内踝正下缘凹陷中
复溜 Fuliú	KI 7	太溪上2寸，跟腱前缘
交信 Jiaoxin	KI 8	太溪上2寸，复溜与胫骨内侧面后缘之间
筑宾 Zhubin	KI 9	太溪上5寸，太溪与阴谷连线上，腓肠肌内侧肌腹下端
阴谷 Yingu	KI 10	腘窝内侧，和委中相平，在半腱肌腱和半膜肌腱之间
横骨 Henggu	KI 11	耻骨联合上际，任脉旁开0.5寸
大赫 Dahe	KI 12	横骨上1寸，任脉旁开0.5寸
气穴 Qixue	KI 13	横骨上2寸，任脉旁开0.5寸
四满 Siman	KI 14	横骨上3寸，任脉旁开0.5寸
中注 Zhongzhu	KI 15	横骨上4寸，任脉旁开0.5寸
肓俞 Huangshu	KI 16	平神阙，任脉旁开0.5寸
商曲 Shangqu	KI 17	肓俞上2寸，任脉旁开0.5寸
石关 Shiguan	KI 18	肓俞上3寸，任脉旁开0.5寸
阴都 Yindu	KI 19	肓俞上4寸，任脉旁开0.5寸
通谷 Tonggu	KI 20	肓俞上5寸，任脉旁开0.5寸
幽门 Youmen	KI 21	肓俞上6寸，任脉旁开0.5寸
步廊 Bulang	KI 22	第五肋间隙中，任脉旁开0.5寸
神封 Shenfeng	KI 23	第四肋间隙中，任脉旁开0.5寸
灵墟 Lingxu	KI 24	第三肋间隙中，任脉旁开0.5寸
神藏 Shencang	KI 25	第二肋间隙中，任脉旁开0.5寸
彧中 Yuzhong	KI 26	第一肋间隙中，任脉旁开0.5寸
俞府 Shufu	KI 27	锁骨下缘，任脉旁开0.5寸

手厥阴心包经 Shou jue yin xin bao jing（9穴）

穴 名	英语编号	定 位
天池 Tianchi	PC 1	第四肋间隙中，乳头外侧1寸处
天泉 Tianquan	PC 2	腋前纹头下2寸，肱二头肌的长、短头之间
曲泽 Quze	PC 3	肘横纹上，肱二头肌腱尺侧缘
郄门 Ximen	PC 4	腕横纹上5寸，曲泽穴与大陵穴的连线上，掌长肌腱与桡侧腕屈肌腱之间
间使 Jianshi	PC 5	腕横纹上3寸，掌长肌腱与桡侧腕屈肌腱之间
内关 Neiguan	PC 6	腕横纹上2寸，掌长肌腱与桡侧腕屈肌腱之间
大陵 Daling	PC 7	腕横纹正中，掌长肌腱与桡侧腕屈肌腱之间
劳宫 Laogong	PC 8	掌心横纹中，第三掌骨桡侧，屈指握拳时，中指指尖所点处
中冲 Zhongchong	PC 9	手中指尖端之中央

手少阳三焦经 Sho shao yang san jiao jing（23 穴）

穴 名	英语编号	定 位
关冲 Guanchong	TE 1	无名指尺侧，去指甲角约 0.1 寸
液门 Yemen	TE 2	第四、五指指缝间，掌指关节前凹陷中
中渚 Zhongzhu	TE 3	手背第四、五掌指关节后掌骨间，液门后 1 寸
阳池 Yangchi	TE 4	手背横纹上，指总伸肌腱尺侧凹陷中
外关 Waiguan	TE 5	阳池上 2 寸，桡、尺两骨之间
支沟 Zhigou	TE 6	阳池上 3 寸，桡、尺两骨之间
会宗 Huizong	TE 7	阳池上 3 寸，支沟穴尺侧，尺骨桡侧缘
三阳络 Sanyangluo	TE 8	阳池上 4 寸，桡、尺两骨之间
四渎 Sidu	TE 9	肘尖下 5 寸，桡、尺两骨之间
天井 Tianjing	TE 10	尺骨鹰嘴后上方，屈肘呈凹陷处
清冷渊 Qinglengyuan	TE 11	天井上 1 寸
消泺 Xiaoluo	TE 12	尺骨鹰嘴与肩髎穴的连线上，臑会穴与清冷渊穴中点
臑会 Naohui	TE 13	尺骨鹰嘴与肩髎穴的连线上，肩髎穴直下 3 寸，三角肌后缘
肩髎 Jianliao	TE 14	肩峰后下方，上臂外展平举，与肩髃穴后许之凹陷中
天髎 Tianliao	TE 15	肩井穴与曲垣穴连线的中点，肩胛骨上角处
天牖 Tianyou	TE 16	乳突后下部，胸锁乳突肌后缘，在天容穴与天柱穴的平行线上
翳风 Yifeng	TE 17	耳垂后方，下颌角与乳突之间凹陷中
瘈脉 Chimai	TE 18	乳突中央，翳风穴与角孙穴沿耳翼连线的下 1/3 交点处
颅息 Luxi	TE 19	翳风穴与角孙穴沿耳翼连线的上 1/3 交点处
角孙 Jiaosun	TE 20	折耳，在耳尖近端，颞颥部入发际处
耳门 Ermen	TE 21	耳屏上切迹前方，下颌骨髁状突后缘凹陷中，张口取穴
和髎 Heliao	TE 22	耳门前上方，平耳廓根前，鬓发后缘，颞浅动脉后缘
丝竹空 Sizhukong	TE 23	眉毛外端凹陷中

足少阳胆经 Zu shao yang dan jing（44 穴）

穴 名	英语编号	定 位
瞳子髎 Tongziliao	GB 1	目外眦外侧，眶骨外侧缘凹陷中
听会 Tinghui	GB 2	耳屏间切迹前，听宫穴直下，下颌骨髁状突后缘，张口有空处
上关 Shangguan	GB 3	耳前，颧弓上缘，下关穴直上方
颔厌 Hanyan	GB 4	鬓发中，头维穴与曲鬓穴连线的上 1/4 与下 3/4 交点处
悬颅 Xuanlu	GB 5	头维穴与曲鬓穴之间，与鬓发弧形连线之中点
悬厘 Xuanli	GB 6	鬓角上际，悬颅穴与曲鬓穴之中点
曲鬓 Qubin	GB 7	耳前上方入鬓发内，约当角孙穴前 1 横指处
率谷 Shuaigu	GB 8	耳廓尖上方，角孙穴之上，入发际 1.5 寸处
天冲 Tianchong	GB 9	耳廓根后上方，入发际 2 寸，率谷穴后约 0.5 寸
浮白 Fubai	GB 10	耳后乳突后上方，天冲穴与头窍阴穴的弧形连线中点处
头窍阴 Touqiaoyin	GB 11	乳突后上方，浮白穴与完骨穴的连线上
完骨 Wangu	GB 12	乳突后下方凹陷中
本神 Benshen	GB 13	前发际内 0.5 寸，神庭穴旁开 3 寸
阳白 Yangbai	GB 14	于前额眉毛中点上 1 寸

穴　名	英语编号	定　位
头临泣 Toulinqi	GB 15	前额阳白穴直上，入发际 0.5 寸处，神庭穴与头维穴之间
目窗 Muchuang	GB 16	头临泣后 1 寸，头临泣穴与风池穴的连线上
正营 Zhengying	GB 17	目窗后 1 寸，头临泣穴与风池穴的连线上
承灵 Chengling	GB 18	正营后 1.5 寸，头临泣与风池穴的连线上
脑空 Naokong	GB 19	风池穴直上，与脑户穴（督脉）相平处
风池 Fengchi	GB 20	项后，与风府穴（督脉）相平，胸锁乳突肌与斜方肌上端之间凹陷中
肩井 Jianjing	GB 21	大椎与肩峰连线的中点
渊液 Yuanye	GB 22	腋中线上，第四肋间隙
辄筋 Zhejin	GB 23	渊液前 1 寸，第四肋间隙
日月 Riyue	GB 24	乳头下方，第七肋间隙
京门 Jingmen	GB 25	侧腹部，第十二肋骨游离端下际
带脉 Daimai	GB 26	第十一肋骨游离端直下与脐相平处
五枢 Wushu	GB 27	腹侧髂前上棘前 0.5 寸，约平脐下 3 寸处
维道 Weidao	GB 28	五枢穴前下 0.5 寸处
居髎 Juliao	GB 29	髂前上棘与股骨大转子最高点连线的中点外侧
环跳 Huantiao	GB 30	侧卧屈股，股骨大转子最高点与骶管裂孔连线的外 1/3 与内 2/3 交点处
风市 Fengshi	GB 31	大腿外侧，腘横纹上 7 寸，股外侧肌与股二头肌之间，当直立垂手时，中指尖指点处
中渎 Zhongdu	GB 32	大腿外侧，腘横纹上 5 寸，股外侧肌与股二头肌之间
膝阳关 Xiyangguan	GB 33	阳陵泉直上，股骨外上髁的上方凹陷中
阳陵泉 Yanglingquan	GB 34	腓骨小头前下方凹陷中
阳交 Yangjiao	GB 35	外踝尖上 7 寸，腓骨后缘
外丘 Waiqiu	GB 36	外踝尖上 7 寸，与阳交穴相平，腓骨前缘
光明 Guangming	GB 37	外踝尖上 5 寸，腓骨前缘，趾长伸肌和腓骨短肌之间
阳辅 Yangfu	GB 38	外踝尖上 4 寸，微向前，腓骨前缘
绝骨 Juegu	GB 39	外踝尖上 3 寸，腓骨后缘与腓骨长、短肌腱之间凹陷中
丘墟 Qiuxu	GB 40	外踝前下缘，趾长伸肌腱的外侧凹陷中
足临泣 Zulinqi	GB 41	第四、五趾骨结合部的前方凹陷中，小趾伸肌腱外侧
地五会 Diwuhui	GB 42	第四、五跖骨间，小趾伸肌腱内侧缘
侠溪 Xiaxi	GB 43	第四、五趾缝间，趾蹼缘的上方纹头处
足窍阴 Zuqiaoyin	GB 44	第四趾外侧，距指甲角约 0.1 寸

足厥阴肝经 Zu jue yin gan jing（14 穴）

穴　名	英语编号	定　位
大敦 Dadun	LR 1	足拇趾外侧，去指甲角约 0.1 寸
行间 Xingjian	LR 2	足第一、二趾缝间，趾蹼缘的上方纹头处
太冲 Taichong	LR 3	足第一、二跖骨结合部前凹陷中
中封 Zhongfeng	LR 4	内踝前方，商丘与解溪二穴之间，胫骨前肌腱的内侧凹陷中
蠡沟 Ligou	LR 5	内踝尖上 5 寸，胫骨内侧面中央

穴 名	英语编号	定 位
中都 Zhongdu	LR 6	内踝尖上 7 寸,胫骨内侧面中央
膝关 Xiguan	LR 7	胫骨内髁后下方,阴陵泉穴后 1 寸处
曲泉 Ququan	LR 8	膝关节内侧横纹头上方,胫骨内髁之后,半膜肌、半腱肌止端前上方
阴包 Yinbao	LR 9	股骨内上髁上 4 寸,股内肌与缝匠肌之间
足五里 Zuwuli	LR 10	气冲穴直下 3 寸,内收长肌内侧缘
阴廉 Yinlian	LR 11	气冲穴下 2 寸,内收长肌外侧缘
急脉 Jimai	LR 12	气冲穴外下方,耻骨联合下缘中点旁开 2.5 寸
章门 Zhangmen	LR 13	第十一浮肋游离端下
期门 Qimen	LR 14	锁骨中线上,第六肋间隙

图书在版编目（CIP）数据

中医药学/王文健主编. —2 版. —上海:复旦大学出版社,2012.8(2021.1 重印)
ISBN 978-7-309-08738-3

Ⅰ. 中⋯ Ⅱ. 王⋯ Ⅲ. 中国医药学-医学院校-教材 Ⅳ. R2

中国版本图书馆 CIP 数据核字(2012)第 024911 号

中医药学(第 2 版)
王文健 主编
责任编辑/贺 琦

复旦大学出版社有限公司出版发行
上海市国权路 579 号 邮编:200433
网址: fupnet@ fudanpress. com http://www.fudanpress.com
门市零售: 86-21-65102580 团体订购: 86-21-65104505
外埠邮购: 86-21-65642846 出版部电话: 86-21-65642845
常熟市华顺印刷有限公司

开本 787 × 1092 1/16 印张 19.75 字数 457 千
2021 年 1 月第 2 版第 3 次印刷

ISBN 978-7-309-08738-3/R · 1253
定价: 45.00 元